Manuelle Therapie

Bewegen und Spüren lernen

ガイアブックスは
地球(ガイア)の自然環境を守ると同時に
心と身体の自然を保つべく
"ナチュラルライフ"を提唱していきます。

"Copyright ⓒ of the original German language edition 2011 by Georg Thieme
Verlag KG, Stuttgart, Germany
Original title: Manuelle Therapie, 5/e by Jochen Schomacher"

商標登録製品に関し特に記号をつけていませんが、これらが記載されていないからといって商標未登録の製品とは限りません。
本書の全内容は著作権法により保護されています。著作権法にて定められている範囲を超えて出版社の許可なく利用することは、侵害にあたり罰せられます。特に複写、翻訳、マイクロフィルム化、電子媒体への保存や加工などが当てはまります。

注意事項

全ての学問に共通するように、医学も日々発展し続けています。研究と臨床経験は、特に治療と薬物療法に関しての知識を広げることに役立ちます。本書において言及されている服用量や投薬について、著者、発行者、出版社は慎重に検証しております。
しかし服用量の指示や投薬方式の内容について出版社は保証いたしかねます。全ての利用者には、使用する調合薬の説明書を入念に精査し、場合によっては推奨されている服用量や本書の内容と遵守すべき禁忌事項が異ならないか、専門家の意見を求めることをお勧めします。このような精査は、使用頻度の低い調合薬または発売されて間もない新薬に特に重要となります。服用量や投薬は利用者の自己責任とします。もし事実と異なる記載に気づかれましたら、出版社までお知らせいただきますようお願い申し上げます。

マニュアルセラピー
臨床現場における実践

宮本 重範 監修

ヨヘン・ショーマッハー 著
Jochen Schomacher

服部 由希子 翻訳

監修者序文

　私が初めて受けた徒手療法（Manual Therapy）の授業は1996年、カナダのマニトバ大学であり、卒後講習会はOMT（Kaltenborn-Evjenth Concept）の指導者のデビッド・ラム氏による入門コースであった。帰国するまでの間にカナダやアメリカにて先駆者達の徒手療法のコースを受講して、それぞれの治療概念の違いを感じながらマニュアルセラピーの世界に魅せられていった。

　帰国後、札幌医科大学に赴任し、理学療法士教育に手づくりの教本を用いて徒手療法を指導した。その後、念願であったOMTコースを受講する機会を得、コースを通して体験したことは私の今日の臨床の糧となっている。特にEvjenth氏から受けた技術指導の"steadyでsoft"なタッチ感は忘れられない。

　1989年に日本理学療法士協会主催の現職者講習会講師として講習会を通して徒手療法の啓発活動を行う中で、カナダの徒手療法のインストラクターであったダイアン・リー氏の著書に出会い、翻訳を試みた。写真の豊富な技術書であったので受講者に対する技術の理解に大いに役立ったと思われる。

　今回、OMTコースのマニュアルセラピーのインストラクターであるヨヘン・ショーマッハーによるドイツ語の理学療法専門書『Manuelle Therapie』第5版の日本語版の監修を引き受けるにあたり、その原著を拝見して痛感したことは、種々の事項が表に良くまとめられ、読者の理解を助けるための配慮が随所になされていることである。本書の内容は理論編と実践編に分けられており、約3分の2は実践編で占められている。四肢、脊柱、顎関節に対するマニュアルセラピー手技の一つ一つがカラー写真で示され、初心者にも解りやすく丁寧に解説されている。また、本書の特徴としてそれぞれの部位ごとに評価から治療に至るまでの練習フォーマットが付記されているので、臨床において読者がマニュアルセラピーを実践する際に、その例の記載を参考に障害の評価・診断から治療目標を立てるまでの過程を学習でき、また、繰り返し実践することにより理解が深まり、熟達が期待できるものと確信する。

　著者であるヨヘン・ショーマッハ氏が優れた臨床家であると同時に研究者でもあることから、臨床推論（Clinical Reasoning）も容易に出来る本に完成されており、マニュアルセラピーの専門書として理学療法士の教育者、学生はもとより臨床家にも有用な専門書といえる。是非、一読して活用して頂きたい。

　また、ドイツ語で書かれた原著の翻訳にご苦労された服部由希子氏の適切な表現力に対し心から敬意を表する。監修者として時間を費やして修正に務めたが、もし不適切な語句等があれば広くご教示願えれば幸いである。

　最後に本書出版に労をいとわれなかった株式会社ガイアブックス編集担当者に深甚なる謝意を表する。

宮本重範

原著第5版への序文

　運動を扱い感知すること、そして論理的措置を記録することが、これまでと同様この改訂版においても重要である。それが熟考された治療へつながる。このたびカラーで掲載される写真も、テクニックのいくつかの観点をより明らかにしてくれる。

　この改訂版における新しい内容は、臨床思考過程や臨床推論（Clinical Reasoning）を深く掘り下げ、容易にする点である。疼痛生理学、バイオメカニクス、ニューロダイナミクス、そして生物心理社会モデルがマニュアルセラピーの基礎を固める。実践編は、問診や6つの治療カテゴリーの分類を通してより明確に構成され、より詳細に説明される。数多くの実例はこの根本を成す知識を深めるのに役立つ。

　本書の内容が、多くの授業、専門コース、患者の治療において役立てられていることに深謝している。第1版が出版された後、著者自身の学習においても本書に示されている手法に確信を得た。もし学習者と教師がうまく協力すれば、特に回旋運動検査において診査所見の合意にすぐ到達するだろう。理学療法の診断の総括から導き出される治療は、正しい適応症に対し最適に適用された場合、本書に紹介されているテクニックとともに驚くほど良好に作用する。複雑なテクニックが必要とされることは少ないのである。アクティブトレーニングや自己治療といった必要な補完措置はさらに進んだ上級コースで紹介される。これらは本書では紹介していない。

　この改訂第5版が多くの同僚である皆さんに、責任感に満ち、成功へつながる理学療法治療を容易にすることを望む。建設的な批判やご意見は歓迎する。

ヨヘン・ショーマッハー

原著第5版発刊によせて

　理学療法はここ50年の間に継続的に独自の分野へと発展してきた。理学療法士の専門知識に基づいた能力は世界中で著しく伸びた。

　理学療法の特殊なものとして、生物心理社会モデルの枠組みに組み込まれるマニュアルセラピーが存在する。これは理学療法士が、姿勢や運動における障害を専門的に検査・治療することを可能にし、また手術を回避するのに役立つ。そのため世界中において理学療法士はマニュアルセラピーを運動システムの検査と治療への根本的な基盤だとみなしている。これは、数多くの国際的専門雑誌やマニュアルセラピー関連の同業連盟に反映されている。

　その過程はしっかりとした職業訓練によって築かれ、そこでは現在の必要な医学知識を学ぶことができる。しかし理学療法士にとって一番重要なことは、患者の機能障害を認識し、評価し、ポジティブに影響を与えることができる実践的能力であり、そしてあり続けるだろう。

　本書はこの11年の間、多くの理学療法士にこの専門分野の道を開き、運動システムにおける機能障害を動かし感じ取ることを通して検査し治療することを可能にした。この第5改訂版においては、重要な事柄が補完され、有効性がより良く紹介されている。そのため、以前と同じく本書は理学療法士にとって、マニュアルセラピーへの素晴らしい供となるだろう。

　本書が引き続き成功を収めるだけではなく、読者が内容を学習し、我々の職業において動かし感じ取る能力がどれだけ重要であるかを理解するために特に実践的に練習するだけの、十分な粘り強さを有することを望む。

フレディー・カルテンボーン

目次

理論編

1 マニュアルセラピーの歴史と定義 3
1.1 マニュアルセラピーとは何か 3
1.2 歴史 3
1.3 理学療法的マニュアルセラピーの歴史 4
1.4 世界のマニュアルセラピー 5
1.5 マニュアルセラピーの定義 6

2 生物心理社会モデルを背景とした マニュアルセラピー 7
2.1 基礎としての生物心理社会モデル 7
2.2 生物医学的思考モデル 8
　　病理メカニズム的思考モデル／疼痛生理学／
　　バイオメカニクス—負荷とストレス

3 マニュアルセラピーにおける 関節メカニズム 12
3.1 骨運動学 12
　　回旋／並進／骨運動学の一覧表
3.2 関節運動学 14
　　回転滑り／関節の遊び／関節運動学に関する一覧表
3.3 関節解剖学 17
　　関節面、関節タイプ、運動軸の形態／
　　関節運動を方向づける軸と面／関節肢位／
　　関節運動の制限

4 マニュアルセラピーの体系 22
4.1 仮説演繹法 22
4.2 パターン認識 23
4.3 フローチャートを用いた体系的検査の構築 23
　　体系的検査の構築／
　　患者の分類のためのフローチャート

5 整形マニュアルセラピーの概要 26
5.1 方向性を定める検査 27
5.2 個別検査 27
5.3 医師による追加検査 28
5.4 統括的評価 28

6 運動検査の視点 29
6.1 なぜ回旋・並進検査なのか 29
6.2 運動の量 30
6.3 エンドフィールを用いた運動の質 31
6.4 症状 33

7 マニュアルセラピーの臨床思考モデル 35
7.1 症状としての疼痛の治療 35
　　末梢性疼痛の治療／疼痛治療と治癒／
　　中枢性疼痛の治療
7.2 機能障害の治療 38

8 マニュアルセラピーの効果 39
8.1 症状、特に疼痛への効果 39
8.2 機構レベルへの効果 39
　　短縮した組織構造の伸張モビリゼーション／
　　運動制限、運動制御、安定化
8.3 神経レベルへの効果 40
8.4 心理社会文化および経済レベルへの効果 40
8.5 治療テクニックの個別性 41
8.6 まとめ 41

9 6つの治療カテゴリー 43
9.1 症状緩和措置 43
9.2 可動性を促進させる措置 44
　　関節による運動可動域制限の治療／
　　筋肉による運動可動域制限の治療／
　　神経による運動可動域制限の治療
9.3 可動性を持続させる措置 46
9.4 可動性を減少させる措置 46
　　受動的安定性／能動的安定性
9.5 PTの組織に影響を与える措置 48
9.6 情報、指導、トレーニング 48

10 関節治療の観点 49
10.1 なぜ並進治療なのか 49
10.2 関節包の短縮による低可動に対する治療 50
10.3 関節包の炎症による疼痛に対する治療 51
10.4 並進治療における量の配分 51
　　牽引力または滑りの強さの配分／
　　牽引または滑りの持続期間の配分／生体力学的視点

10.5	三次元的牽引と三次元的滑り 54		12.2	禁忌 57	
11	**研究** 56			患者の分類／臨床フラッグ／一般的禁忌／ 個別の禁忌	
12	**並進関節治療に対する適応と禁忌** 57				
12.1	適応 57				

実践編

13	**実践編へのヒント** 63		14.14	前腕関節 148	
14	**四肢関節** 66		14.15	肘関節 155	
※各項目内で「解剖学」「回旋運動検査」「並進運動検査」「関節包靱帯低可動に対する治療」等を解説。			14.16	肩と肩甲帯 163	
			14.17	肩甲帯 164	
14.1	足の趾節間関節 66		14.18	肩関節 170	
14.2	中足趾節関節 71		14.19	肩甲帯関節 179	
14.3	中足関節 77				
14.4	距骨下関節 85		15	**脊柱** 191	
14.5	距腿関節 90		15.1	導入部 191	
14.6	下腿 95		15.2	恥骨結合と仙腸関節 193	
14.7	膝関節 102		15.3	仙尾関節 201	
14.8	股関節 111		15.4	腰椎 205	
14.9	指節間関節 119		15.5	胸椎 221	
14.10	中手指節関節 124		15.6	肋骨 235	
14.11	第2から第5中手間関節 130		15.7	頸椎 244	
14.12	第1手根中手関節 136		15.8	顎関節 265	
14.13	手関節 142				

付録

16	**関節の一覧表** 277		19	**検査記録の記載法** 286	
16.1	下肢 277		19.1	四肢関節についての一般的な記録： 基本フォーマット 286	
16.2	上肢 278				
16.3	脊柱 280		19.2	脊柱についての一般的な記録： 基本フォーマット 288	
17	**検査と治療テクニックの一覧表** 281				
17.1	四肢関節 281		19.3	学習のための詳細な記録フォーマット .... 290 補足フォーマット：顎関節／ 補足フォーマット：仙腸関節の個別検査	
17.2	脊柱 283				
18	**チェック・テストのための質問** 284		19.4	日常で使用する簡単な記録フォーマット 299	

参考文献 304

索　引 308

理論編

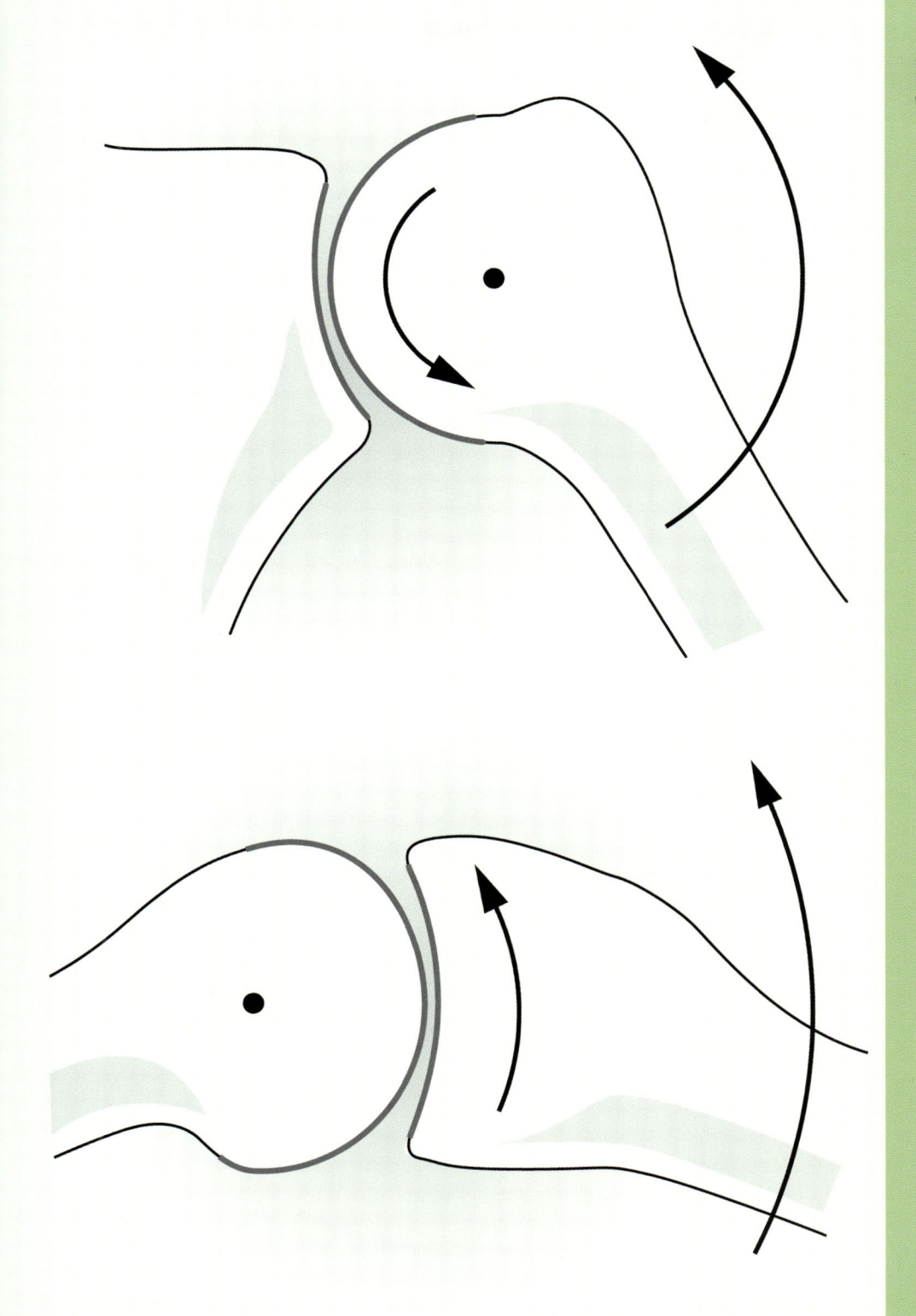

1 マニュアルセラピーの歴史と定義

「あらゆる思考は反復である。
しかし次第に濃縮されていく。」
(エゴン・フリーデル)

1.1 マニュアルセラピーとは何か

　マニュアルセラピー(MT)という定義は保護、または治癒(ギリシャ語のTherapie)を手(ラテン語のmanus)を用いて施すと書かれ、幅広い解釈が可能である。そのまま言葉通りに解釈すると、手(ドイツ語でHand)を用いた治療(ドイツ語でBe「hand」lung)というのは、マニュアルセラピーの概念における、手という道具の重要性を繰り返すことによって強調している。Freddy Kaltenbornが60年代にこの定義を導入したとき、当時、トレーニング指導や行動修正に重きを置いた理学療法(PT)からマニュアルセラピーがもたらされたと補足していた。これは、特に他の伝統的な職業グループよりも、徒手を用いた伝統的な治療としてのマッサージが行われていたドイツに当てはまる。しかし、技術化が進んだ機器医療や、科学的データを信仰する現代においても、徒手の重要性は失われていない。

　言葉通り訳される「セラピー」は、全ての治療に必要な前提としての検査という意味を含む。徒手による検査基準は常に科学的に正確に数量化できるものではないが、患者にただの運動がもたらす以上の、目標達成に向けた治療へ導くことが多い。

　多くの医師や理学療法士も、マニュアルセラピーを行うことはなくても、患者に徒手を用いる。

　この表現の裏には何が隠れているのだろう。この質問に答えるためには、様々な徒手による治療形式から、どのようにして今日のマニュアルセラピーの分野が形作られたかを知るために、歴史に目を向けなければならない。

1.2 歴史

　医学の歴史において、牽引(引っ張ること)として関節の骨同士をセパレーション(分離)させることは、西暦紀元前の医学に関する多くの作品の描写から有名である。これはマニュアルセラピーの根本的な特徴である。インドの最も古い図において、英雄のクリシュナは、信心深いクブジャを立位のまま彼女の足部を固定し顎を高く持ち上げることによって、クブジャの曲がった背中を伸ばした(紀元前3500年から紀元前1800年ごろ)(Kumar 1996)。ヒポクラテス(紀元前460年から紀元前377年ごろ)は、多くの悩みに対して脊柱の治療の重要性を強調し、軸性牽引を用いた。そこで彼は、下肢を真っ逆さまに梯子に固定し、わずかな高さからコントロールしながら床に落下させ、そうして突然の牽引を生じさせた。医学に対するギリシャの見解はクラウディヌス・ガレノス(西暦129年から199年ごろ)によってローマで確立された。彼のヨーロッパにおける医学の見解は10世紀以上にわたって影響を与えた。軸性牽引を用いて、徒手や足部によって脊柱変形を治療する多くの図は彼によって伝えられた。イブン・スィーナー(西暦980年から1037年、ラテン名アウィケンナ)はギリシャの考え方を東方に広め、様々な徒手整復について記述した。その多くは、助手が治療領域部分において牽引を尾側と頭側に行う間、特に脊柱が牽引された。ヒポクラテスによって基礎が形作られ、その後、後承者たちによって補足された治療形式の多くは、中世の作品によって我々に伝えられる(図1.1、図1.2)。

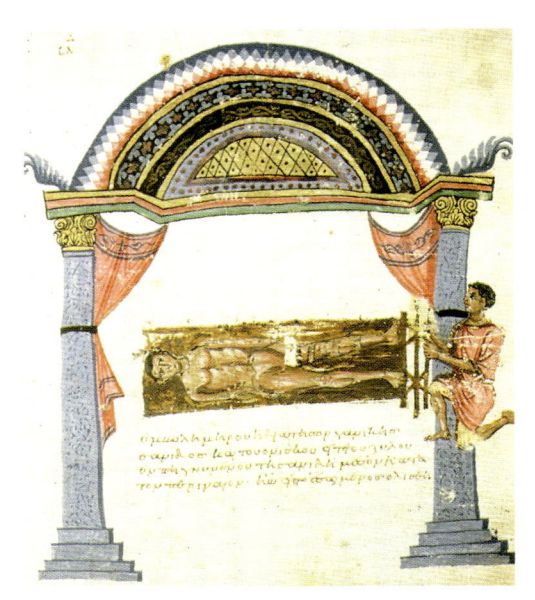

図1.1　「Hippocratis Chirurgica」(フィレンツェ、メディチェア・ラウレンツィアーナ図書館)から、股関節の牽引

ルネッサンス期にもヨーロッパの多くの医師が脊柱をはじめとする関節の不調に取り組み、牽引も多く言及されている。

その間、運動器官の不調を和らげるために、素人の治療家がいわゆる民間療法において様々なテクニックを用いた。彼らの手技の多くは医師によって医学に導入された。

19世紀にはアメリカにおいて徒手治療に関する二つの学校が設立され、多くの影響を持つようになった。1874年に医師であるAndrew Taylor Stillがオステオパシーを提唱した。主に、運動ユニットの障害されている機能に端を発し、これを軟部組織テクニック、モビリゼーション、マニピュレーションを用いて取り除くものである。1895年にDaniel David Palmerによって確立されたカイロプラクティックは、レントゲン診断によって関節の機能異常、特にサブラクセーション（ずれ）を多くの疼痛の原因とみなし、マニピュレーションを用いて矯正するものである。

民間療法、オステオパシー、カイロプラクティック、そして特に才能のある素人たちの助けを得た歴史の流れから、ヨーロッパでは20世紀に医師による徒手療法が発達し、今日**徒手医学**（ドイツではカイロセラピーともいわれる）として確立している（Cramer 1990）。

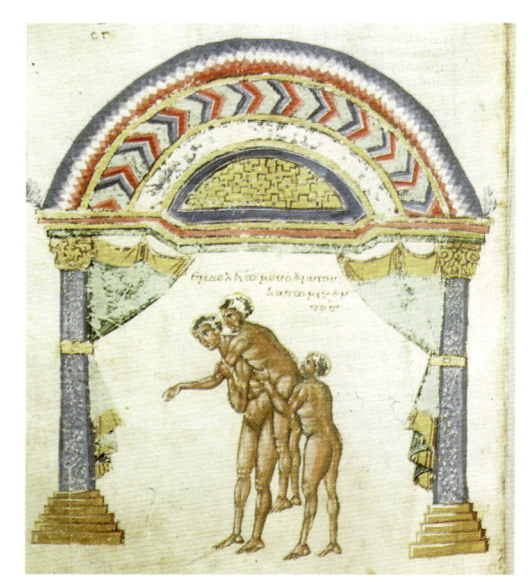

図1.2「Hippocratis Chirurgica」（フィレンツェ、メディチェア・ラウレンツィアーナ図書館）から、股関節の牽引

1.3　理学療法的マニュアルセラピーの歴史

ロンドンの医師、**James Mennell**は1916年から1954年まで、「関節マニピュレーションの科学と芸術」を理学療法士に講義した（Mennell 1945, 1949, 1952）。彼の後継者である**James Cyriax**（Cyriax 1971, 1982）はこの伝統を継続させた（Lambら 2003）。両者はKaltenbornの根本的な教師として影響を与え、Cyriaxと数十年にわたってともに働いた。

二人の理学療法士、**Geoffrey Maitland**と**Freddy Kaltenborn**は1950年ごろ、当時アクティブ・トレーニングが優勢であった理学療法に、徒手による介入を強調するようマニュアルセラピーの概念をそれぞれ発展させた。

Maitlandは、彼の世界旅行中に、ヨーロッパでCyriaxや他の療法士のもとで学んだ。彼の軌跡については、参考文献を参照いただきたい（例：Bucher-Dollenz and Wiesner 2008）。

Kaltenbornはスポーツと体操教師になるための職業訓練を受けていた間、疾患を抱える人たちを助けたいと考えるようになった。そのためノルウェーで理学療法への職業訓練を修めた。彼に刻み込まれた体験のひとつに、前腕の回内・回外テストがあった。これは挨拶時の握手の形をもたらした。カルテンボーンは、その際確認される制限が、前腕関節（そしてどの関節）から生じるのか、手関節から生じるのか疑問に感じた。そうして、個々の関節、または脊柱セグメントの運動への（できる限り）個別の検査と治療というアイデアが生まれた。1950年代と1960年代において、固定（イモビリゼーション）は今日と同様、一般的な整形外科的治療形式であった（Ushida and Willis 2001）。二つの主な病理学的関節変化は被膜硬化と軟骨変性である（Trudelら 2001）。これらは、現在一般に行われ、早期機能的治療を可能にする骨接合術より、当時優勢であったギプス治療によって扱われた。どの時代においても、より頻繁に使われたモビリゼーションテクニックは、運動の終わりに制限されている方向に向かって超過圧力を与えることにある。Kaltenbornは、なぜ多くの患者においてそれがあまり良く機能しない、もしくは痛みを伴うのか疑問に感じた。彼が古典的な回旋モビリゼーションの代わりに、滑り、特に牽引モビリゼーションを行うと、痛みも消え、運動範囲が速く拡がった（Kaltenborn 2002）。この牽引・滑りテクニックは特に彼の教師であるMennellが指摘した。

彼は、互いの関節面の運動教義である関節運動学からひとつの解釈を見つけた（Mac-Conaill and Basmajian 1977; Williamsら 1989）。この観点から、機能障害の関節面はあまり滑らず回転し過ぎ、一面は縁へ圧迫され、反対面は開いてしまう。関節面の縁を通して軟骨損傷が考

えられるヒントとして、例えば距腿関節のインピンジメント症候群がある（Schomacher 2010）。

同僚からなるグループとともに、Kaltenbornはノルウェーにおけるモビリゼーションとマニピュレーションのテクニックをさらに発展させた。ロンドンではCyriaxのもとで学び、その臨床検査に特に印象を受けた。また、ロンドンでは、KaltenbornはAlan Stoddardによる運動器官のオステオパシーという講義を受けた。ドイツでは、徒手医学医師会（当時は関節学・カイロセラピー研究会（FAC）、現在はドイツ徒手医学会（DGMM）となる）の会員となった。そこで彼は、1958年から1982年まで医師に講義を行った（Cramer 1990; Kaltenborn 2005）。

1950年代と1960年代において、Kaltenbornはこの分野から、理学療法士にとって最も適していると思われるやり方を選んだ。そうしてKaltenbornは彼のやり方でマニュアルセラピーを確立させ、それは、彼を始めとする同僚グループが1962年から発展させたノルディックシステムの核となる要素となった。このグループのメンバーの一人であるOddvar Holtenは、メディカルトレーニングセラピー（MTT）を発展させ、これをノルディックシステムに統合させた。これらは本来の筋肉自体の「強化」だけではなく、心臓循環器および呼吸システムとともに運動システム全体を包括するものである。さらなる重点は、関節モビリゼーション、筋肉の緊張緩和または伸展、関節の安定化のための自己トレーニングに置かれている。この自己トレーニングは、OMT Kaltenborn-Evjenth Conceptにとって非常に重要であり、Kaltenbornは1974年に世界理学療法連盟（WCPT）の議会において自己モビリゼーションに関する映像を紹介した。1968年からKaltenbornは同僚である**Olaf Evjenth**と密な共同作業を開始した。この年、彼はKaltenbornのもとでマニュアルセラピー専門教育を修めた。Kaltenbornは関節メカニックと直線並進運動に非常に集中していた。これらはいわゆる「Kaltenbornによるマニュアルセラピー」の核を成す。Evjenthとの共同作業は伸展とトレーニングに関する筋肉、また個別の症状箇所限定、特に痛みを緩和させるための検査を補完することにつながった。神経システムの検査や治療などの医学と理学療法の発展を、KaltenbornとEvjenthは彼らの概念に融合させた。

Cyriax（1971）は、Kaltenbornの概念を世界中の全ての理学療法学校において包括的措置の例として注目するよう推奨した。1973年に最初のOMT（整形徒手療法）試験が実施された。医師であるCyriax、Stoddard、Harald Brodin、Walter HinsenはKaltenborn、Evjenth、その他多くの同僚をグランカナリアにて試験した。成功を収めた合格によって、OMTにおける高い知識と良質な能力が証明された。Cyriax、Stoddard、Hinsenらの医師とともに、KaltenbornとEvjenthはOMTのさらなる発展と普及のために1973年に協会を設立した（Kaltenborn 2005）。この「国際整形徒手療法セミナー（ISOMT）」が、その後今日の「Kaltenborn-Evjenth International」に発展したのである。

Kaltenbornは多くを成し遂げ、また多くの国において彼なしではマニュアルセラピーは今日のように理学療法において定着しなかったであろう（Hüter-Becker 1998）。ドイツにおいても同様で、1981年に彼のイニシアティブによって「マニュアルセラピー・ワーキンググループ」が理学療法士・治療体操士のための中枢団体において結成された。現在、Kaltenbornの原理に基礎を置くマニュアルセラピーに関し、ドイツ語圏において多くの専門教育機関や本が存在する。

1.4　世界のマニュアルセラピー

OMT-Kaltenborn-Evjenth-Conceptの発展と平行して、世界中で歩み寄りという意味において様々なマニュアルセラピー概念の発展が生じていた。1967年にKaltenbornとMaitlandは初めてロンドンで出会った。同僚とともに彼らはメンバー探しに取り組み、それは1974年に「国際整形徒手理学療法士連盟（IFOMPT）」の設立につながった（Lambら 2003）。設立者はKaltenborn、Maitland、Gregory Grieve、Stanley Parisである（Kaltenborn 2008）。IFOMPTでは世界中のマニュアルセラピストが連盟し、それは高度で統一的な教育水準を実現し促進する。Kaltenbornは最初の指導要綱の書式化において中心となって参加し（Lambら 2003）、それはさらに発展しOMTの学習者にとっての指針となっている（www.ifompt.comを参照）。さらに、MTにおける理学療法高等教育は大学でも学士課程として学べるようになってきた。これはすでにオーストリア、スイス、ドイツで可能であり、理学療法の専門化が達成されたことを強調するものである。

1.5 マニュアルセラピーの定義

> **メモ**
> **IFOMPT 2008によるマニュアルセラピーの定義**
>
> 整形徒手療法（OMT）は理学療法学における、神経・筋肉・骨格症状の治療のために専門化したものである。臨床推論（Clinical Reasoning）に基づき、治療において、徒手技術と治療トレーニングを含む非常に特殊な措置を用いる。利用可能な科学的・臨床的エビデンスと、個々の患者の生物心理社会モデルがOMTを形作り、推し進める。
>
> OMTの適用は、神経・筋肉・骨格システムと患者の機能的能力の包括的評価に基づいている。この検査は、すでに存在している関節・筋肉・神経・その他システムの機能障害の定義に役立つ。それら障害は国際生活機能分類（ICF）における活動制限または機能制限と関連して考えられる。検査はOMTまたは患者にとって適応、または禁忌なのか、予防措置を講じるのか、また構造上の異常や病理学的経過においてOMT措置を制限または導くのか、それら状態を区別することを目指すものである。
>
> OMTは受動的運動（モビリゼーション・マニピュレーション）やリハビリトレーニング、またその他の介入・実行方法のような多岐にわたる治療形態を含んでいる。OMTの主要な目標は、疼痛を和らげ、患者の機能的能力を改善することにある。

MTは、理学療法学における運動システムの症状と機能障害の検査と治療を専門化したものである。これは常に発展し続ける概念であり、国際的に明確に定義されている。

どの発展にも起こるように、MTの発展もそれだけでは生じず、医学・技術状況の変化に基づいている。そのため、1950年代、1960年代における当初の重点は、ギプスによるイモビリゼーションに関連した関節テクニックが整形・外傷治療として多く見られた。1960年代終わりから1970年代に増大した骨接合術の導入が、術後における関節の早期モビリゼーションを可能にした。関節硬直は次第に改良された手術技術によって減少していった。我々の高技術で、どちらかというと座位の多い生活様式と、筋肉低下によると思われる過可動問題の増加の関連性を推測することができるが、科学的証明は欠けており、またそれを調達することも難しいと思われる。ここ30年で、アクティブ・トレーニングと自主トレーニングがMTにおいて特に重要性を増した。そして関節技術も前進した。そのようにして、当初、回旋運動を含むマニピュレーションが導入された。しかしそれに関連するリスクを理由に、Kaltenbornは1979年に四肢のための、また1991年に脊柱のためのこの措置を彼の概念から削除した。それ以来、マニピュレーションは直線的並進運動のみ講義され、使用された（Kaltenborn 2008）。神経系、特にニューロダイナミクスの理学療法検査と治療に関する新たな発展が概念に融合された。同様に、1965年以降の疼痛研究における多大な進歩の実践結果も概念に取り入れられた。これはMTがPTにおける専門分野であることを模範的に示している。そのようにして発展を導き、最新の知識と技能を研究と発展における新たな学識をもとに深めている。これはMTが組み込まれている医学においても同様のことがいえる。マニュアルセラピストは医師との共同作業を模索している。それはどちらも明確な管轄分野を有し、互いに補完するものであるからだ。コミュニケーションを容易にするために、この概念においてはPTと医学で用いられる専門用語を使用している。ただし、マニュアルセラピーの定義として、例えば治療レベルといった独自の定義を持つ数少ない専門的表現がある。

このように、簡単に歴史の概観を振り返ってみても、元来MTに限られている治療形式、例えば個別の筋伸長やMTTがあるが、それらは一般的なPTにも取り入れられている。このマニュアルセラピーの知識を伝えて行くことを通して、PTの一般的な改善というKaltenbornの目的も次第に達成されている。MTとPTの違いもさらに縮小している。これは、市場経済から独立性の要求が高いにもかかわらず、互いに有意義に影響しあい、近づきつつある他のPT概念との境界についてもいえる。

OMT-Kaltenborn-Evjenth-Concept（Kaltenborn 2005）のMTにおける4つの特徴のうち、3つが一般的にPTのなかに取り入れられている。それは**テスト治療**（p.28参照）、**複数のテクニックのコンビネーション**、**人間工学的原則の使用**（p.65）である。

関節力学への着目は今日もなお独立した特徴として留意するものである（p.10参照）。その中には、MTと結びつけられることも多い治療レベルや凹凸の法則と比べて直線的並進運動の定義も含まれる。

MTの他の特徴として、検査と治療の際の**臨床推論過程における系統化された措置**もある（p.20参照）。

MTの学習者には、IFOMPT（www.ifompt.comの「standards」を参照）の教育指針があらかじめ設定されている。本書の内容は、MTの専門性およびPTでの専門知識に基づいた仕事のための堅実な基礎を形成するものである。

2　生物心理社会モデルを背景としたマニュアルセラピー

　マニュアルセラピー（MT）の主要な適応症は、運動と相関関係にある不調、または姿勢や運動によって影響を受け得る不調である。そのためMTは、整形外科、リウマチ科、外傷学、スポーツ医学の分野だけにとどまらず、神経科、内科（呼吸メカニズムなど）、小児科などにおいても必要性が示される（Kaltenborn 2005）。

　その際、MTは患者とその問題を**生物心理社会的疾病モデル**という視点から考究する。概念を把握するためには、理学療法士はまずこの基本となる思考モデルを理解しなければならない。疼痛がどのように存在し、MTがどのようにそれに対し影響を与えることができるのかという考え方が述べられている。そして関節力学への着目と系統化された措置方式がOMT-Kaltenborn-Evjenth-ConceptによるMTの特徴として、この思考モデルに統合されることが可能となる。

2.1　基礎としての生物心理社会モデル

　「古典的な」医学とPTにおいては、**生物医学的および生物心理社会的捉え方**が優勢である。生物医学的思考モデルは、特定の原因、予測可能な疾病経過と適切な療法を前提とする。このモデルは例えば外傷学や感染疾病において今日でも有効である。一方、いくつかの疾患、特に慢性疾患においては不十分であると証明された。変形性関節症や椎間板ヘルニアのような構造変化は、疼痛を解明しないことが多い。それらは疼痛が生じなくても存在することがあり、また逆に疼痛がそれらの変化がなくても引き続き存在することもある。

　生物医学的思考モデルを補完するものとして、1970年代に生物心理社会モデルが導入された（Engels 1977）。これは、痛覚（差し迫る損傷の情報）を様々なファクターによって影響を受ける現象としてみなす。それらファクターとは、患者の個人的考え方、ストレスのような心理的負担との接し方、疾患に対する反応、社会的環境である（Waddell 1998）。

　生物医学的および生物心理社会モデルは、WHOが社会における疾患状態を定めた二つの分類、ICDとICFにも反映されている。

　疾病及び関連保健問題の国際統計分類（ICD）の第10版において、疾病は生物医学的視点、つまり構造と機能レベルから述べられている。このWHOにおいて採択された分類は疾病のコード化に役立つ。どの医師による診断にもコードが当てられ、統計検出を可能にする。医師は主としてICDを用いる。

　国際生活機能分類（ICF）はICDを生物心理社会的視点で補足するものである。ICFは患者の状況を現象学的に述べるものであり、特に疾病の結果や個人因子と環境因子の変化作用が列挙されている。つまりICFは原因となる要素を記述しておらず、原因療法の推論を認めていない。ICFもまた観察にコードを割り当てている。それによって、疾病結果をより良く記述できるよう、統計が可能にならなければならない。

　そのため、ICFはPTにとっても患者とその問題を記述するのに理想的なツールと言える（Huber and Cieza 2007; Schomacher 1999）。統計検出に関する疾病の異なる作用にコードを割り当てる作業はこれまであまり行われていない。ICF介入カテゴリー、ICFひな形冊子、ICFコアセットの導入がICFの利用を容易にするだろう（Alletら 2007; Kirschneckら 2007a, b）。

　ICFの生物心理社会疾病モデルにおける心理社会的視点はPTにおいても議論されてきた（Klemmeら 2007; Gifford 2002）。文化的・経済的要因も考察に加えられた。MTはその点に関し一般的なPTと相違する見解は有していない。患者の総括的観察において、**ICFの活動と参加レベル**は検査と治療において重要な役割を担っている。MTの特徴はICFの心身機能・身体構造レベル、つまり生物医学的領域に置かれる。

2.2 生物医学的思考モデル

　WCPT（世界理学療法連盟）の定義によると、PTの核となる要素は運動である。それに応じて、PTは目標達成に向けた治療のために**運動に基づいた診断**を用いる。また、患者の心理社会的観点も運動と関連して観察される。
　MTにおける診断の核は、症状と相関関係にある、場合によっては損傷を受けた運動機能と組織変化の記述にある。ここで患者の問題に対しいわゆる**問診**が用いられる（Schomacher 2001, 2004a）。それに応じた回答が診断につながる。前述の問診については、系統化された検査構築の章（p.23参照）において詳細に述べる。

2.2.1 病理メカニズム的思考モデル

　症状と関連する運動システムのメカニズム視点において決定的なのは組織緊張である（Cyriax 1982）。それは運動を通して増加したり減少したりする。それを通して疼痛を調節する自律神経系への変化したインプットが、症状を変えることもある。そのため検査の基本は**組織緊張と症状の相関関係**を探すことにある。その際、圧迫や伸長が組織の緊張を呼び起こすことがある（Panjabi 1992）。
　つまり、MTは組織の緊張を変化させ、それを通して疼痛のような症状と相互に関連している運動や姿勢を探す。運動は運動範囲において量的に、規則性や速度において質的に変化できる。姿勢においては、理想的な姿勢からの逸脱を探す。静止状態において、理想姿勢では全ての構造はできるだけ均等に生理学的機能に従って（圧迫に対する骨、牽引に対する靭帯など）荷重を加える。動的状態において、成長と維持刺激としての負荷と、休養と再生経過のための軽減の間に最適な変換をもたらす。
　生理学的運動と理想的な姿勢からの逸脱は、運動システムの構造を持続的に変化させる可能性がある。安定させる関節の結合組織は無気力となり、筋肉は機能不全となるかもしれない。それによって、過可動性が生じる。その反対に、運動の欠如は組織委縮や筋肉と関節包の短縮を導くことがある。組織の機能消失と低可動性が結果として生じる。このような構造的変化は、組織緊張の上昇を招くこともある。そうして組織緊張が今度は（場合によっては敏感になっている）末梢受容体を刺激する。その求心性は特定の状況下において、急性または慢性疼痛として中枢神経系に解釈される。
　疼痛生理学と**バイオメカニクス**の関係はMTを理解するのに土台となる。疼痛生理学は疼痛の体験へとつながる痛覚の発生、伝達、処理について述べる。バイオメカニクスは内外からの機構的力に対する運動器官の生体組織の反応について述べる（Niethard and Pfeil 2003; Debrunner 1995）。これはどのように組織が収縮し伸長するか、また負荷と運動に対し生理学的、非生理学的形態においてどのように反応するかを説明する。

2.2.2 疼痛生理学

　疼痛は時間に応じて分類される。急性疼痛の期間は一般的に6週間まで、またはより短期のものとされる。慢性疼痛は基本的に12週間目以降とされる。急性と慢性の間には亜急性疼痛がある。疼痛生理学を持続期間として理解する基本は、急性と慢性疼痛の生理学的な違いである。
　疼痛生理学はさらに末梢性疼痛と中枢性疼痛メカニズムで分類され、また受容器疼痛と神経因性疼痛で分類される（Schomacher 2001 a, b）。

> **メモ**
> **急性と慢性疼痛の生理学的相違**
>
> ● **急性疼痛**において、非生理学的組織緊張または損傷は、感じる疼痛の強度に比例している。つまり、組織緊張または損傷が大きければ大きいほど、疼痛も強くなる。
>
> ● **慢性疼痛**においては、組織緊張と疼痛の間に比例関係は存在しない。つまり、外的刺激がなくても、または最小限の損傷で緊張が少し上昇しただけで、ひどい疼痛の発生をもたらすことがある。

■ 末梢性疼痛メカニズム

受容器疼痛（侵害受容性疼痛ともいう）は、組織への圧迫や牽引といった、組織に作用する外的・内的力を原因とする（Niethard and Pfeil 2003）。そうして高められた組織の緊張は機械受容器を刺激し、高い刺激の強度においては侵害受容器も刺激する。侵害受容器の刺激は生き延びるために重要な保護メカニズムである（Melzack and Wall 1996）。

- 「速い」侵害受容器は有髄性A-δ神経線維で、損傷を避けるため、または減少させるために引っ込め反射を引き起こす。典型的な例として、爪をぶつけることが挙げられる。それは痛む下肢に屈曲反射を引き起こし、反対側に交叉性伸展反射が生じる（Bruggencate 1996）。
- 「遅い」侵害受容器はほぼ無髄のC神経線維で、生理学的な損傷の治癒をできるだけ妨げず進行させるため、保護するよう作用する。

これら保護機能を改善するため、末梢神経系は感受性を高める（末梢鋭敏化）。疼痛は正常よりも激しいものとして認識される（末梢性痛覚過敏）。**末梢性神経痛**は侵害受容器の刺激を通して生じるのではなく、末梢神経の軸索損傷によって生じる。その際、神経は損傷箇所の治癒の間、より多くのイオンチャネルを蓄える。それは十分な数になると、外的刺激がなくても自発的に活動電位を起こす。そうして損傷箇所は異所性ペースメーカー、つまり活動電位が生じる非生理学的箇所となる。患者は神経の供給領域に疼痛を感じる。この症状の例として、患部切断における神経の分断後に生じる幻肢痛がある。

■ 中枢性疼痛メカニズム

急性疼痛は、保護措置を活発化させるという役割がある。末梢性神経系と同様、中枢神経系も感受性を高める。中枢神経系の鋭敏化が、生理学的治癒より長く続くと、保護の意味を失ってしまう。神経系の鋭敏化は**中枢性神経痛**を発生させ、独自の疾病への慢性化へつながることもある（Cervero and Laird 1991）。

中枢神経系の鋭敏化は脊髄、脳幹、視床の切り替え箇所、そして知覚と結び付く様々な脳の領域においても起こり得る。その際、包括的メカニズムは神経系における変化へつながる。この神経可塑性といわれる現象は、疼痛の記憶や身体的刺激がない状態での疼痛への説明となる。

中枢神経系の鋭敏化における高まる疼痛知覚は、中枢性**知覚過敏**とみなされる。**異痛症（Allodynia）**は機械受容器・温度受容器・化学受容器の正常な求心性でさえ疼痛と感じてしまう。**過反応症（Hyperpathia）**においては発生した刺激よりも長く疼痛が持続する。また、例えば出血が軸索膜を傷つけた場合、中枢神経系に**異所性ペースメーカー**が生じる。

■ 疾患に感応した痛覚過敏と生物心理社会的視点

侵害受容器は、力学上の荷重にのみではなく、温度刺激や化学刺激にも反応する。化学物質は炎症や一般的な疾病においても放出される。これは侵害受容器の刺激閾を下げ、直接刺激することができる（Weiß 2003a: 4）。**疾患に感応した痛覚過敏**は炎症、組織損傷、疾患後の免疫活性化を通して疼痛を発生させる（Logiudice 2003）。良く知られている例として、発熱やインフルエンザの際に、運動器官の機能障害ではなく、「システムの過敏感」のために生じる四肢痛がある。

ストレスが免疫システムを変え、疼痛を促進することがあるという事実（Logiudice 2003）は、なぜセラピストが患者を生物医学的に分析するだけではなく、生物心理社会モデルから考察しなければならないのかということを強調する。必要に応じて、ストレスを緩和する措置を治療に組み込むことも可能である。

■ 疼痛のメカニズムと治療結果

受容器疼痛と神経因性疼痛、末梢性と中枢性疼痛メカニズムは同時に起こることもよくある。識別することは、多くの場合重点的にのみ行うことができる。しかし、臨床推論の意味においては意思決定の際の助けとなる。**臨床推論**という定義は「ひとりの患者の検査と治療におけるセラピストの思考過程や意思決定」と理解できる（Jones 1997）。

急性と慢性疼痛の区別においては、臨床結果が存在する。

- **急性疼痛**としての受容器疼痛においては、生理学的治癒に注意しながら機能障害とそれに伴う組織損傷の治療が優先される。急性疼痛の保護機能はセラピストによって配慮されなければならない。
- **慢性疼痛**は神経因性疼痛であることも多いが、末梢における徴候性機能障害は非常に少ない（Giamberardino 2003）。セラピストは検査と治療において高い精密さを必要とされる。さらに、系統的で段階的な運動への

慣れを通して神経系を**脱感作**させることが必要である。この治療は特定の物である必要はない。

疼痛刺激は慢性疼痛を維持する、または促進するよう脅かす。PTはそのため原則として痛みを伴ってはならない。神経系の脱感作や反対刺激のような少ない状況においてのみ、すぐに開始水準に戻り、コントロール可能あれば、疼痛を治療中受け入れることができる。反対刺激とは、痛みのない領域における疼痛刺激であり、本来の疼痛を緩和に導く（Melzack and Wall 1996）。

■ 疼痛と機能障害の関連性

患者への疼痛問診は、限られた価値のみ有す。皮膚上、または皮膚内における表面疼痛の記述は、疼痛の場所、拡がり、種類について正確な情報をもたらす。しかしPTの診療所でよく起こる深部疼痛は、場所を特定するのが困難である。関節、神経、筋肉、内臓の疼痛は似たように述べられることが多く、誤解釈に結び付くほとんど無限の可能性を提供してしまう（Zusman 2003）。

そのため、疼痛と関係する機能障害を見つけ治療することがより重要となる。機能検査をすぐに始められるよう、深刻な疾病と障害への警告、いわゆる「クリニカル・フラッグ（Clinical flags）」については後に扱うが（p.58参照）、この警告が存在しない場合には、疼痛に関する最初の問診は短いことが多い。ここでは、疼痛と関連している姿勢・運動・組織変化を表す機能障害を探す。生理学的姿勢からの逸脱と変化した組織との運動における関連性は、バイオメカニクスの視点から次の項目で考察する。

2.2.3 バイオメカニクス―負荷とストレス

運動器官の組織は**負荷**と**ストレス**のために調節される。負荷は外部から組織に作用する力で、ストレスは組織内におけるこの力の機構的作用のことである（Panjabi and White 2001）。

外的負荷は人間工学的行動原則によって影響を受けることがある（p.65参照）。機構的ストレスに対する組織の抵抗は、遺伝学やその他の要素の他に、その使用に依存する。

生体組織は**適応の生物学的基本法則**（アルント・シュルツの法則; Pschyrembel 2007）に従う。それは、以下の通りである。

- 最小限の刺激は生体機能を目覚めさせる
- 慣れ親しんだ刺激は生体機能を維持させる
- 中等度の刺激は生体機能を促進する
- 強度の刺激は生体機能を抑制する
- 非常に強い刺激は生体機能を静止させる

■ 運動の欠如の結果

適応の生物学的基本法則を用いると、規則的な慣れ親しんだ運動を通して組織の機能を維持させることを意味する。そして全ての結合組織・支持組織（Akeson 1992）、また他の組織（Schomacher 2005a）の負荷依存が明らかになる。

運動の欠如においては次のことが脅かされる。

- 力の減少（筋肉委縮症）
- 協調の悪化（神経筋機能不全）
- 骨密度の減少（骨粗鬆症）
- 軟骨負荷能力の減少（関節症）
- 結合組織の強度消失（微細断裂・大規模断裂のリスク）

運動の欠如または**イモビリゼーション**は、病理学的関節変化として**関節包の硬化**と**軟骨退化**をともなう**関節拘縮**を導く（Trudelら 2001）。これは、物理的リハビリテーションにおける組織の負荷能力を高めるためのモビリゼーションと積極的なトレーニングの重要性を説明する。

■ 過負荷の結果

反対に、**運動システムへの過負荷**が存在する場合、組織機能は同様に弱まるか、組織は一部破壊されている可能性もある。**オーバートレーニング**において、集中的なトレーニングユニットによって力と協調が減少し、運動機能の非収縮性組織は損傷を受けるかもしれない。

同様に、継続的な**だらりとした姿勢**や**極端な運動の反復**は時間の経過とともに運動組織を伸長させてしまうことがある。この場合、負荷を促進する刺激と運動規模の境界線への動的コントロールを教えるトレーニングが必要となる（p.46参照）。

力の作用に対する身体組織の反応は、機構的自然現象だけではない。組織学的、生化学的、神経学的、内分泌学的視点も同様に考察されなければならない（Schomacher 2005b）。この現象の複雑性は、なぜすべての患者が外からの力の使用、例えばモビリゼーションやトレーニングにおいて同じように反応しないのか、なぜ反

応が正確に予見できないのかを説明する。詳細な情報は参考文献を参照いただきたい（例：Schomacher 2005b; van den Berg 2010）。

3 マニュアルセラピーにおける関節メカニズム

関節メカニズムへの着目とは、患者に機能的解剖学を適用することを意味する。これは、バイオメカニクス、疼痛生理学、神経生理学のような他の医学的基礎学問とともに、MTにおける臨床推論の理論的基盤を築く。

関節メカニズムを理解するために、ここではまず運動学について考察し、そこから治療への結論を導き出す。最後にMTに関連する関節肢位について述べる。

運動教義の一つである**運動学**においては、運動を引き起こす力は考慮されずに検証、記述される。これはMTにとって大きな意義を有している。なぜなら、運動可動域と運動の質を分析することは、概念の根本的観点の一つであるからだ。

いくつの骨、または関節が一つの運動に参加しているかに応じて、一般的運動と個別運動に分類される。

- 一般的運動：複数の骨、または四肢関節（例として肩甲帯）、または複数の脊髄髄節（例として腰椎）が自動で、または他動で動かされる。
- 個別運動：一つの骨、または四肢関節（例として距腿関節）、または一つの脊髄髄節（例としてC3-C4）が動く。個別運動は、脊柱においては他動でのみ可能である。

運動学は、関節では骨運動学と関節運動学に分類される。

3.1 骨運動学

骨運動学では、どのようにして骨が空間で動くのかを検証する。その際、骨は回旋、あるいは並進するとされる。

3.1.1 回旋

回旋において、身体は機械軸を回転する。もし関節の一つの骨がその時点における回転軸の周りを動くと、その骨と関節を形成するパートナーとなる骨とともに変化する角度を形成する。そのため角運動とも言われる。それは、人間が一般的に自動、他動で行う運動である。

三つの解剖学的面において三つの基本軸があり、それぞれ2方向へ、合計6つの運動が実行される。

- 前頭軸における矢状面上で二つ：屈曲・伸展（前屈・後屈）
- 矢状軸における前頭面上で二つ：外転・内転（左右への側屈）
- 垂線における水平面上で二つ：外旋・内旋（左右への回旋）

回内・回外、および外反・内反は独自の軸の運動を意味する。回旋は解剖学的運動と機能学的運動に分類される。

■ 解剖学的、単一運動

解剖学的運動は、一つの軸またはその時点での回転軸群（例：屈曲・伸展軸）の回旋として、解剖学的平面にて生じる。これは単一運動、または一軸運動ともいわれ、前述した回旋運動に相応する。

もし運動を厳格に解剖学的肢位において実行すると、その運動の推移はロボットのように見えるだろう。日常生活ではほとんど実行されない運動である。それは主に、関節測定のためのニュートラル・ゼロ・メソッドに使われる。

■ 機能的、複合運動

ヒトの運動を観察すると、解剖学的基本肢位から離れて動き、カーブした可動域を描くことに気付く。この機能的運動は複数の解剖学的肢位において、複数の軸、またはその時点でのいくつもの回転軸群で生じる。それはまた複合運動、または多軸運動といわれ、PNFのような治療方法で多く用いられる。

連結運動

動いているヒトを細かく観察すると、特定の運動コンビネーションを考えることなく、繰り返し自動的に実行していることに気付く。例えば膝はいつも外旋しながら伸ばされ、腰は外転・外旋しながら屈曲し、肩は外旋しながら外転し、後弯した胸椎は回旋しながら傾けられる。これら複合的な運動は連結運動といわれ、関節の構造を通して可能となる。

脊柱では、側屈は常に特定の回旋と連結し、その方向はその都度、前屈、ニュートラル・ゼロ・ポジション、後屈と変化する。

次の連結した運動パターンを観察できる。

C0-C2：	前屈・後屈：	反対方向への回旋を伴う側屈
C2-C7 (-T3)：	前屈・後屈：	同方向への回旋を伴う側屈
胸椎：	前屈・ニュートラル・ゼロ・ポジション：	同方向への回旋を伴う側屈
	（最大に近い）後屈：	反対方向への回旋を伴う側屈
腰椎：	（最大に近い）前屈：	同方向への回旋を伴う側屈
	後屈・ニュートラル・ゼロ・ポジション：	反対方向への回旋を伴う側屈

非連結運動

四肢関節や脊柱関節において自動的に生じず、その運動可動域もどちらかというと小さく、エンドフィールもどちらかというと硬い、または骨性の運動コンビネーションは、非連結運動といわれる。

> ❗ 運動コンビネーションは関節の構造に依拠し、それらは個人差があるものなので、上記とは異なる場合もある。理学療法士にとっては、連結運動の基準を評価することが重要である。
> - 自発的で不随意の自動運動の実行
> - 反対の運動コンビネーションよりも大きな可動域
> - 反対の運動コンビネーションよりも硬くないエンドフィール

3.1.2 並進

並進は、空間内における骨の回旋を伴わない滑りのことである。これは他動運動による、生理学的に小さな運動とともに生じる。並進運動は直線と曲線で表される。

MTにおいて、並進は治療平面に関して直線運動として記述される。

- 治療平面から直角に離れる→**直線的並進牽引**
  関節の相互の骨のセパレーション（分離）
- 治療平面へ直角に向かう→**直線的並進圧迫**
  関節の相互の骨のアプロキシメーション（接近）
- 治療平面に対して平行→**直線的並進滑り**
  関節の相互の骨を前後、内側・外側へ滑らす

MTにおける日々の実践においては、並進運動の直線的実行は、簡単に牽引、圧迫、滑りと解釈される。

3.1.3 骨運動学の一覧表

骨運動学(=空間における骨の運動についての教義) 一般的運動(複数の骨)と個別運動(単一の骨)			
回旋 一軸に対する骨の回転=カーブした運動 自動でも他動でも生じる		**並進** 回旋を伴わない空間における骨の滑り 他動で生じる	
解剖学的運動 ● ニュートラル・ゼロ・メソッドの運動などの単一、単軸運動	機能的運動 ● 日常の運動、PNFにおける運動などの複合的、多軸運動	直線的並進運動 治療平面に対して直角 ● 治療平面から離れる（=牽引） ● 治療平面へ向かう（=圧迫）	直線的並進運動 治療平面に対して平行 ● 前・後、内側・外側、左右等への滑り
屈曲・伸展 外転・内転 （左右への側屈） 内旋・外旋（左右への回旋）	連結運動	非連結運動	

3.2 関節運動学

多くの理学療法的概念が骨運動学に取り組む間、マニュアルセラピーの臨床推論は、生物医学的レベルに関して関節運動学に焦点を当てる（Grimsbyら 2008）。Kaltenbornは回旋運動の他に、関節の遊びの直線的並進運動、つまり牽引、圧迫、滑りを施す。

骨が空間で動くことができるよう、関節面は互いに位置を変えなければならない。この互いの関節面の運動の分析が関節運動学の課題である。そのためMTにとって重要な意義を有す。患者はそれに対し、自らの運動障害を空間における骨の運動の変化、つまり骨運動学の観点から感じ取る。患者はそこまで大きく動かせない、または大きく動き過ぎるので不安定に感じると訴える。理学療法士は角度測定器を用いて運動可動域の変化を検証する。

> **メモ**
> Kaltenbornの仮説（2005）によると、低可動または過可動における骨運動学的運動可動域の変化について、関節面の関節運動学的に制限された滑りが関係している。これが可能だとすると、関節は回転を通して制限された滑りを調節する。この代償としての回転の増加は、関節を安定させる結合組織の構造に負荷をかける。運動終了時において、関節面の開きと縁は疼痛のような症状を発生させる可能性がある。

運動可動域の変化において、滑液の粘性の高まり、関節の安定性のための筋機能不全、ニューロダイナミクスの変化、変性した関節面の間の摩擦など、他の理由も考えられる。その都度異なる原因は、異なる検査・治療措置を必要

とする。Olaf Evjenth は Jern Hamberg とともに、筋長と筋伸張検査のための基準を定めた（Evjenth and Hamberg 1984）。ニューロダイナミクスに関し、MT は Robert Elvey と David Butler が発展させた方法（Hall ら 1998; Butler 1995）に方向を定め、それは神経解剖学を形成する（Shacklock 2007）。

もし低可動や過可動の原因が、筋不全や変化したニューロダイナミクスではなく、関節自体にある場合、互いの関節面の生理学的運動損傷が存在しており、それは治療されなければならない。治療の前提となるのは、関節運動学の知識である。それは回転滑りと関節の遊びに特徴される関節運動の教義を形成する。空間において骨が自動、または他動で回転すると、関節において回転滑りが生じる。もし骨が空間において直線的に並進すると、関節において関節の遊び（牽引、圧迫、滑り）が生じる。

3.2.1 回転滑り

自動・他動回旋運動中の関節腔内の骨同士、もしくは関節面の運動を観察すると、回転滑りを認識することができる。それは回転と滑りから形成され、それら要素は割合に応じて異なって組み合わされる。

■ 回転とその方向

回転では、片方の関節面の新しい接触点が、もう片方の新しい接触点と接する。ヒトの関節も該当するが、両関節面は互いに一致してはならない。片面の回転は、対する関節面に沿って生じる。

脛骨大腿関節や下橈尺関節のように、互いの関節面がわずかにしか接しない場合、回転が優勢である。滑りの制限は、ここではさらに回転させることで代償することができるので、患者は滑りの制限が生じても、最初は何も感じない。

凸面・凹面、どちらの形状であっても、空間で骨が動く方向と同じ方向へ関節面は回転する（図 3.1a, b）。

■ 滑りとその方向

滑りにおいては、片方の関節面の一つの同じ接触点が、他方の関節面の常に新しい接触点と接触する。滑りは一致しない関節面と一致する関節面の間で可能となる。完全に一致する関節面の間では、滑りのみ可能で、回転は不可能である。

寛骨大腿関節や腕尺関節のような互いの関節面が大きく一致し覆われている関節において、回転はほとんどできない。そのため、制限された滑りは、すぐに患者が感じることのできる骨運動学的運動制限をもたらす。

ヒトの関節には存在しないような、完全に平らな面においては、直線的並進滑りを見せる（図 3.2a）。

ヒトにおいては、片方の関節面の滑りは反対の関節面に沿って起こり、曲線を描く。この関節面の滑りの形態を、曲線滑り（図 3.2b）という。

互いの関節面の滑りを改善するために、セラピストは、動かす関節面が本来どの方向へ滑るべきなのか認識しておかなければならない。というのも、これが改善されなければならない制限された滑りの方向であるからだ。経験を積んだセラピストは、運動の際の滑りの方向を感じ取ることができ、これが直接的検査手法を意味する。

強い疼痛がある、または非常に「硬い」関節や半関節、または困難な触診やセラピストが運動触診においてほとんど経験がない場合のために、Kaltenborn は非直接的検査

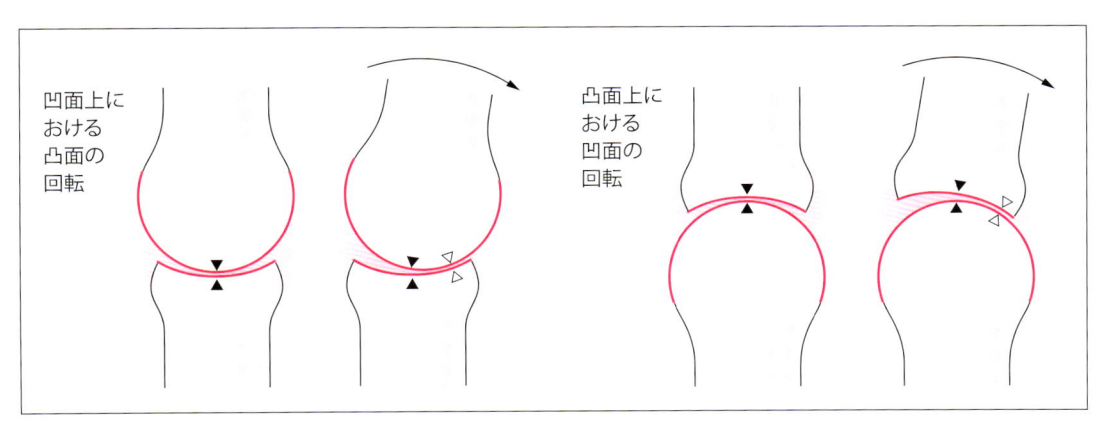

図 3.1.a, b
回転とその方向

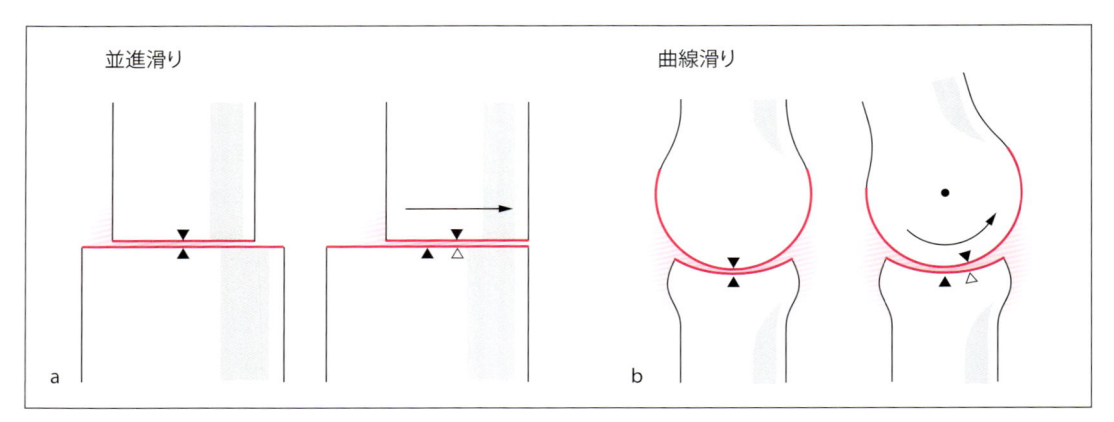

図3.2 a, b
滑りとその方向。
a 直線的並進滑り、
b 曲線滑り

手法として凹凸の法則を定めた。

関節運動のためのKaltenbornの凹凸の法則：

- 凸の関節面が動く場合、関節面の反対方向への滑りが生じる（図3.3a）。凸側の骨の軸が、回旋軸側にあり、その関節面は他の面にあるため、それは二本柄のてことなり、互いの柄が反対方向へ動く（Schomacher 2009）。
- 凹の関節面が動く場合、関節面の滑りは同方向に生じる（図3.3b）。凹側の骨の軸と関節面が同じ面に存在するため、これは一本柄のてことなり、同方向へ動く。回旋軸は常に最も凸面である関節面に存在する。

メモ

Kaltenbornの凹凸の法則：
凸面＝反対方向
凹面＝同方向

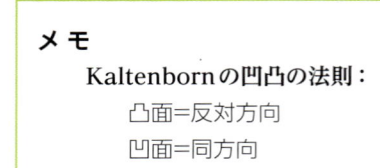

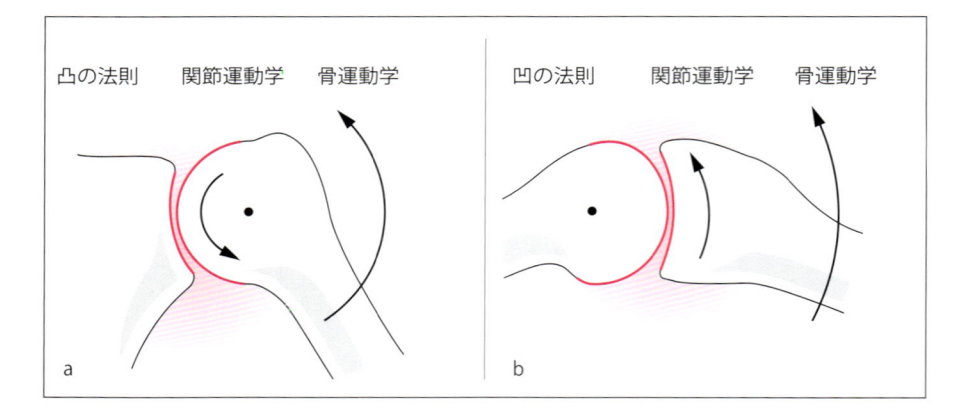

図3.3 a, b
Kaltenbornの凹凸の法則

3.2.2 関節の遊び

関節運動学上の運動を検査するために、関節面は直進的、並進的に互いに反対へ動かされる。これらは牽引、圧迫、滑りの形態で行われ、ひとまとめとして関節の遊びと称される（図3.4）。

- **牽引**：片方の関節面が、対する関節面の治療平面に対し直角に引き離される。
- **圧迫**：片方の関節面が、対する関節面に対して短く押される。圧迫方向は治療平面に対し直角である。
- **滑り**：ここでは、片方の関節面が、もう片方の関節面に対して小規模の範囲で治療平面に平行してずらされる。関節面がカーブしているため、滑りの運動は完全に直線ではないが、臨床的には知覚しにくい。セラピストはモビリゼーションを行う自らの手を直線、並進的に動かす。

メモ
- 牽引と圧迫は治療平面に対し直角に起こる。
- 滑りは治療平面に対し平行に起こる。

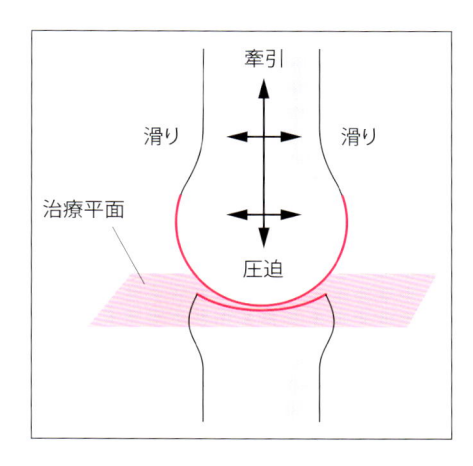

図 3.4
牽引、圧迫、滑りからなる関節の遊び

3.2.3　関節運動学に関する一覧表

関節運動学(＝互いの関節面の運動についての教義)	
回転滑り 骨の自動・他動回旋において生じる。正常な関節機能において、回転と滑りは存在する＝回転滑り		**関節の遊び** 互いの関節面の運動として、骨が他動で並進する際に起こる。
回 転 関節面に沿った、骨の運動のように同方向への曲線運動。関節面の一致と覆いが少なければ少ないほど、より回転する。	**滑 り** 関節面に沿った、骨運動に対して同方向(凹面)または反対方向(凸面)への曲線運動。関節面の一致と覆いが多ければ多いほど、より滑る。	**1. 直線的並進牽引** 治療平面に対し直角に関節面を離す **2. 直線的並進圧迫** 治療平面に対し直角に関節面を接近させる **3. 直線的並進滑り** 治療平面に対し平行に関節面をずらす

3.3　関節解剖学

「友よ、あらゆる理論は灰色だ、そして人生の黄金の樹は緑色に茂っている」
(J.W. ゲーテ、ファウスト第一部)

　機械的見解からすると、関節は骨の間の可動結合とみなすことができる。それに対して、不可動の骨と軟骨結合もある。例として、寛骨に対する腸骨、恥骨、坐骨の骨結合や、成長期における骨端の継ぎ目を通した管状骨の骨端と骨幹の間の軟骨結合がある。第一肋骨と胸骨の間のような特定の軟骨結合は、その弾力性のため可動性を認める。

　靱帯結合(例として脛腓靱帯結合)と線維軟骨結合(例として恥骨結合、椎間結合)は、靱帯と線維性・ヒアリン軟骨を通して二つの骨を結ぶ。

　本当の関節(滑膜性の連結、関節、可動関節)はヒアリン軟骨に覆われた関節面を有し、それは滑液を生成する関節包と関節腔と特徴づけられる。無傷の関節において、関節腔は相互の骨の接触面からなり、それは外からの気圧、粘着力、筋肉の動きを通して互いに押されている。粘着とは二つの物質、または身体の互いの粘着力で、例えばチョークは黒板に粘着する。

関節の詳細な記述や分類については相応する専門文献を参照いただきたい。ここにおける課題の主な目的は、運動を把握するための紹介であることから、次の項目については簡潔にまとめるに留める。

- 個々の関節タイプにおいて、どのように関節面の形態が軸における運動を決定するか
- どのように運動が方向づけられるか(軸と面)
- どの定義されている関節肢位が、検査と治療に重要であるか
- どの組織が関節運動を制限するか

3.3.1 関節面、関節タイプ、運動軸の形態

関節面の形態(図3.5)が結合の運動可能性を決定する。関節は、完全に一致する関節面を記述することで簡素化される。それを通して関節の互いの骨の運動は明確に定義される。

球は関節で全ての方向に回転できる。運動を追うことを分かりやすくするために、そこに互いに直角に位置する3本の軸を定義する。楕円関節や鞍関節は、2本の軸の周りを動き、円柱関節は空洞を通る1本の軸の周りを回転できる。

この簡単な表現方法によって、本当の関節も古典的解剖学において三軸、二軸、一軸に分類される。

- 三軸性:球関節(Articulatio sphaeroidea、例:肩関節)、臼関節(Enarthrosis、例:股関節)、平面関節(Articulatio plana、例:肩鎖関節)。平面関節は特別形態として記載されることも多い。
- 二軸性:楕円関節(Articulatio elipsoidea、例:橈骨手根関節)、鞍関節(Articulatio sellaris、例:母指の手根中手関節)。
- 一軸性:蝶番関節(Gynglimus、例:近位指節間関節)、車軸関節(回転関節)(Articulatio trochoidea、例:ピボット関節=上橈尺関節、車軸関節=下橈尺関節)。

より正確に観察すると、全ての関節面は多かれ少なかれ湾曲(カーブ)しており、そのため互いに不一致である(Mac Conaill and Basmajian 1977, Spalteholz 1989, Gray 1989)。これは、ヒトの関節が固定された軸のまわりを動くのではなく、運動の実行とともに移動する、その時点の回転軸の周りを動くことを引き起こす。そのため、機械の硬直した運動に比べ、ヒトの関節の運動の多様性と調和が生じる。Mac Conaillはこれら異なる湾曲した関節面を、二つの基本的形態、卵形と鞍形に分けた(図3.6 a, b)(Mac Conaill and Basmajian 1977)。

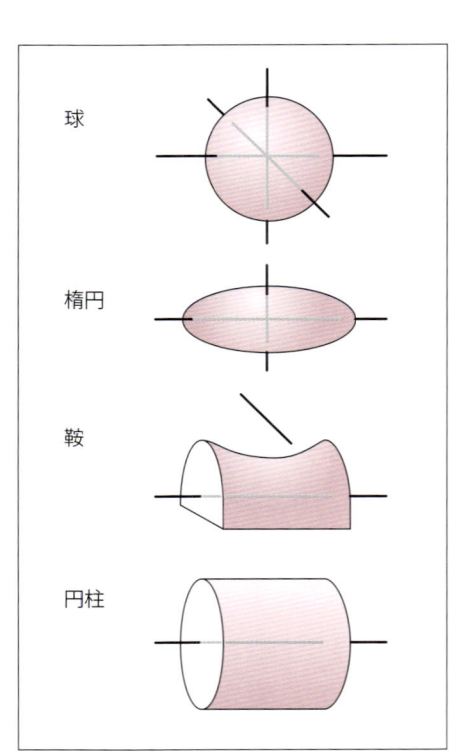

図3.5
関節面の形状:
球、楕円、鞍、円柱

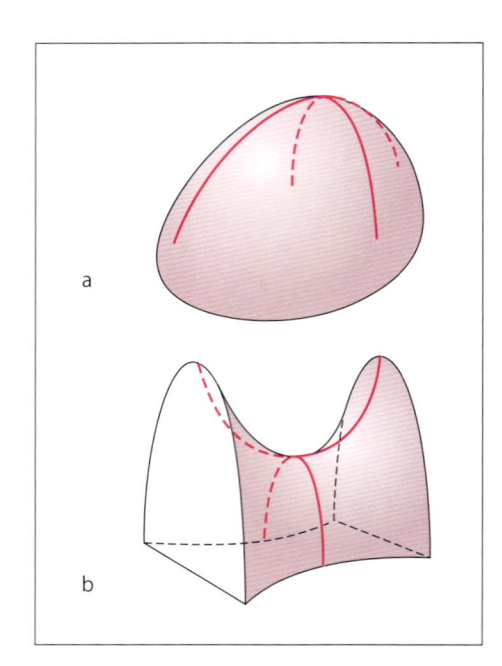

図3.6
異なる湾曲を有す関節面の基本形状
a 卵形
b 鞍形

3.3 関節解剖学

変化しない卵形の関節面は三つの運動軸を示す。見た目が平面の関節も、非常に大きな卵の殻の一部だと想像することができる。卵形を楕円形へ変化させると、二軸関節となる。

鞍形が変化しなければ、それは典型的な二軸の鞍関節となる。鞍形の高くなっている両端を除去すると円柱形となり、それは典型的な一軸の蝶番関節を表す。

鞍形の特殊な形状として、顆状関節や双顆関節があり、大腿骨顆部と脛骨の間のように、二つの互いに離れている関節面が連動する。それは例えば、膝における屈曲・伸展軸、そして内旋・外旋軸のように、二軸の運動を実現させる (Mac Conaill and Basmajian 1977)。

ドイツ語圏における半関節とは、運動可動域が10°以下のいわゆる「ぴんと張った」関節を意味する。

メモ	関節の分類			
典型的関節タイプ	球関節	卵形関節	鞍関節	蝶番・回転関節
Mac Conaillによる関節タイプ	卵形		鞍形	特殊形態
	↙ ↘		↙ ↘	↓
	変化しない卵形　変化した卵形		変化しない鞍形　変化した鞍形	膝のような双顆関節
簡素化された運動軸の数	3　　　　2		2　　　　1	2

3.3.2 関節運動を方向づける軸と面

運動は軸の周りの回転運動として実行される。それは曲線の可動域を描き、物理学では回旋と記述される。また、運動は軸に沿って直線に、または面上で起こることも可能である。それは物理学において並進と記述される。

すでに、関節面の形状が運動軸の数を決定すると述べた。何世紀にもわたって、基本的な運動軸は互いに直角に交わらなければいけないという合意が存在した。現在の運動軸(例えばa-a′)は、その都度、三つの基本軸のうち二軸(例えばX-X′とY-Y′)で定義されるため、機構的に充分であるといえる(Mac Conaill and Basmajian 1977)(図3.7)。

三つの基本軸は二つの解剖学的面(前頭面・矢状面・水平面)の交点に存在する。

並進運動は、空間における任意のx面にて実行される。MTにおいて統一した関係性を築くために、Kaltenbornは治療平面を導入した。この定義は、この面に関して治療のためだけに並進運動が実施されるのではなく、検査のためにも実施されるため、言葉通りに解釈するとおかしく思われるかもしれない。しかし、すでにこの用語は定着しているので、本書でも用いることとする。

治療平面は両関節面の間に想定された面であり、回転軸から関節の互いの骨の接触面の中心まで伸びている線に対し直角に存在している(図3.8)。

実践においては、簡単に凹面の骨の上に治療平面があると想定する。

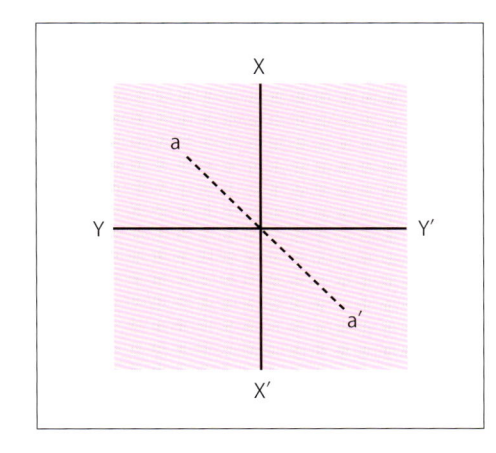

図3.7
基本となる運動軸。二本の基本軸を用いて、別の任意の軸をこの面で定義できる。

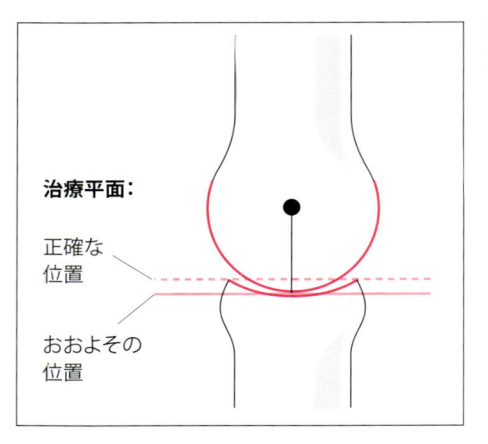

図3.8 治療平面

治療平面:
正確な位置
おおよその位置

メモ

MTにおける関節運動

軸のまわりを回転しながら曲線を描く

基本的な運動軸は互いに直角に存在し、二つの解剖学的面の交点に存在する。

湾曲している関節面のため、実際には、その時点での複数の運動軸の周りで運動が生じる。

治療平面に対して直線的に並進する

回転軸から互いの骨の接触面の中心まで伸びている線に対し直角に存在していると想定される面。

実践においては、凹面の骨の上に存在すると考える。

3.3.3　関節肢位

関節肢位の定義について知ることは、検査と治療の記録、また同僚や医師とのコミュニケーションのためにも重要である。

■ ゼロポジション

これは、ニュートラル・ゼロ・メソッドによって回旋運動・角運動を測定する際に基本肢位として用いられる（Ryf and Weymann 1999）。このゼロポジションにおいて、ヒトは直立し、眼は正面を見て、上肢は体幹に沿って垂直に下ろされ、母指は自然な中間位にあり、手掌は前方に向けられる。足部は腰幅に開き前方を向き、下肢も垂直に立つ。前腕運動の測定は、肘が90°に屈曲し母指が垂直に上を向いている、少し変化したゼロポジションで行われる。

MTにおいて、回旋運動はゼロポジションから検査される。

メモ

ゼロポジションとは、ニュートラル・ゼロ・メソッドによって関節運動を測定する際に基本ポジションとして用いられる。このポジションから回旋運動テストが行われる。

■ 弛緩肢位

隣り合う関節面のカーブは一致していないとすでに述べた。そのため、少ししかカーブが一致していない多くの肢位と、一致している箇所が最も大きい一つの肢位が存在する。最も少ない接触を有する関節面は、関節包靭帯全体が最も緩んでいる肢位である。そのため、この肢位において関節面は最も容易に直角に互いに離し、平行にずらすことができ、それは圧迫を加えて関節の遊びと名付けられる。そのため、MTにおいてこの肢位は並進運動の検査に用いられる。また、疼痛を和らげる牽引がこの肢位で行われる。なぜなら関節包の運動を通して機械受容器を刺激し、この肢位における運動が最も大きいからである。

弛緩肢位は、どの関節においてもその解剖学的構造から定義されている。それらは「status perlaxus」や「maximally loose-packed position」ともいわれる（Mac Conaill and Basmajian 1977）。

メモ

関節の互いの骨のポジションが次のような状態であれば弛緩肢位である。
- 関節包が靭帯とともに全体的に最も緩んでいる状態
- 互いの関節面が最も少なく接触している状態
- 関節の遊びが最も大きい状態

この状態でまず並進運動が検査され、疼痛を和らげる牽引、または滑りが治療として行われる。

病理学において、関節包の緊張は変化し、それによって全体として最も緩むポジションも変化する。そのため、セラピストが最も関節の遊びを感じる関節のポジションが、現時点における弛緩肢位とされる。セラピストが並進運動の最後に認める感覚、エンドフィールはこの肢位において異常な変化をする。

Kaltenbornは、もし関節面の離開が困難であれば**関節内問題**を疑う。牽引を試す際のエンドフィールが、追加的にマニピュレーション可能（より硬く、あまり弾力性は感じられず、可動域において生理的エンドフィールよりも早い段階で生じる）であれば、**直線的並進牽引マニピュレーション**のための典型的な適応が存在している（Kaltenborn 2008）。

もし牽引と滑りが減少し、エンドフィールが異常に硬く、弾力性も少なく、生理的よりも可動域の早期に生じ、また試験的治療としての牽引マニピュレーションがポジティブな結果とならない場合、関節包など関節周辺組織の短縮を意味する**関節外問題**が原因と考えられる。この場合、**グレードⅢにおける伸張持続モビリゼーション**が必要である。

関節内問題と関節外問題を区別することは困難であり、これまでも明確な決定基準は示されていない。

> **メ モ**
> 関節内または関節外病理学的状態を原因として変化した弛緩肢位は、現在の弛緩肢位として認識され、異常なエンドフィールを示す。これも並進運動の検査と疼痛を緩和させる牽引治療に使われる。

先天性の関節変形における現在の弛緩肢位は、解剖学的平均規範とは異なるが、そこでも生理的エンドフィールを感知することができる（Kaltenborn 2004）。

■ 固定肢位

関節面接触が最も大きい肢位において、関節包靭帯は全体として最大の緊張下にある。この肢位において実行される並進運動は非常にわずかである。MTにおいて、関節がともに動くのを避けたいときに、安定したポジションに導くためこの肢位が使われる。「status rigidus」や「closed-packed position」ともいわれる（Mac Conaill and Basmajian 1977）。

> **メ モ**
> 関節の互いの骨のポジションが次のような状態であれば固定肢位である。
> - 関節包が靭帯とともに全体として最も緊張している状態
> - 関節面が最も接触している状態
> - 関節の遊びが最も少ない状態
>
> これは関節の共同運動を避け、安定させることに役立つ。

3.3.4 関節運動の制限

関節が可動域の最終域まで、または他動でそこまで動かされると、特定の組織が運動を停止させる。これは、関節包靭帯や、肘頭のような骨突起部といった関節本来の組織であることもある。または、筋肉や皮膚、神経のような周辺の軟部組織が最大に伸ばされると、運動を制限することもある。セラピストにとっては、運動を制限しているのが関節自体の組織なのか、周辺の軟部組織なのか見分けることが重要である。なぜなら制限の治療に対し、それぞれ異なった、組織に特化した措置を講じなければならないからである。そのためMTにおいて、関節自体と、周辺軟部組織が含まれる包括的運動ユニットを区別する。

> **メ モ**
> **関節：**
> 関節包靭帯と
> 関節内組織とともに
> 関節の互いの骨
>
> **包括的運動ユニット：**
> 関節にふくまれる軟部組織、
> 血液供給、神経支配

4 マニュアルセラピーの体系

　関節メカニズムへの着目に加え、**検査と治療における体系的措置**もMTにおける二つ目の特徴といえるだろう。

　体系学は秩序だった検査を可能にする。一つの治療措置を用いたすぐ後には、患者が認める変化（例えば疼痛の減少）やセラピストが測定できる変化（例えば拡大した運動可動域）が示されなければならない。これは**臨床的エビデンス**とされる。セラピストは、そのテーマに用いることができる研究が存在する場合、治療決定時に**科学的エビデンス**を使う。臨床的および科学的エビデンスの両者とも、エビデンスに基づいた医学（Evidence Based Medicine = EBM）の方針に従ったMTの最適な実行につながる。

> **メモ**
> どのマニュアルセラピーにおける検査と治療も、個々の患者にあわせ独自に決定され、日々の反応に調節される（Kaltenborn 2005）。検査の目的は、患者が治療を通してできるだけ自立し、不調のない、満足する道を見つけることにある。MTの核となる目標は、疼痛を緩和し、患者の機能的能力を改善することにある（IFOMPT 2008）。

　検査と治療における**手順**は、MTにおいては**体系的**であり、**フローチャート**に方向づけることができる。これは、様々な措置の可能性を背景とすると最も良く理解することができる。

　基本的な手順は、**仮説演繹法、パターン認識、フローチャートを用いた体系的措置**に分類できる。実践においてそれらは厳格に分けられてはおらず、混在していることも多い。患者の疾患に関する仮説についての自然な考えや、パターンを認識することはセラピストの頭の中で必然的に生じる。体系的措置においてさえ、これを避けることはできない。検査におけるこれら三つの手順は次の項で述べる。

> **メモ**
> 仮説演繹法、パターン認識、フローチャートを用いた体系的措置の境界は教授法によるものであり、臨床推論過程において意識することを理解するためである。MTにとって特徴的なのは、体系的措置とフローチャートの利用である。

4.1　仮説演繹法

　患者から得られる最初の情報から、この手順において検査可能な想定（＝仮説）が導き出される（＝演繹）。仮説は順番に検証され、仮説が診断として残るまで順番に消去されていく（Jones 1997; Hengeveld 1998）。

　例えば、患者が上肢挙上の際に肩に疼痛が生じるため医師のところへやってくる。この初期症状から最初の仮説が推論される。リューマチ、断裂、回旋筋の圧迫、肩関節周囲炎、放射状にのびる頸椎症候群などである。医師はこの推論に基づき、適した検査を通して検証し、段階的に仮説が診断として残るまで他の推論を消去していく。

　この**仮説演繹法**は、**guess and test model**（Scott 2002）といわれ、医学とPTにおいて広められた（Cutler 1998）。前述の例においては、肩の疼痛は理学療法的観点からすると、短縮した関節包、炎症した棘上筋腱、過可動性、滑液包炎などが原因と考えられる。仮説は、例えばICFモデルに応じた心身機能と身体構造レベル、活動と参加レベルというカテゴリーに分類することができる（Jones and Rivett 2004; Cutler 1998）。セラピストは適したテストで推論を確認し、消去法を通して診断へたどり着く。

　この手順の欠点は、仮説の数と蓋然性がセラピストの知識に依存しているという点である。知識と臨床経験が少ないセラピストは、さらなる推論を導き出せず、場合によっては他の原因を見過ごしてしまうかもしれない。多くの知識を有するセラピストも、多大な可能性を上手に整理して、混乱しないようにしなければならない。また、可能性のある推論を検証する時間の消費も大きい。

　利点は、経験のあるセラピストであれば仮説演繹法を用いて素早く診断にたどり着き、時間を短縮し、困難な場合にも方針を有していることである（Cutler 1998）。

4.2 パターン認識

パターンを認識することは**「初見での診断」**（Cutler 1998）を意味する。これは、現在の患者と以前の患者の類似性を全体的に認識するものである（Newbleら 2002）。そのようにして前傾姿勢で小刻み歩行、手の安静時振戦、仮面様顔貌を呈する高齢者が診療所にやってくると、どのセラピストもパーキンソン病を考えるだろう（Cutler 1998）。

パターン認識の大きな利点は、診断が下されるその迅速さにある。しかし性急な主観的仮説に固執することは、臨床的に重要な所見の見落としにつながることもある。そのため、パターン認識もセラピストの知識と臨床経験に左右される。

このパターン認識と境界をなすのが**検査経過における臨床パターン認識**である。その際、現状データと保存されている病像が比較される。多くの症状と臨床的特徴を総合したものが、一つの病像を指し示す。

例えば肩峰下インピンジメント症候群は、頸椎が関わらない160°の外転挙上で肩峰の外側に疼痛が存在し、棘上筋の腱付着部における疼痛パルペーションが陽性、外転における抵抗テストが陽性（疼痛と機能不全の発生）などの臨床パターンを示す。

4.3 フローチャートを用いた体系的検査の構築

4.3.1 体系的検査の構築

体系的な措置においては、検査措置の順番が常に同じ方法で守られる。これはMTにおいて典型的である（Mennell 1949; Cyriax 1982; Frisch 2001; Lewit 1992; Kaltenborn 2003）。日課の中で見落とすことがないよう（Lamb 1994）、そして個々の所見の解釈のために頭の中をすっきりさせるために（Debrunner 1995）、厳格な順序が守られる。**プログラム化され体系化された検査構築**は、医学においても推奨されている（Cutler 1998）。これはアルゴリズム的意思決定の手法が示される（Waddell 1998）。

Kaltenbornは当初、実行するテクニックに応じて検査構成を組み立てた（表4.1）。まず、質問は5つのカテゴリースに分けられる（Kaltenborn 1992; Frisch 2001）。それは、現在の不調、これまでの経緯、社会的既往症、健康への影響、家族歴である。

それに続く機能検査においては、5つのメインポイントがあり、その中でさらに5つの項目に分類された（Kaltenborn 1992; Frisch 2001）。

これらの検査過程をKaltenbornは1990年代に発展させた（Kaltenborn 1999）。全てのテクニックを順番通りに実行することよりも、彼はそれぞれの検査段階の意義をより強調した。彼にとっては次に何を検査すべきか、ということよりも、何が、なぜという質問の方がはるかに重要であった。臨床推論過程において、彼は個々に決定されなければならない問題解決を熟考すること、それでもなお明確な図式を追わなければならないことを強調した。それに応じてKaltenbornは「思考するセラピスト」を求めた。彼の言葉に「We need thinking therapists！」というものがある。

まず患者の抱える問題を、検査において詳細に記述することを通して定義する（Schomacher 2001）。そして、多様化している症状を、今日やり遂げる範囲に限定しなければならない。Kaltenbornはこれを**方向性を定める検査**と名付けた。ここではまず症状と関係のある関節を突き止める。それに続く**個別検査**において、この関節が個々の観点から分析される。その結果としての所見がPT診断として解釈され、そこから治療が導き出される。

MT検査の手続きは、プラトンがソクラテスとパイドロスの対話で書いたように、一つのテーマに関する定義、分析、ジンテーゼの構築のための類推を示す（Schomacher 2001）。このやり方において、収束的垂直思考と拡散的水平思考に区別できる（Klemme and Siegmann 2006; Jones and Rivett 2004）。

4 マニュアルセラピーの体系

表 4.1 （旧式）機能検査の構築

I 視診	1. 日常運動 2. 姿勢 3. 体調 4. 皮膚 5. 補助器具
II 運動検査	1. 自動回旋運動 2. 他動回旋運動 3. 牽引・圧迫とともに並進運動 4. 滑りとともに並進運動 5. 抵抗テスト
III 触診	1. 皮膚と下皮 2. 筋と腱 3. 腱鞘と粘液嚢 4. 関節 5. 神経と血管
IV 神経学的検査	1. 筋群と反射 2. 敏感性 3. 力と反射の運動能力 4. 協調 5. 脳神経検査
V 追加検査	1. 画像検査 2. ラボ 3. 穿刺と摘出 4. 電気診断 5. 臓器検査

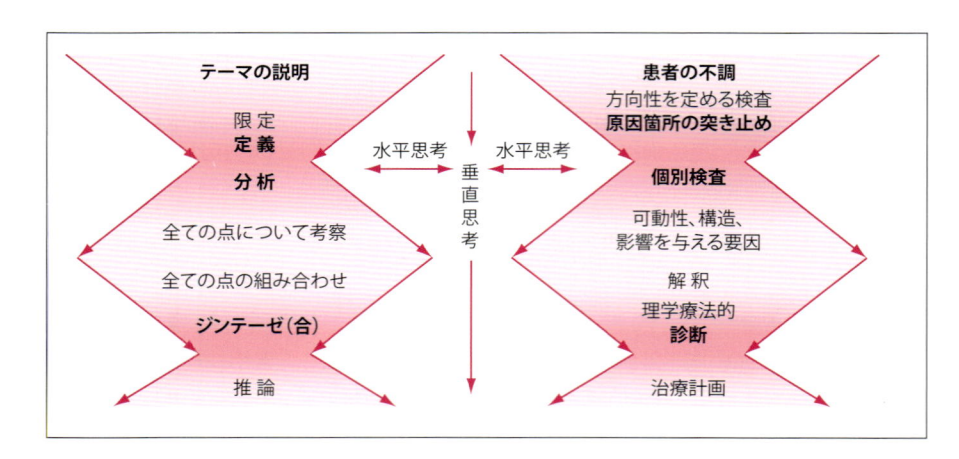

図 4.1 プラトンのパイドロスによる弁論の構築を図で示したもの（左）と、体系的検査における相応した段階

4.3.2 患者の分類のためのフローチャート

全ての患者に、全ての検査手順が実際に行われるわけではないが、どの手順もKaltenbornが求める「思考するセラピスト」が考慮されている。一つの手順を飛ばすという決定も、臨床推論過程を意識した一部である。この決定はフローチャートによって簡素化される。それは検査を通して用いられ、患者またはその症状と臨床特徴を分類するのに役立つ（表4.2参照）。一つの問いに対する回答が見つかれば、さらなる検査を行うことなく次の検査手順に進むことができる。回答をまとめるとPT診断の書式化へつながる。

表4.2 マニュアルセラピーにおける検査においてフローチャートを使った進め方

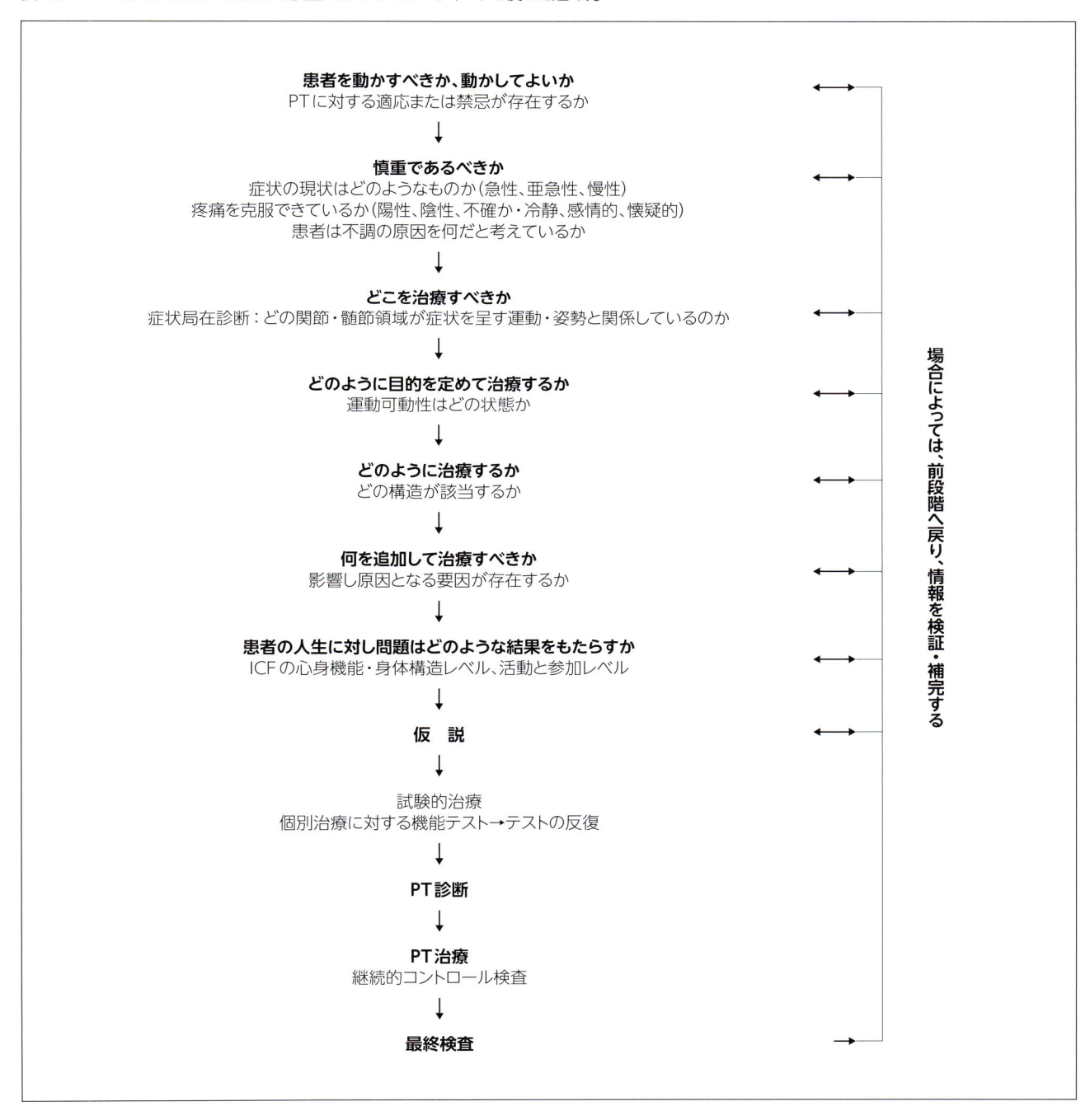

```
患者を動かすべきか、動かしてよいか
  PTに対する適応または禁忌が存在するか
        ↓
慎重であるべきか
  症状の現状はどのようなものか（急性、亜急性、慢性）
  疼痛を克服できているか（陽性、陰性、不確か、冷静、感情的、懐疑的）
  患者は不調の原因を何だと考えているか
        ↓
どこを治療すべきか
  症状局在診断：どの関節・髄節領域が症状を呈す運動・姿勢と関係しているのか
        ↓
どのように目的を定めて治療するか
  運動可動性はどの状態か
        ↓
どのように治療するか
  どの構造が該当するか
        ↓
何を追加して治療すべきか
  影響し原因となる要因が存在するか
        ↓
患者の人生に対し問題はどのような結果をもたらすか
  ICFの心身機能・身体構造レベル、活動と参加レベル
        ↓
仮　説
        ↓
試験的治療
  個別治療に対する機能テスト→テストの反復
        ↓
PT診断
        ↓
PT治療
  継続的コントロール検査
        ↓
最終検査
```

場合によっては、前段階へ戻り、情報を検証・補完する

5 整形マニュアルセラピーの概要

　整形マニュアルセラピーは次の分野に区分される（IFOMPT 1992）。
- 検査
- 治療
- 研究

　MTにおける検査の特徴は、関節メカニズムへの着目、フローチャートに方向づけられる手順のシステムである。これはすでに述べた（第3章、4章）。

　検査前、また検査中においても、セラピストはその都度運動を通して、OMTまたは運動に対して禁忌が存在しないことを確認しなければならない。医師はこれをすでに除外しているのだが、それでもなお医師の診断後と理学療法士を訪れる間に、新たな禁忌が生じている可能性もある。また同僚に対しても、訓練が禁忌にあたらないかどうか確かめてもらうこともある。適応と禁忌は、その重要性から他の章でも論じる（p.54参照）。

　検査の目的は、不調と関連のある身体的機能障害（＝身体的活動の欠如）を見つけ出すことにある。それは症状と機能障害からなり、次の事項を含む。
- 感覚障害、疼痛などの症状
- 低可動（＝運動の減少）や過可動（＝コントロールしづらい運動）といった可動性の変化
- 水腫や委縮といった組織変化

　検査とそれに続く症状の治療はこれらを緩和するが、症状の原因で、場合によってはまだネガティブに影響させる要因も調べられなければならない。この問題提起は、理学療法士に運動器官の追加的な機能障害に対する分析を促す。そこでは患者の病理学、自助、原因となり悪化させる要因に対する知識も試される。

　総括すると、次のように検査は定義される。
　症状に関しては次のことが確認されなければならない。
- OMTまたは運動に対する禁忌が存在するか
- 症状の生じる場所を特定できるか
- どのような種類の身体機能障害があるのか

　追加的な機能障害については次のことが分析される。
- 身体機能障害の可能性のある原因
- 影響を与える要因

　患者の知識は次のことが確認される。
- 病理学に従った原因となり影響を与える要因
- 自助措置

　実践においては、次に示す順序に従ってテクニックが用いられる。しかし、重要なのは、フローチャートを通して定められる目標設定にある。それに応えるため、PTはどの検査段階においても適したテクニックを選択する。

> **メモ**
> 検査においては次の規則が適用される（Schomacher 2001）。
> 多すぎるテストによって患者の体調が悪化しないよう、**できるだけ少なく検査し**、そして目的に沿って今日適している治療措置を選択することができるよう、**必要なだけ検査する**。

　実践において、次のような検査手段が実行される。

5.1 方向性を定める検査

導入的検査は次の目的を有す。
- 現在の症状を見つけ出すこと
- OMTまたは運動に対する禁忌を認識すること
- 関与する領域、場合によっては関節や髄節を見つけ出すこと（＝症状や領域箇所を突き止める）

そのようにして、必要性に応じて既往症、検査、運動テスト、触診、神経学的および脈管学的検査のテクニックが実行される。運動テストという定義は、本著においては軸のまわりや軸に沿って行われる運動の検査を意味し、回旋・並進運動を含む。

既往症において、セラピストは病歴と現在の症状をまとめる。アンケートがこの作業を簡素化する（Schomacher 2001）。ヴィジュアル・アナログ・スケール（VAS）のような尺度も、疼痛の強さのような観点を把握しやすくする（Schomacher 2008a）。まず、セラピストは疼痛に関する問診を短く行う（表5.1）。

それに続く機能検査において、疼痛と関係する機能障害が見つかると、既往症は完全なものとなる。

方向性を定める検査において、目標を定めたテクニックのみ選択され、それはまず暫定的な結果を導く。それは次の可能性がある。

- 症状を緩和する治療（症状が強すぎてその日の機能検査が不可能であり、後日に延期されなければならない場合）
- 簡単に認識できる場合は原因療法
- 禁忌の場合は適した措置（例：再度医師のもとへ行くよう患者に提言する）
- 経過が困難な場合は個別検査

患者が長期にわたる個別検査を受け、最終域での運動を通して悪化することは、方向性を定める検査によって特に避けなければならない。この視点は、患者にとってMTの適用の際、決定的な重要性を持つ。

表5.1 検査の始めに行う不調に対する5つの基本的な質問

短い質問	メモ
どこの調子が良くないですか、またはどこが痛みますか。	どこ？
いつからその不調がありますか、そしてそれが生じたとき何が起こりましたか。	いつから？
不調・疼痛はどのようなものですか。	どのような？
最近、一日の間でいつそれは生じ、そしてどの運動・出来事を通して発生・悪化しますか。	最近ではいつ、そして何によって？
この不調は何と関連していますか、例えば他の身体部位の不調と関連していますか。	何と関連しているか？

5.2 個別検査

症状がどの程度急性なのか、その日に運動に対する大きな禁忌が存在せず、どの領域、または関節・髄節が問題であるのかすべて明らかにできれば、次に詳細な検査が続く。それは、身体機能不全（組織変化を伴う症状と機能障害）、また原因となり影響を与える要因、そしてそれに関した患者の知識を明確に説明することを導く。次に示す検査手順はMTにおいてよく用いられる。

1. 既往症
2. 安静時と運動時における検査（表面触診＝「指で診る」ことを含む）
3. 運動検査
4. 回旋運動検査＝エンドフィールも確認する自動・他動運動と安定性検査
5. 並進運動検査＝エンドフィールも確認する関節の遊び
6. 筋肉テスト＝抵抗テストと追加テスト（筋長など）
7. 構造に特化した触診
8. 神経・脈管テスト

5.3　医師による追加検査

理学療法的機能検査の後に初めて医師による所見が協議される、または医師に助言を求める。そうすることによって、紙面に書かれていることを検査で探すということを避けることができる。独自の先入観にとらわれない検査は、医師の意見によって補完されチェックされる。例外ももちろん存在し、外傷後や術後は医師の措置について検査前に情報を入手する。

a. 医用画像処理、ラボ、穿刺法、摘出
b. 電気診断（EEG、EMGなど）
c. 専門医による臓器検査
d. 医師による治療（投薬、病欠手続きなど）

5.4　総括的評価

検査結果をまとめると、次の課題への仮説が生まれる。原因と思われる機能障害の構造にできるだけ特化した治療は、試験的治療（Kaltenborn 2005）として、仮説が現実の診断となる改善に向かうか、または悪化や変化の欠如によって検査が新たに行われなくてはならないことにつながる。ここでは再度、体系化されたフローチャートで方向性を定める検査手順との関係性を思い出す（p.25参照）。

強調すべきは、姿勢と運動の理学療法的診断は、長期にわたる物であってはならないということである。運動の制限が、今日は短縮した筋肉によるものであっても、治療が成功を収めた後、関節包の短縮がさらなる運動を制限する要因として現れるかもしれない。そのため、診断は毎回の治療の前後に新たに検査されなければならず、場合によっては新たな結果に適応させなければならない（Kaltenborn 2005）。

> **メモ**
> 課題の仮説→試験的治療→現状診断

試験的治療に対する患者の反応は、問題の自然状態の判断とともに、症状がどのように変化するかということについて最初の予測につながる。これは、問題の考えられる経過をおおまかに事前に知りたいと望む患者にとっては重要である。セラピストは、現実的でポジティブに予後を説明することによって、患者に治療への共同作業への心の準備を要請できる。

個別検査においても「過剰検査」しないよう注意しなければならない。つまり、患者が最終的に検査以前よりも悪化するような、多すぎる検査運動とテストは避けるべきである。検査のポイントは、何かを見逃すことのない程度、しかし患者に本当に必要なだけの検査技術を選択することにある。そのため、手順として、何も見落とすことがないよう体系的に行われるコントロールリストが推奨されるが、それでも患者の現状に照らして必要ないと判断される場合には、いくつかのポイントを省略することができる。

> **メモ**
> 検査の目的：
> OMT、運動、身体機能不全を見つけ出すこと。
> ● 症状（現状を含む）
> ● 可動性：低可動、過可動、生理的に可動
> ● 組織変化
> 追加的な要因
> ● 原因となる要因
> ● 影響を与える要因
> 患者の知識
> ● 原因に対する知識
> ● 影響を与える要因
> ● 自助措置
> 手順：
> フローチャートに基づく
> I　方向性を定める検査
> II　個別検査
> 1. 既往症
> 2. 安静時と運動時の検査（表面触診を含む）
> 3. 運動検査
>   回旋運動検査＝エンドフィールも確認する自動・他動運動と安定性検査
>   並進運動検査＝エンドフィールも確認する関節の遊び
>   （特に）筋肉テスト＝抵抗テストと追加テスト（筋長など）
> 4. 構造に特化した触診
> 5. 神経・脈管テスト
> III　医師による追加検査
> IV　包括的判断
> 課題の仮説→試験的治療→現状診断

6 運動検査の視点

「どこに向かうのか分からなければ、たどり着くのに時間を要するリスクをおかす」
(トゥアレグ人のことわざ)

検査という定義は、何かを探すことを意味する。そのため理学療法士にとって、運動検査において何を探すのかを知ることが重要である。

すでに述べたように、検査の主要な目的は、症状、機能障害、そして患者の知識を分析し、不調との関連性を解明することにある。運動検査はこの範囲において、特に次の視点に関係する。

- 運動の量
- エンドフィールを用いた運動の質
- 運動における症状

運動を評価するために、MTにおいては回旋・並進運動を利用する。上記の視点について詳しく説明する前に、この手順の意義について簡単に説明する。

6.1 なぜ回旋・並進検査なのか

一般的な回旋運動検査は、症状が生じる運動方向を解明し、どの運動器官部位が疾患と関連しているのか大まかに突き止めることを助ける。個別の回旋運動検査は、どの関節または髄節が運動に参加し、症状が変化するのか（症状局在診断）を示す。さらに、関節・髄節自体が症状の原因となっているのか、それとも周辺の軟部組織が引き起こしているのか検査を行わなければならない。

どの関節・髄節が最も疾患に関連しているのか突き止めるために、PTはまずどの関節・髄節が疼痛を発生させる運動に関係しているか分析する。そして、個々の関節・髄節を検査する。明らかな疼痛の場合は、ゼロポジションから疼痛の方向へ個別運動を行う。選択肢として、また不調があまり明らかでない場合には、セラピストは患者に疼痛の境界まで動かし、そこで留まるよう指示する。この痛みの境界から、PTは個々の関節を症状が発生する方向へ動かし、不調が変化するか患者に尋ねる（表6.1）。患者が変化を伝えると、動かされる関節・髄節と不調は相関関係にある（Schomacher 2006, 2001）。症状の現状と制御の可能性に応じて、この措置は念のために異なるバリエーションで反復される。

症状の局在診断において、セラピストは次の4つの視点に気をつけなければならない。

1. セラピストは、症状が最も軽くリスクの少ない患者・関節肢位、また運動方向へ検査を行う。
2. 患者は検査運動において、可能であればまず自動で行う。これが十分な情報をもたらさなければ、セラピストは自動介助運動を行わせる。このようにして得られた結果がそれでも不十分であれば、必要な情報が得られるまでセラピストは他動で動かす。この原則は、特に脊柱において必要のないリスクを避けることにつながる。
3. 症状の局所診断の正確性は、一つの領域から個々の関節または髄節まで異なる。セラピストは、治療のための十分な情報を得られた時点、またはさらなるテストが患者の体調を悪化させると考える時点で検査を終える。
4. 症状を誘発する場合は、患者によってコントロールされ、誘発の後にはすぐに緩和されなければならない。そうでなければ、セラピストは緩和検査を用いるか、その日は症状局在診断のための運動テストを回避する。患者の症状は、検査を通して絶対に悪化してはならない。

表6.1 症状局在診断の手順

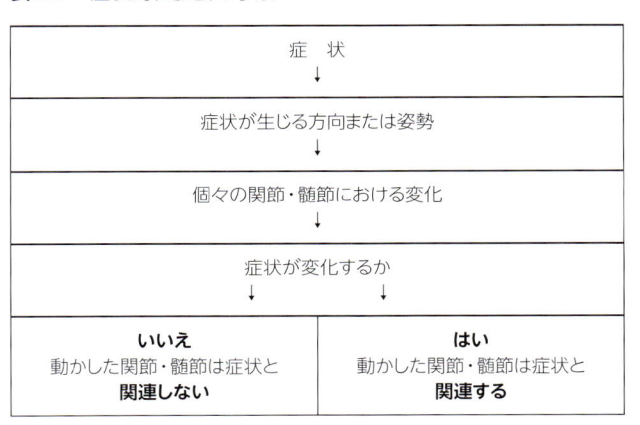

症　状
↓
症状が生じる方向または姿勢
↓
個々の関節・髄節における変化
↓
症状が変化するか
↓　　　　　↓
いいえ ／ **はい**
動かした関節・髄節は症状と**関連しない** ／ 動かした関節・髄節は症状と**関連する**

関節が軸の周りを動くと、運動に参加する全ての構造は負荷の変化を受ける。
- 関節面とその下に位置する骨が最も多く負荷を受ける
- 半月板のような関節内構造は移動する
- 関節包靭帯は片面が伸張し、反対面が弛緩する
- 周辺の軟部組織も同様に片面が伸張し、反対面が弛緩する

その際に症状や機能障害が発生すると、構造の多くがその原因となっている可能性がある。運動の質の評価を通して、セラピストは症状を変化させ、その機能が障害されている構造を突き止める可能性がある。しかし、珍しくはあるが、確実な評価を示すのに、一回きりの検査所見で事足りることもある。そのため、回旋検査の後、個々の構造が個別に検査される。そこでは、関節自体が並進運動検査を通して、周辺の軟部組織が筋テストと神経学的・脈管学的テストを通してチェックされる。

並進運動検査は次の部位を検査する。

- 牽引によって、関節面、常に関節圧の負荷がかかるその下の骨、そして緊張下にある関節包靭帯
- 圧迫によって、関節面と、関節圧の高まりを受けるその下の骨
- 滑りによって、関節面と、緊張下にある関節包靭帯の滑り能力

関節の遊びのテスト（＝並進運動検査）において、片方の関節の骨は固定され、他方は治療平面に対して直線的、並進的に動かされる。

並進運動の範囲は、特に弛緩肢位においては、周辺の軟部組織が基本的に緊張変化を経験しない程度に少ない。そのため並進運動検査は、関節自体の構造に狙いを定めた情報を与える。

並進運動検査は、まず弛緩肢位で行われる。なぜなら範囲が最も大きく、その結果感知も最も容易であるからである。セラピストが良好だと感じると、弛緩肢位以外の肢位でもテストされる（p.54参照）。

6.2　運動の量

運動可動域は、関節に制限があるか（＝低可動）、動きすぎるか（過可動）、生理的に可動なのかを示す。回旋の値において、評価への次の方針が存在する（標準比較・両側比較・構造比較）：

■ 規格化された基準または標準値

どの関節にも、平均の調査結果として、運動可動域のおおまかな中間値が存在する。この値は分散しており、患者にとってこの範囲よりわずかに少ないまたは多い値であっても生理的であるかもしれないことに留意しなければならない。分散は、全体の中間値の特徴からの偏差に対する統計的度合いである。

■ 両側比較

関節は身体の両側でほとんど同様に動く。少しの相違は生理的なものである。脊柱においては、脊柱部位（例えば腰椎下部）の可動性は隣接する領域（股関節と腰椎中部と上部、および胸椎）と比較される。

■ 患者の他の関節との比較

これは、患者のタイプが一般的にどちらかというと可動性が高いのか、どちらかというと「硬い」のかを評価することを可能にする。それに応じて、現在検査している関節が平均値よりもより多く、または少なく動くのかを判断できる。

基準となる角度測定を行うためには、簡単な運動として、回旋運動が1本の解剖軸のまわり、そして一つの解剖学的平面において行われる。しかし機能的な日常運動は、いくつもの解剖軸と解剖学的平面外で組み合わされた運動として生じる（Kaltenborn 2005）。骨運動学の章で述べたように（p.13参照）、連結運動と非連結運動に分けられる。連結運動は自動的に発生し大きな運動可動域を有し、非連結運動よりも骨性ではない・硬くないエンドフィールを呈す。この特徴は運動検査において留意されなければならない。

回旋運動の範囲は度数で示される。角度測定器で測定するには運動可動域が小さすぎる関節、または角度測定器を当てるには困難な関節、また角度の変化を互いに知ることのできない並進運動における関節相互の骨においては、運動可動域は推測されなければならない。そのために0から6の区分が選択される（表6.2）（Kaltenborn 2004）。量の検査のために回旋運動はゆっくりと行われる。並進運動可動域の最初に明らかに感じられる第一停止までは、ゆっくりとした、またソフトで速い運動がテストされる。

回旋運動検査において、異なる方向への制限に気付くこ

とがある。この制限の大きさには特定のパターンが発生することがあり、例えば肩関節は外転よりも外旋でより多く制限され、また内旋よりも多く制限される。これは、全体的な関節包の収縮による結合組織線維の配置によるものであると考えられる。これは、病理学が関節包靱帯全体に適応されることを意味する。この関節に典型的な順序における運動方向が疼痛を生じさせるのであれば、関節包靱帯全体の疾患が推測できる。

Cyriaxはこの関節に典型的な制限の順序や疼痛のある運動方向のことを関節包パターンまたは関節包徴候と名付けた。関節包パターンの評価において、エンドフィールもともに決定要素となる(Schomacher 2004b)。これは「生理的」、「異常」に分類され、引き続いて運動の質の項でも扱う(p.32参照)。

> **メモ**
> もし関節包が全体として収縮または疼痛を生じさせている場合、関節包パターンは、どの関節にも特徴的である、様々な運動方向へ比例した制限または疼痛である。

外傷後のように、もし関節包の一部が収縮、または損傷している場合は、可動域制限または疼痛はこの関節包部分が緊張する運動においてのみ現れる。

表6.2 可動域の分類

値		内容
0	強直	可動性なし
1	低可動	非常に制限された可動性
2		少し制限された可動性
3	生理的に可動	生理的な可動性
4	過可動	少し過可動
5		非常に過可動
6	完全に不安定	コントロール不可能な過剰可動

> **メモ**
> **運動量**は、次の項目の比較における可動域を示す。
> - 基準となる平均値
> - 非損傷側の関節、または隣接する領域の脊柱
> - 個々の構造
>
> 角度数で回旋的に測定され、選択肢として0から6の判断参考値とともに回旋・並進的に推論される。

6.3　エンドフィールを用いた運動の質

運動の性質は自動運動によって判断される。患者が運動を心配そうに、または気にせず実行するか、運動速度が均一に、または突然に行われるか、運動が要求に応じて正しく行われるか、または逸脱運動があるかなどが観察できる。しかし、特に他動運動においてセラピストは多くの情報を得る。というのも、どの関節も生理的に運動機能を阻害されていると、他動運動の変化する質を示す。関節を原因とする低可動は、常に関節面の滑りの制限から始まり(Kaltenborn 2004)、経験のある検者であれば、可動域が本質的に変化する前にすでにその病変を感知することができる。また関節包靱帯が緩んでいる過可動においても、運動の質は変化する。

他動回旋運動および並進運動においても同様に、質に注意する。運動の開始から最初のはっきりとした、またはあまりはっきりとしない停止までの運動感覚は、予期した物よりもより高いまたは少ない運動抵抗を示す。加えて、構造のきしみ、摩擦、また「弾み」も感じることができる。この第一停止を超えて動かすと、どの関節にも特徴的な方法で抵抗が増し、関節の最後の停止に到達する。このエンドフィールといわれる基準が、可動域を制限する構造についての推論を生み出す。エンドフィールは最初の停止から始まり、最後の停止まで続く。これは(避けるべき)症状を理由として、どの患者でも到達するものではない。エンドフィールの可動域はまた、運動を制限している構造の状態についての情報も与える。エンドフィールの間に、第二停止、珍しいが第三停止として追加的な抵抗を感じることがある(症例は下記参照)(図6.1)。

> **メモ**
> **運動の質**は次の特徴がある。
> - 開始から第一停止までの運動の性質
> - 第一停止と最終停止の間の運動の質を意味するエンドフィール

基本的に生理的および異常な二つのエンドフィールの

種類がある。

生理的エンドフィール：

- 柔らかく弾力性のあるエンドフィール：筋群または筋緊張が運動を停止させる。例えば膝屈曲（筋の接近）や伸展させた膝関節における距腿関節の背屈（筋伸張）時。
- 硬く弾力性のあるエンドフィール：関節包と靭帯が運動を停止させる。例えば大腿骨と上腕骨の外旋と内旋時。
- 骨性で弾力性のあるエンドフィール：骨による構造が運動を停止させる。例えば肘の伸展時がある。このエンドフィールの弾力性は関節包靭帯構造を原因としており、それが緊張下におかれ、骨の衝突が関節の反対側に開きを呼び起こすと生じる。肘の伸展において、例えば肘突起が肘頭窩にぶつかり、それが前面に開きを生じさせ関節包靭帯が制限する。

骨性で弾力性のないエンドフィールは、生理的な直線並進圧迫および口を閉める際に感じられる。

異常なエンドフィール：

- 可動域の他の箇所に生じるエンドフィールで、検査する関節が特徴的に示すものとは異なる質を有す。
- 空虚なエンドフィールで、患者の疼痛が、本来の運動停止を感じることを妨げる。このエンドフィールはすなわち空の情報といえる（Cyriax 1982）。

しかし全ての疼痛をともなうエンドフィールが空虚ではないということに留意すべきである。エンドフィール検査において、緊張が高まることによってブレーキをかける組織は疼痛をともなって反応することが多い。これは柔らかい（または硬い、骨性の）弾力性のある、そして同時に疼痛のあるエンドフィールとなる。

例として生理的な肩関節の外旋を挙げる。他動運動を開始し、摩擦抵抗などを感じることなく、動かす上肢の重さを感じる。そして、関節包靭帯の緊張を示す、最初の停止を感じ取る。さらに動かす間、関節包靭帯による最終停止位置まで硬く弾力性のあるエンドフィールを認める。

肩関節の外旋におけるわずかな疼痛をともなう低可動の場合、運動を開始してすぐに高い運動抵抗を感じる可能性がある。生理学的よりも早期に最初の停止が発生し、異常に柔らかいこともある。それは運動にブレーキをかけ始めるのが、緊張した内旋筋であると推定される。エンドフィールを感知してすぐに第二停止が生じ、それはよりはっきりとした停止で、関節包靭帯の緊張の始まりを示す。さらに動かすと、最終停止まで高まった「粘性」の抵抗を認識する。最終停止は、患者によって訴えられる疼痛を呼び起こし、生理学的よりも早期の可動域上で生じる。

この所見から、運動抵抗が増したことが原因で、運動を開始してすぐ後に滑りは制限され、筋肉は抵抗緊張にあり、関節包靭帯が短縮し疼痛をともなう摩擦が起こっていると推論できる。

外旋時に過可動である肩関節を診察すると、例えば運動開始後に生理的に予測されるものより少ない運動抵抗を感じる。第一停止は、可動域の後期に生じる。エンドフィールは累進的に増加する抵抗を呈すが、それは柔らかく弾力性のあるものではなく、また硬く弾力性のあるものでもなく、まるで使い古したゴムを緊張させようとしているかのように感じる。最終停止は、生理的に予測されるタイミングより後に確認される。

言葉でエンドフィールを説明することは困難である。お

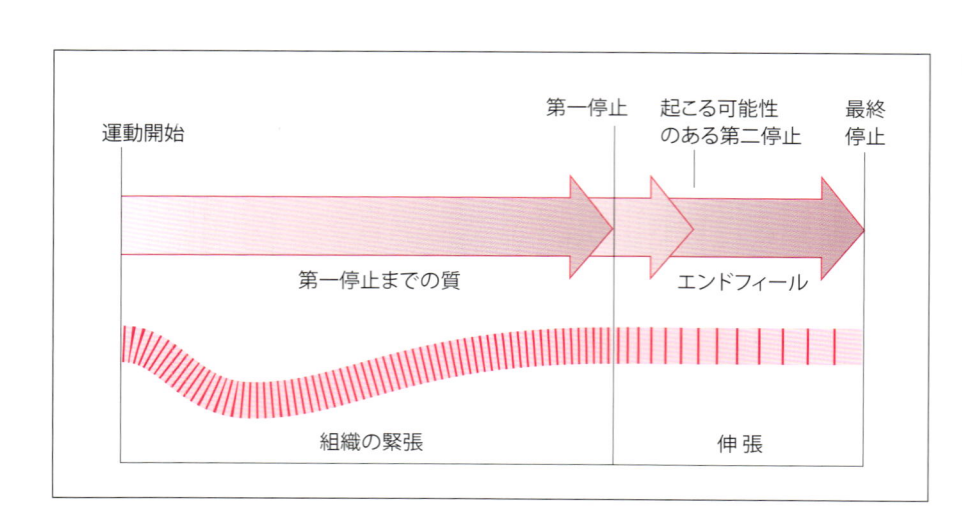

図6.1　運動の質

そらく洗濯物を想像することが分かりやすくしてくれるかもしれない。誰でも洗濯物を伸ばしてできるだけしわをなくして干した方が、アイロンがけを容易にすると知っているだろう。洗濯物を引っ張ると、その都度異なる「エンドフィール」を感じるだろう。

新しい衣服を注意書きの通りに初めて洗うと、エンドフィールは「生理的」なものとなる。ウールのセーターは柔らかく弾力性があり、密に織られたTシャツは硬く弾力性があり、ジーンズは非常に硬く弾力性は少ない。骨性の停止は洗濯物には存在しない。それは作業服をコンクリートの中に落としてしまって、それが「石のように硬く」なってしまった場合であるといえる。

2回目の洗濯で温度設定を高くしすぎると、洗濯物は「縮んで」しまい、エンドフィールは「異常なもの」に変化する。ウールのセーターでは第一停止を早期に感じ、運動抵抗は増し、エンドフィールは以前のように柔らかく弾力性のあるものではない。Tシャツやジーンズにおいても第一停止が早期に現れ、運動抵抗も大きくエンドフィールも熱湯で洗う以前よりも硬くなっている。変化は「低可動」を示す。

過可動については、手編みの木綿セーターを想像することができる。最初の洗濯前のエンドフィールは柔らかく弾力性があり、洗濯を重ねるごとにより柔らかく感じられる。セーターは「使い古され」、エンドフィールは「生理的」に予測されるものよりも柔らかくなる。

何度か経験を積むと、生地を見ることなく、どの種類の生地を現在検査しているのか「エンドフィール」を通して判別することができる。そのように、我々が見ることのできないヒトの関節においても、運動を制限する構造がどのように変化したか同様に感じることができる。エンドフィールを感じることを通して、運動を制限する構造のどの変化が問題なのか確かめることができる。

メモ

MTにおいて、回旋・並進的エンドフィールを評価することは重要な検査視点の一つである。

生理的エンドフィール
- 柔らかく弾力性あり
- 硬く弾力性あり
- 骨性で弾力性あり
 （関節面の圧迫と口を閉じる際は骨性で弾力性はない）

異常なエンドフィール
- 可動域の他のポイントで生じるエンドフィール
- 検査する関節に特徴的ではない、別の質を示す
- 疼痛のために運動を制限する構造を感知することを妨げる空虚なエンドフィール

6.4 症状

運動中の疼痛や不安定性の発生は、当然確認されなければならない。症状の観察の目的は、現状を評価することの他に、症状に最も影響を与えている関節または脊柱範囲を見つけ出すことにある。そのために、MTにおいてはすでに述べた症状局在診断を用い、個別の動きを通して症状を誘発または緩和させるよう試みる（Kaltenborn 2005）。解剖学を理解していれば、個別の運動の際にどの関節が緊張下におかれるか推論することができる。個々の構造に対して行われる検査運動による、狙いを定めた機構的負荷を通して、選択的（選んだ、目的を定めた）緊張下に導く。この運動と関連する症状はこの構造を通して誘発され、また反対の運動を通して緩和されなければならない。このCyriaxによる選択的緊張の原則は検査の根本的な基盤である（Cyriax 1982）。

運動は機能的解剖学の観点から分析される。それに加え、発生した症状について検者が有する病理学の知識が問われる。特定の症状パターンと疾患徴候が病名を推論させる。しかしMTにおいては運動を直接的に感じることが基本となる。すでに述べたように、そこには運動に参加し、症状を変化させる可能性のある機能と構造における量と質に関する情報が存在する。

どの負荷も、一定の強さからは、負荷許容範囲を超え組織の損傷へつながる。これはもちろん運動による負荷においても同様で、そのため患者によるゆっくりとしたコントロール下において実行されなければならない。症状が発生した場合には、刺激（＝炎症）や外傷を発生させずにすぐ変化させる、または中断する。

大きな損傷が存在し、組織が明らかな緊張下にある場合、症状は運動を行うとすぐに生じる。しかし、運動後数時間経ってから生じることもよく観察される。これは軽い不快な引きつりから妨げとなる疼痛に達することもあり、どちらかというと過可動の関節包靱帯組織の過負荷を指すことがある。

MTを習得するにあたり、学習者が初期に過剰に動かす

ことを常に避けることは難しい。そのため、教師が学習者やコース参加者に運動の正しい「服用量」を感じさせることが重要である。過剰なトレーニングは、軽度の外傷的関節炎を意味する関節の炎症につながるが、それは初期に弛緩肢位で休ませ保護し、疼痛を伴わない運動をすることによって、通常1日から3日で消失する。

関節は非常に注意深く検査されなければならない。前述の洗濯物の例に照らすと、古いジーンズを洗濯後に伸ばすのではなく、どちらかというと高級なウールのセーターを丁寧に扱うようにしなければならない。

メ モ
運動検査の視点

視 点	内 容
量	● 回旋・並進運動の可動域
エンドフィールを用いた質	● 自動運動実行のやり方 ● 運動の開始から第一停止までの質 ● エンドフィール（第一停止から最終停止まで）の量と質
症 状	● 症状の現状 ● 症状局在診断

7 マニュアルセラピーの臨床思考モデル

　疼痛生理学とバイオメカニクスを基礎とした疼痛と機能障害の相関関係について論じる、MTの検査における生物心理社会思考モデルに対し、MTにおける臨床思考モデルは、疼痛のような症状の治療と、それに関係する機能障害の治療を区別する。

7.1 症状としての疼痛の治療

　おそらく最も多い症状である疼痛に対しては、多様な方法で取り組むことができる。末梢神経系と中枢神経系における疼痛発生の経過を区別できるように、教授法においても神経系の異なるレベルでの治療可能性を考察することは意義がある。

7.1.1 末梢性疼痛の治療

　末梢レベルにおいて、有害な求心性は低下され、受容器の興奮は緩和され、生理学的治癒は阻害されず行われ、組織の負荷能力も促進されなければならない。末梢レベルにおける疼痛緩和の可能性は多岐にわたる。セラピストは患者の個々の反応に応じて、何が最適であるか決定しなければならない。

　特に**急性疼痛**においては、**有害な求心性の緩和**が重要な目標となる。そのために原因をできるだけ除去しなくてはならない。すでに紹介した疼痛発生の思考モデルにおいて、理学療法士は高まった組織の緊張を減少させなくてはならない。低可動においては短縮した組織を伸ばし、運動最終域でより少ない緊張を示すようにする。過可動においては、それとは反対に運動をコントロールすることで、最大運動最終域を避けるよう患者は学ばなければならない。

　一般的な疼痛緩和は、受容器の興奮を減少させることで到達できる。これも様々なやり方がある（Schomacher 2001a, b）。**血液供給の上昇**は侵害受容器を刺激する炎症介在物質を外へ洗い流す。**冷却**はP物質のような生物化学的な疼痛介在物質を妨げ、末梢受容体を減感化し、脊髄の侵害受容器の求心性をシャットダウンする（Zusman and Moog-Egan 2003）。血管収縮作用から、スポーツ外傷における過剰な炎症反応の際に、古典的な応急処置として冷却が行われる。しかし長時間にわたって冷やすことは組織温度を低下させ、代謝速度を減少させ治癒過程にとって好ましくない（Wolf 2005）。

　熱、電気治療、振動、オシレーションは受容器の興奮に対して似たような緩和作用を持つ。侵害受容求心性は交換神経系の遠心路にも影響される（Jänig 2003）。不確かなのは、交換神経系過活動または感覚系と侵害受容器系の変化した感受性がアドレナリンとノルアドレナリンに影響を与えるかどうかということである（Thaker and Gifford 2002）。結合組織マッサージのようないくつかの理学療法的糸口は、複合性局所疼痛症候群（CRPS）のような交感神経系に影響を与える病像において**交感神経系の調節**を目的とする。MTは、特に交感神経系を阻害することがある胸椎領域における機能障害を探る。

7.1.2 疼痛治療と治癒

　急性外傷において、**治癒のスムーズな進行**が重要である。ここでは理学療法士は、患者に情報を与えながら治療段階に適切な運動の可能性と運動量の指示を与える（表7.1）。

　治癒後、特に慢性疼痛時において、また予防のためにも患者は体系的なトレーニングを通して組織の負荷能力を

表7.1 治癒段階と運動指示

期間	段階	組織反応	運動指示
およそ5日目まで	**炎症期** Ⅰ．血管期 Ⅱ．細胞期	● 血管の破裂 ● 白血球、マクロファージの働き ● 繊維芽細胞のような細胞の遊走	損傷箇所に 緊張を与えない
およそ5日目から 21日目まで	**増殖期**	● 細胞や繊維が増殖 － マトリックスが生産される （繊維芽細胞の働き↑）	緊張をもたらさない 注意深い運動の開始
およそ21日目から 60日目まで	**成熟期**	－ 基質の生産↑ － コラーゲン線維が太くなる － タイプⅢからタイプⅠへの変換	運動最終域で緊張を 次第に増やすことを開始
およそ60日目から 360日目まで	**リモデリング期**	－ 繊維芽細胞数の減少 － コラーゲンタイプⅢから 　タイプⅠへのさらなる変換 － 線維の整列	最終域での運動と負荷を増す （組織緊張↑）

表：組織反応と相応する運動指示による治癒段階（de Morree 2001, van den Berg 1999, Schomacher 2005b）。
第三段階と第四段階は臨床で区別することが困難なことから、まとめて**再構成期**と言われることも多い。

高めなければならない（p.47参照）。それを通して組織は抵抗力を高め、微小外傷や大きな外傷による過負荷の危険にさらされることが少なくなる。

7.1.3 中枢性疼痛の治療

中枢レベルでは、慢性疼痛発生の元となる**中枢神経系の感作**を防ぐことが原則である。適した治療は、痛覚を減少させる、または避けて、組織を負担可能にするだけではなく、中枢神経系の疼痛抑制メカニズムを活発にしなければならない。これは、脊髄レベルに対しては**門制御理論（Gate-Control-System）**で、脳幹では**下行性抑制系**を通して、そして上位中枢における**疼痛克服戦略**によって侵害受容器に影響を与えることができる。その際、カウンター・イリテーション法のようなわずかな例外を除いて、痛みを伴わない治療というのが一般的な治療原則である。

■ 門制御理論（Gate-Control-System）

脊髄レベルにおいてゲート・コントロール・システムが機能する（図7.1）。その際、機械受容器におけるような太い直径の活発化したAβ線維が、中枢制御のもと膠様質を介して、興奮性の細い直径のAδ線維とC線維（侵害受容器）からT細胞（transmission cell）へのインパルス伝達を脊髄後角で抑制する（Melzack and Wall 1965 and 1996）。

特に膠様質における興奮性・抑制性インターニューロンが重要な意味を持つ。抑制性機械的Aβ求心性が刺激されると、T細胞の抑制が続く。もしその代わりに興奮性侵害的または機械的求心性が刺激されると、T細胞の興奮が生じる。興奮性および抑制性インターニューロンの空間での分離は、Aβ求心性の異なる作用を説明する。受容野の中心にあるAβ求心性線維はT細胞を興奮させ、受容野の周辺にあるAβ求心性線維はT細胞を抑制する（Melzack and Wall 1996）。これは、なぜ機械刺激が疼痛を緩和また強めることができるのかを説明する。

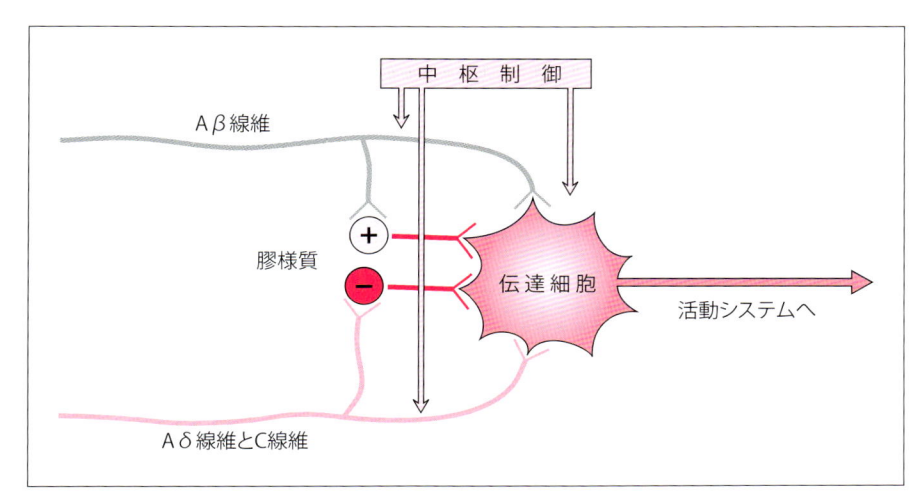

図7.1　門制御理論 (Gate-Control-System) (Melzack and Wall 1965 and 1996による)

■ 下行性抑制系

脊髄と中脳における網様体と中脳水道周囲灰白質には**下行性抑制系**の中枢が存在する。これは脊髄レベルにおける身体独自の鎮静剤を用いてプレシナプス抑制を作用させる。

この抑制メカニズムは「広汎性侵害抑制調節（DNIC）」のような様々なシステムにおいて適用される。ここでは、訴えられる疼痛を、本来損傷を起こしている箇所から離れた箇所に「臨床的疼痛刺激」を与えることを通して抑制するものである。この際、根本となるのが、臨床的疼痛刺激の「生物学的支配」である。脳は、現時点で生き延びるために何を意識して知覚し、何を生存のためには重要でないと抑圧するのか決定する（Zusman and Moog-Egan 2003）。臨床的疼痛刺激は鍼でソフトに刺す場合や、「カウンター・イリテーション」のような疼痛刺激を発生させる場合もある。このカウンター・イリテーションでは、疼痛の生じていない範囲に疼痛刺激を与えることによって、本来の疼痛を緩和に導くものである（Zusman and Moog-Egan 1996）。注意すべきは、「臨床的疼痛刺激」が中枢神経系を再び感作させないようにすることである。それは制御が可能なまま維持されなくてはならず、刺激の終了後は再び消失しなければならない。

■ 疼痛克服戦略

疼痛の知覚と処理に影響を与えるための臨床方法は数多くある。転倒した小児の疼痛は、母親が抱きしめアイスクリームを買うと約束すると、すぐに消失することがある。成人の治療におけるこの**感情情緒体験**はより困難なものとなる。疼痛治療における認知性、行動性、操作性、そして他の心理学的手法は確固たるものとなっている（Huber and Winter 2006）。これは**プラセボ効果の導入**（Weiß 2003b）や**ノセボ効果の回避**（Rölli 2003）にも有効である。

疼痛の性質と影響の可能性を解明することは、PTとMTにおいてよく用いられる治療方法である。疼痛を克服するための詳細な戦略は、心理医学に精通したリーダーシップを必要とする。

■ まとめ

疼痛治療の多様な可能性について、PTとMTに基本的な相違は存在しない。可能性をここにまとめておく。

> **メモ**
> **末梢レベルにおける疼痛治療：**
> - 有害求心性の低下（損傷原因の除去）
> - 振動、振り子運動、マッサージ、温治療、電気治療などを通して受容器の興奮を低下
> - 治癒のスムーズな進行（栄養↑、イモビリゼーション→運動の配分）
> - 疼痛を生じさせる微小外傷や大きな外傷の過負荷を避けるため、組織の負荷能力を高める
>
> **中枢神経系レベルの疼痛治療：**
> - 中枢性感作の回避
> - 抑制↑：
>   - 門制御理論（Gate-Control-System）
>   - 下行性抑制系
> - 疼痛克服戦略

7.2 機能障害の治療

疼痛の治療の他に、疼痛または症状と相関関係にある機能障害も治療できる、またされるべきである。これはMTの観点からは低可動・過可動、また萎縮、腫れ、浮腫のような**組織の変化**の意味において**可動性の変化**とみなされる。

徴候性疼痛治療とは反対に、機能障害の治療を**因果性**と捉えることも可能である。しかし、日常の理学療法診察において、疼痛原因の正確な立証は不可能なことが多い。

実際、理学療法士が疼痛の原因となる構造を見つけ治療することは容易ではなく、構造に特化したテクニックも広範囲に欠けている。そのため、例えば背中下部の疼痛が椎間板から、または関節突起間関節から生じているのか見つけることは困難から不可能といえる。構造に特化した治療テクニックの効果を試すために、**尺度としての疼痛**がよく用いられる。実際は、疼痛への作用が証明されたのみで、どのようにしてその状態になるのかは不明確なままである。

実践的な面からは、セラピストは機能障害とどの組織の種類が最も関係しているのかを見極めなければならない。これは関節性、神経性、筋性、またはその他の浮腫や組織萎縮のような症状のための治療的テクニックを選択するのに役立つ。

困難になるのは、理学療法士が機能障害を「正常からの逸脱」と捉え、治療する場合である。ヒトは解剖学的多様性のために、生理的可動域では珍しい可動域を有することがある。文献は通常「平均的解剖学」を紹介するので、検査所見の解釈には役立つが、直接的に正しいというわけではない。臨床所見と解剖学的知識が適合しない場合は、関節メカニズムが再度検査されなくてはならない。解剖学的バリエーションと異常な可動性を区別する際に、特にエンドフィールが役立つ（Kaltenborn 2005）。もし生理的エンドフィールを呈しており、それが平均的な解剖学から逸脱していても、患者の可動域は正常で治療を必要としない。

> **メモ**
> MTにとって決定的なのは**症状と機能障害の相関関係**である。この関係性は、治療決定を助ける事象として理解される。症状と機能障害の因果関連性は推測することはできても、日常の診療で証明されることは少ない。

8 マニュアルセラピーの効果

生理学の視点からは、有機体に対する全ての運動と徒手治療テクニックは刺激を意味する。それを通して発生する活動電位は中枢神経系に伝達され、処理され、回答として遠心性活動を形成する。これは有機体において刺激への反応を生み出す。

有機体内で刺激処理において何が起こっているのか、多岐にわたる解明モデルがある。それは生理学、神経学、病理学のような基礎学に優勢的に関係する。患者におけるこれら過程について理学療法士は深く掘り下げず、それよりは異なるレベルで生じる遠心性活動を通して発生した効果に着目する。

- 特に疼痛などの症状が緩和される
- 可動域が拡大し、筋肉は緩和または強化し、運動抵抗が減少する
- 神経学的によりよい協調が生じ、発汗反応や皮膚の色などの自律神経反応が正常化される
- 心理社会学的レベルにおいて患者の経験が変化する

これら4つの効果メカニズムについて簡潔に説明する。

8.1 症状、特に疼痛への効果

一般的なPTにおける疼痛を調節するメカニズムによる措置の複合的効果は、すでに紹介した（p.35参照）。MTにおける他動関節モビリゼーションが、中枢神経系における疼痛緩和システムを刺激するというエビデンスも増加している（Nijs and van Houdenbove 2009; Schmidら2008）。これは、なぜ異なる運動テクニックが類似した疼痛緩和を導くのかを説明する（Paatelmaら2008; Powersら2008）。

8.2 機構レベルへの効果

疼痛発生の思考モデルに応じて、機構的視点から、疼痛や症状と関係する組織緊張の増加を減少または避けることが重要である。これは関節・筋肉・神経組織の伸張**モビリゼーション**を通して発生し、**可動域制限**によって達成することができる。

8.2.1 短縮した組織構造の伸張モビリゼーション

もし組織が「短縮」し、通常の日常的な運動の際に緊張すると、病理学的メカニクス（p.8参照）に応じて疼痛を引き起こすことがある。その場合、結合組織、筋肉組織、神経組織が運動を制限する。その反対に組織が「伸びて」いると、運動最終域で緊張が少なく、症状が少なくなる。

萎縮した結合組織の「伸張」は、相応した生理学的・生物学的反応を引き起こす伸張刺激を通して生じさせる。この伸張の生物学的視点については、後に個々の治療の中で説明する（p.53参照）。

結合組織構造は周辺との**癒合**や**癒着**によって可動性を制限されていることがある。例えば術後の傷形成の際などに起こる。その場合、最終域での運動を繰り返すことによってこの結合を解くことが指示される。

「短縮した」筋肉において、**筋伸張**は運動可動域の増加のための伸張許容範囲の上昇を通して導かれる（Zahnd 2005）。損傷予防や筋緊張と、短縮の減少といった他の効果には異論がある（Zahnd 2005; Kräutler 2003）。解剖学的に短縮した筋肉を伸ばすために、伸長がどのくらい持続されなければならないのかは不明確である。それは15秒（Wilkinson 1992）から2分程度、もしくはさらに長く（Evjenth and Hamberg 1984）と多岐にわたる。

また**ニューロンシステム**も、周辺の組織に対して可動域

制限を示すことがある。病理学的メカニズムは、椎間板ヘルニアのような圧力や、神経周辺の術後におけるニューロン組織の癒着を呈す。治療は原因によって決定され、圧力の場合はすぐに取り除かれなければならない。神経と周辺組織の癒着の場合は、神経構造のモビリゼーションが示されるが、それ自体を大きく伸ばさないよう注意する（Cppieters and Butler 2008）。

傷や大きな**リンパ浮腫**のような運動制限の他の原因についても考えなければならない。これは理学療法的に検査され、MTがそのための独自のテクニックを有していなくても治療される。

8.2.2　運動制限、運動制御、安定化

安定化または運動制御を通して、可動域制限のある構造への緊張ピークや長期にわたる緊張は回避されなければならない。これは、運動が十分に制御されないと生じる可能性があり、回旋運動可動域が過剰な関節に当てはまる。例として、反張膝や伸展時に過可動となる腰椎下部がある。典型的な「姿勢コントロール」と制御された運動を通して、患者は自ら最大最終域を避けなければならない。

生理的な運動可動域を安定させるシステムは、**三つの要素の相互作用**（Panjabi 1992）から成り立つ。
- 靭帯、関節包、椎間板のような他動的構造
- 収縮する筋肉のような自動的構造
- 神経系を操作する構造

MTは患者におけるこのシステムの要素を分析し、その結果から治療を導く（p.46参照）。

8.3　神経レベルへの効果

神経系は情報を受け入れ、処理し反応するという役目を持つ。そのための条件は、神経系におけるスムーズな化学物質輸送である（Butler 1995）。神経系は身体の全ての組織に網状に広がっているので（関節軟骨を除く）、構造的負荷が存在する。神経系の阻害はインパルス伝達、化学組織輸送、構造的負荷能力に影響するかもしれない。それに応じて神経系への運動治療の効果も複雑になる。

不確かなのは、どのように疼痛からめまい、そしてCRPSまでの**自律神経症状**が、神経系の過敏感によって影響を受けるのかということである。正常または機能障害のある関節の運動による、外的または機構的影響は、自律神経系が過剰に反応する引き金と言われる。経験から、また解剖学的考察から、C0-C1とC2-C3の髄節は、疼痛、吐き気、めまいといった不調と関連していると思われる（Huber and Winter 2006; Biedermann 1997 and 2000; Cramer 1994）。

胸椎の機能障害も同様に自律神経症状と関連している。これは、**C8/T1からL2/L3までの脊髄における交感性の起始核**と胸椎の侵害求心性神経の解剖学的距離が解明する。この機能障害の治療は、自律神経失調において価値のある問題治療である（Slater 2000）。

8.4　心理社会文化および経済レベルへの効果

他の臨床介入と同様、MTも患者の心理、そして患者のおかれた社会的、文化的、経済的状況への多様な作用を持つ。ポジティブに働くことの多いプラセボ効果（Weiß 2003b）、そしてネガティブに働くノセボ効果（Rölli 2003）も含まれるこれらの基本部分は、治療の成功に決定的な意義を持つ。ここではMTの考え方はPTのものと完全に一致する。この領域においては詳細には立ち入らないが、決してこの観点の意義を軽んじてはならない。

8.5 治療テクニックの個別性

MTの典型的な特徴は治療テクニックの個別性である。関節をどのように個別に動かすことができるのか、また動かすべきなのかということについては不明確な点も存在する（Schomacher 2008）。

運動の個別性はどちらかというと自動よりは他動で可能である。それは例えば指節間関節のような四肢関節で明らかである。しかし、周辺の他の関節がいつ一緒に動き始めるのか判断するのは難しい。例えば、腰の運動において、何度から腰椎の共同運動が始まるのか、肩関節の運動はいつ肩鎖関節に引き継がれるのか、考えなければならない。特に不確かなのは、脊柱におけるモビリゼーションの個別性である。いくつかの研究（Schomacher and Learman 2010）において、例えば棘状突起を押すことを通して前後方向のモビリゼーションを行うと、腰椎または頸椎の前弯が増加するが、髄節において選択的運動は存在しない（Schomacher 2008b）ことが示されている。

どの程度運動治療が個別であるべきかという問いに対し、頸椎を例にとると、症状を変化させる髄節から離れた箇所での運動治療も疼痛を緩和させる作用があることが、研究結果で示されている（Kraussら 2008; Clelandら 2005 and 2007; Haasら 2003）。

> **メモ**
> Kaltenbornによると、疼痛緩和のための治療テクニックの個別性は必要ない（Schomacher 2005c）。しかし、もし機能障害が症状と関連し、検査・治療されなければならないのであれば、Kaltenbornに2007年に個人的に聞いた話ではあるが、関節のための個別テクニックを用いる。

それに従って、疼痛緩和を求める患者はおそらく一般的なテクニックによって助けられるだろう。MTの個別性、つまり個々の関節または脊柱髄節を動かすことは、治りにくい機能障害を有す一部の患者において必要とされる。これには、多くのトレーニングと機能的解剖学の正確なイメージによって獲得することのできる徒手の器用性が多く必要とされる。

多くの理学療法士は個別運動を試す場合、最初は完全には達成できないだろう。それでもなお関節範囲を強調して動かすと、一般的技術よりもより良く多くの患者を助けることができる。MTにおいて、テクニックの個別性は、一般的なものから半個別、そして個別テクニックへの上昇するピラミッドの形をとる（図8.1）。

- **個別テクニック**（特に他動で）個々の関節または脊柱髄節のモビリゼーションまたはマニピュレーションを目指す。少数の患者のみ必要とする。
- **半個別テクニック** 一つの関節エリアまたは脊柱髄節エリアに強調される自動トレーニングや他動モビリゼーション。多くの患者が、一般的テクニックよりもより狙いを定めて助けられる。
- **一般的テクニック** 運動、マッサージ、機能マッサージなど。全ての患者に効果がある。

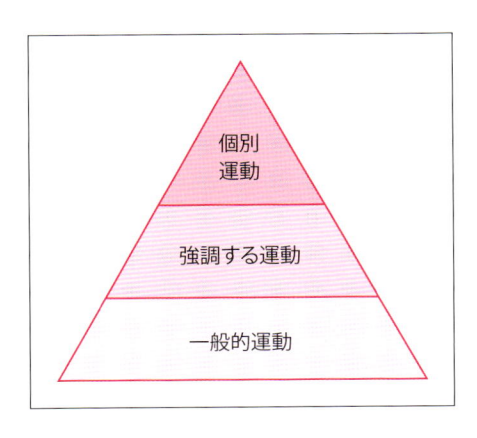

図8.1 テクニックの個別性のピラミッド

8.6 まとめ

MTは、疼痛を処理するシステムにおける様々なメカニズムに多様な方法で作用し、また神経システムを含む運動器官のメカニズムに生物医学的レベルで作用する。さらにMTは、患者の疾患体験に対する心理・社会・文化的、そして経済的レベルにおける根本的な影響も考慮する。

次の表はMTの臨床思考モデルを示す。これはPTで優勢である生物心理社会モデル内で展開される。

表8.1　MTにおける臨床思考モデルの一覧

疾患モデル		
生 物 的		心理社会的
機構モデル	神経系モデル	心理・社会・文化・経済的モデル
運動・組織変化の症状と「身体機能不全」が**関連**している。そこには神経系も含まれる。	疼痛を調節するシステムおよび自律神経系の**感作**が症状に影響を与える。	この分野からの影響は不調の体験と状況を形成する。
治療： ● 身体機能不全の緩和または除去	治療： ● 侵害受容器求心性の減少（＝身体機能不全の治療） ● 鎮痛システムの刺激 ● 脱感作の推進	治療： ● 情報：説明 ● インストラクション：効果的な自己治療の説明、自己治療の効果を信じるよう促進する ● さらなる措置
個別運動テクニックは阻害された可動性のいくつかにとっては意義がある(低可動または過可動の関節の遊びとの機能障害)。	個別運動テクニックはおそらく必要ではない(例外は身体機能不全)。	個別運動は必要ではない。

メ モ

生物医学的レベルにおける治療：

症 状

疼痛生理学に基づく疼痛治療の多様な可能性

運動器官の構造：

病態メカニズム：組織の緊張が高まることが、疼痛のような症状と相関関係にある。

治癒的効果：次の事項によって緊張が減少する。
- 伸張モビリゼーションによって組織を伸ばす
- 運動制御と安定化を通して運動最終域を避ける

これは神経系の構造にも有効である：

病理メカニズム：圧迫、また周辺組織や組織の炎症によって「癒着」が生じ、神経の可動域が制限される。

治癒的効果：
- 圧力の除去＝軽減
- 「癒着」の解消＝神経組織を緊張させることなく運動を反復する
- 炎症に影響を与える＝緊張を避ける、または許容される緊張に適応するよう努める

心理社会文化・経済的レベルにおける治療：

この視点に関し、MTは留意している。

この点に関し、PTとの相違点はない。

9　6つの治療カテゴリー

体系化された検査の結果として、症状と関連する身体機能不全、または影響を与える他の要因の記述を得る。これは生物心理社会モデルを基礎とする理学療法診断を形成する。

ICFの心理社会レベルにおいて、患者の問題と日常活動、また個人的・環境要因を含む社会的職業生活への参加の相互関係について診断する。この視点は患者の疼痛体験において重要であることが多い。この範囲における影響力の行使に関し、MTはPTと相違しない。患者との丁寧な会話から、理解を示し体系的に計画されたアドバイスまで、可能性は多岐にわたる。これが十分でない時は、医療チームとの共同作業が必要である。

治療の目標は検査中に患者とともに形作られなければならない。常に患者の要望がセラピストの考えと一致するわけではない。諦めた患者を励ますよう働くこともあるが、生活の質に対する患者独自の見解も尊重されなければならない（Kool 2004）。

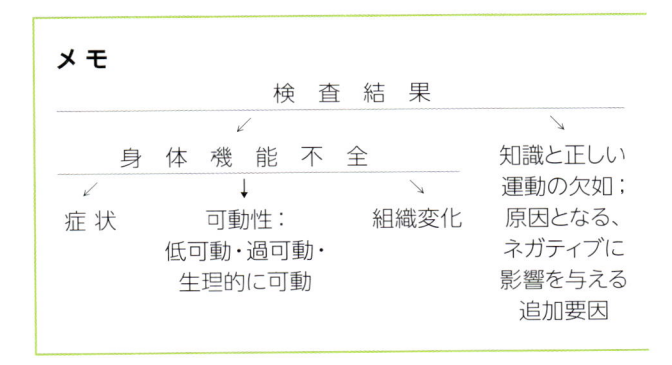

治療はそれに応じて次のポイントを考慮した6つのカテゴリーに分けられる。
- 疼痛のような症状の緩和
- 組織変化を伴う可動域制限（＝低可動）
- 可動性の維持
- 組織変化を伴う過剰可動性（＝過可動）
- 組織変化
- 知識と正しい運動の欠如、および原因となり影響を与えることもある追加要因

治療は後に挙げる措置を含み、それは該当する構造にも依拠する。検査と同様ここにおいても、必ずしも多ければ多いほど役立つとは限らないというルールが当てはまる。反対に、治療措置を目的に沿って用いるごとに、その効果もコントロールされなくてはならない。このコントロールテストを通して、症状の発展の変化に合わせて治療テクニックを適応させることができる。そして治療は目標を定めたまま、過剰な、または不利となる措置を避けることができる。

次に6つの治療カテゴリーを詳細に説明する。

メモ

検査結果
- 身体機能不全
  - 症状
  - 可動性：低可動・過可動・生理的に可動
  - 組織変化
- 知識と正しい運動の欠如；原因となる、ネガティブに影響を与える追加要因

9.1　症状緩和措置

疼痛緩和のための理学療法的可能性（p.35参照）と同じく、テクニックも多岐にわたる。どのテクニックが最も効果的なのか明らかではない。テクニックの選択と適用部位よりも、適応と配分の方が重要と考える。ここでの適応とは、疼痛を緩和させるのに一時的に弛緩肢位を勧める（Kaltenborn 2005）のか、疼痛緩和のための反復運動を勧める（Kaltenborn 2005）のか、その決定を意味している。選択肢として、機能障害の治療が優先されることがある。配分は集中性に関係し、どれくらいの期間、どのくらい強く、どの程度の頻度で疼痛緩和治療を行うのかということを意味する。

症状緩和措置の成功は、日々の診療においてヴィジュアル・アナログ・スケール（VAS）のような測定ツールで確認可能である。しかし、症状緩和が何を由来とするのか不明なこともよくある。治療をしない自然な経過で緩和が導かれることもある。

セラピストは最終的に、不調と関連する機能障害を検査し、長期にわたる効果を発揮する治療の出発点として、患者が満足するための症状緩和に取り組むことに関心を持つ。

MTにおける症状緩和の特徴として、一時的な弛緩肢位と疼痛緩和運動がある（Kaltenborn 2005）。

> **メモ**
> **症状緩和措置**
> A：イモビリゼーション：
> 一般的：ベッドで安静にするなど
> 局所的：コルセット、テーピング、ギプス、インソール、バンテージ、ベルトなど
> B：一般的な症状緩和措置：
> 　　a. 温感療法
> 　　b. 水療法
> 　　c. 電気療法
> C：個別の症状緩和措置：
> 　　a. 事前に骨に直線並進セパレーションを施した関節における、グレードⅠ・Ⅱの間欠的な牽引
> 　　b. 振動、オシレーション
> 　　c. 膝を揺らすようなリズミカルな運動
> 　　d. リズミカルな運動とマッサージを組み合わせた機能マッサージ

9.2　可動性を促進させる措置

検査によって、モビリゼーションを施すべきか、可動性を維持すべきか、運動をより制御または安定させなければならないのかが示される。

運動可動域制限の治療は、関節、筋肉、神経といった原因によって決まる。火傷による皮膚の傷や浮腫といった他の症状に対しては、典型的なPTの治療ではないためここでは扱わない。

運動可動域制限を、唯一無二の原因として結合組織の短縮とすることは臨床的に困難である。疼痛や他の症状、そして特に運動機能の使用の欠如は、主観的な「硬い」という感覚と作用することが多い。そのため患者は可動域制限を認めると、硬いという感覚のため保護することに集中し、通常のように動かなくなる。診療においては、まずセラピストや吊りベルトのような補装具の助けを借りて、または助けなしで、患者が忍耐強く何度も運動を反復しなければならないことを意味する（Schomacher 2001）。

9.2.1　関節による運動可動域制限の治療

関節による運動可動域制限を牽引と滑りを用いて治療することは、歴史的にも現代においてもMTの特徴的な核となる要素である。この直線的・並進的に行われる運動は、回旋モビリゼーションで生じることのある関節面の瞬間的な圧迫を避けなければならない（Kaltenborn 2005）。

関節周囲の結合組織の伸張を達するために、セラピストは運動を十分な時間、また第一運動停止を超えてグレードⅢにおいて実施しなければならない。他動モビリゼーション・マニピュレーションは自動運動によって常に補完されなければならない。これは、例えば学術的研究を通して頸椎において証明された。単独のモビリゼーションがプラセボ効果のみ示す（Gross, Hovingら 2004；Grossら 2002a）のに対し、他動運動を自己トレーニングと組み合わせると症状の改善がみられた（Kayら 2005；Grossら 2002b）。そのため、自己トレーニングはMTの確固たる構成要素の一つであり、これは運動システム全体に適用される。

圧迫は、徒手治療において治療として扱われない。これは、もし関節圧迫テストにおいて徴候を示す場合に特に当てはまる（Kaltenborn 2005）。圧迫は、骨と軟骨にとっ

て組織を持続させる刺激ではあるが、セラピストはこの組織の性質に触れることも測定することもできない。そのため、徒手療法においてこの組織に対する作用をコントロールすることは臨床的に不可能である。

患者が通常の負荷能力を再び獲得するまで、自動トレーニングの間、生理的運動を通して栄養刺激の意味における圧迫は次第に高められる。ここでもまたコントロールテストの欠如という臨床的問題が存在するが、患者によるゆっくりと上昇する自動運動による組織損傷のリスクは、セラピストによる徒手の他動運動よりはおそらく少ない。

一部の理学療法士は関節治療として圧迫を行い、その効果を疼痛または疼痛を原因とした可動域制限で測定する（例としてvan den Berg 2001）。そのため、疼痛緩和治療のための多くのテクニックの一つとして圧迫を用いる。組織を変化させる効果に関する逆推論は、ここでは憶測となる。

9.2.2　筋肉による運動可動域制限の治療

筋肉は緊張、または解剖学的に短縮しているかもしれない。それに応じて弛緩させる、または伸張させる措置が示される。MTにとって特徴的なのは、緩めるための牽引モビリゼーションと、個別的筋伸張法による運動の反復である。

反復運動とマッサージを組み合わせた機能的マッサージの場合、セラピストは線維に沿って平行に筋肉を押し、同時に伸ばす（Zahnd and Mühlemann 1998）。

緩めるための牽引モビリゼーションにおいて、セラピストはゆっくりと牽引し、いわゆる移行ゾーンといわれるグレードIIの最後まで繰り返す（Kaltenborn 2005）。どちらかというと反射によって弛緩するよう作用する。

個別的筋伸張法においては、三段階における方式（Evjenth and Hamberg 1984）が推奨される。

- 患者は伸張すべき筋肉を静止させ、疼痛のない状態で緊張させる。それを通して筋肉は疲労し、その後、患者がより緩め、それを明らかに感じられるようにする。緊張は最大可動域の前に開始され、何度も繰り返されるが、弛緩の間に運動最終域に段階的に近づく。
- 患者はできるだけ最大に弛緩し、筋肉の最大の伸張を本来の伸びとして作用させる。伸張時間は12秒から18秒まで（Wilkinson 1992）、または2分間まで、あるいはさらに長く（Evjenth and Hamberg 1984）設定されている。
- 患者は主動筋の伸張を通して獲得した、拡大した運動可動域を使うために、伸張すべき筋肉の拮抗筋を何度も活発化させる。拮抗筋の活発化は、トレーニングを通して目標を定めて行うことができる。

この三段階はセラピストによるストレッチと同様、セルフストレッチにも有効である。成功の維持のために、患者は定期的にセルフストレッチを実行しなければならない（Evjenth and Hamberg 1990）。

9.2.3　神経による運動可動域制限の治療

ほぼ全ての組織に通っている神経構造の回路は、この組織の運動に適応しなければならない。すでに述べたように、圧迫または「癒着」によって神経可動性を阻害されることがある。

圧迫は神経システムにとって灌流不足を招き、それは神経系においてすぐに「生命を脅かす」ことを意味する酸素不足が生じるので、患者の症状に神経構造が関わっていると疑われる場合には、まずこの可能性を検査し、場合によっては圧迫の除去治療を行わなければならない（Shacklock and Studer 2007）。

神経組織と周辺組織の間の**癒着**において、神経構造の可動性を改善するために、周辺組織に対する反復運動を試みることができる。良好な場合には、この**「スライダー・テクニック」**といわれる運動を通して癒着が解ける。実際、もし神経構造が遠位に動かされると、近位部が弛緩し、また逆のことが生じる（Konradら2008）。神経構造の緊張は引き続き避けられる（Coppieters and Butler 2008）。

もし圧迫および神経システムの「癒着」が症状と関連していなければ、神経系の**過敏感**の方向が考えられる。それに応じた疼痛生理学の病態メカニズム、つまり末梢性および中枢性神経疼痛メカニズムと疾患を引き起こす痛覚過敏についてはすでに述べた（p.8参照）。

炎症した関節突起間関節のような、脊髄神経近辺の炎症経過においては、神経の結合組織も機構的荷重に対して疼痛を伴って反応してしまうかもしれない。放出された炎症メディエーターは、神経または結合組織を感作化させるかもしれない。組織内の神経を何度も緊張させずに動かす（「スライダー・テクニック」）ことを忍耐強く行うことは、

血行を高め、炎症物質を「洗浄」する。

　これが症状を十分に緩和しない場合、緊張耐性を高めるために、神経緊張を累進的に高めさせることができる。そこでは、わずかな緊張感覚が生じるまで神経の長さに沿って近位と遠位に同時に動かされる（Halleら 1998）。この緊張させる運動は「緊張テクニック」とも言われる。

> **メモ**
> **可動性を促進させる措置**
> A：関節モビリゼーション
>   a.（現在の）弛緩肢位において、一つの関節または運動髄節を、牽引と滑りを用いて関節モビリゼーションを施す
>   b. 弛緩肢位外の関節モビリゼーション
>   c. 速度の速いインパルスによる並進モビリゼーション把持：「高速度低振幅のスラスト（high velocity thrust of small amplitude）」（理学療法士のためのOMT措置として1978年にIFOMPTから世界理学療法連盟へ承認）
> B：軟部組織モビリゼーション
>   a. マッサージ：機能マッサージ、摩擦マッサージなど
>   b. 筋肉の活発的弛緩（PNFの「hold relax」テクニックの利用、等尺性収縮後の筋伸張法、相反弛緩、拮抗筋の動的活動など）
>   c. 短縮した筋肉（結合組織構造）の他動ストレッチ
> C：神経組織（硬膜、神経根と神経）のモビリゼーション
> 注意
> 1. 圧力を除去
> 2. 反復した緊張を生じさせない運動
> 3. 注意深く神経緊張を高める
> D：軟部組織と関節の可動性促進と持続へのトレーニング

9.3　可動性を持続させる措置

　年齢、疾患、その他の状況を理由に通常のように動けなくなると、可動性を失うリスクがある。可動性の持続には定期的、つまりすべての関節の全体的可動域を日常的に動かすことが必要となる。そのためには、自ら実施できる回旋運動が最も適している。

> **メモ**
> **可動性を持続させる措置**
> A：自動・他動運動による自己トレーニング
> B：「可動性を促進する措置」の全てのテクニックが可能である

9.4　可動性を減少させる措置

　すでに述べたように、関節の安定性は受動的要素（結合組織・関節構造）、活発な筋肉、操作する神経から成る三つのシステムによって保証される（p.40参照）。

9.4.1　受動的安定性

　緩んだ結合組織、関節を安定させる組織に対し、理学療法士は直接強化、または短縮させるよう作用できない。これら受動的構造は、外部補装具によって保護することができる。例えば不安定な足部アーチへのインソールや、過可

表9.1 受動的安定性の適応と萎縮性へのリスクに対する論拠

適 応	萎縮性へのリスクに対する論拠
試験的治療	● 分から時間単位までの時間制限
痛覚脱失	● 疼痛は筋収縮を妨げ、それによってトレーニングの効果を減少させる ● 受動的支持を用いると、疼痛を減少させトレーニングを改善させる ● 例えばベルトを使った腰椎トレーニングは、屈曲、疼痛、機能能力における可動性に関し、ベルトを使わない場合よりもより良い結果を示す(Dalichau and Scheele 2004)。
運動学習	● 受動的安定性は、患者が「理想姿勢」を失うと、フィードバックとして筋感覚の反応を与える
予 防	● 高い負荷(住居引越しなど)において、補装具(ベルトなど)を使用することは安定性の保護とより良いトレーニング効果を与える

動な腰椎に対する腰椎ベルト、またコントロールが難しい距骨関節へのテーピングなどがある。

適応が留意され(表9.1)、時間が制限され、萎縮性の危険性が生じなければ、受動的安定性の結果として筋肉が弱化するという不安は正しいものではない(Schomacher 2001; Schomacher 2005d)。

もちろん患者による、受動的安定性を通して活発な神経筋コントロールを完全に、継続的に補うことを望む試みもある。この試みはセラピストが説明を通して対処する。

9.4.2 能動的安定性

安定システムの能動的かつ調節する要素について、セラピストは**神経筋トレーニング**を用いて治療することができる。トレーニングの種類は、ここでは意味を有さないように見える(Heymann 2002)。古典的なトレーニング原則に基づく強化トレーニングを選択するのか、またはより筋活発化、協調、運動コントロールに向けたプログラムを決定するか、セラピストはまず患者のやる気に合わせて選択する。

MTにおける自動トレーニングは、1960年代にKaltenbornを中心としたスカンジナビアの理学療法士グループによって作られた。彼らは長年にわたって、トレーニング機器を用いる場合と用いない場合にも行える安定化とコントロールされた運動への様々なテクニックを開発した。

> **メモ**
> 全ての能動的措置にも言えることは、患者のやる気が成功にかかっているということである(Richardsonら 1999)。生物医学的効果の他に、ここでは心理社会的作用にも留意する必要がある。トレーニングプログラムに参加すること自体がポジティブに作用する(Gibbons and Comerford 2002)。

■ 静的安定化トレーニング

静的安定化トレーニングにおいて、セラピストはまず関節または髄節を、関節の遊びの運動によるインパルスで刺激し、患者にこれを阻止するよう指示する(Schomacher 2001)。関節の遊びに応じて、軸性運動・圧力抵抗、また滑りの抵抗とすることが可能である。また、(できるだけ)個別の回旋運動も用いることができる。その他の可能性として、抵抗の強さや開始肢位の変化で多様化させることができる。さらに、短い、または長い梃子を通して静的または動的抵抗をもたらすバリエーションもある。

■ 動的運動制御

動的運動制御は通常他動運動から開始され、それはセラピストによって患者に「運動感覚」を認識させる(Schomacher 2001)。続いて、患者は運動を補足的に共同で行い、最後には一人で実行し、抵抗に対抗して動くようにする。この基本原則をセラピストは異なる手法で多様化させることができる。抵抗の強さ、速度、方向また開始肢位の変更が可能である。その他、参加する関節の数を増やし、また閉鎖運動連鎖(CKC)や開放運動連鎖(OKC)によって取り組むこともできる。

「機能的トレーニング」を用いて、患者の日常と職業に応じ、動的運動制御は運動を調節することができる(O'Sullivan 2000)。腰部過可動における腹横筋や多裂筋の選択的緊張のようなトレーニング形式(Richardson and Jull 1995; Richardsonら 1999)は、上記のトレーニング構築に最適に取り入れることができる。メンタル・トレー

ニング、つまり「正しい運動」の精神的イメージは、動的学習の意味において、認識し正しい運動実行を促進するためのさらなる方法といえる（Schomacher 2001）。運動制御の獲得の後、組織負荷、持久力、筋肉量の増加のための体系的トレーニングが続き、それはトレーニング生理学に基づいている（Evjenth and Schomacher 1997）。

■ 低可動の隣接関節の治療

隣接する「硬い」関節または髄節は、近隣の関節において代償するための過負荷を通して過可動へ導くことがある。この制限の治療は、過可動性への運動ストレスを減少させる（Kaltenborn 2004）。典型的な例として、身体に通常の機能的総合可動性を持続させるために、伸展に低可動である股関節は、代償のために腰部を過可動へ導くことが挙げられる（Greenman 1998）。

■ 最終域での運動の回避

どの安定化措置、または運動制御措置も、患者が協力し、最大可動域での姿勢や運動を回避すると効果をもたらす。もし、伸展に過可動の腰椎を有する患者が、PTとトレーニングの後に再び骨盤を前に押し出し、胸椎を後方に位置させるいつもの緩んだ姿勢に戻ると、過可動な腰椎髄節が再び明らかな伸展に位置する。これは治療の成功を台無しにしてしまう。最終域での運動の回避における姿勢と運動制御は、そのため過可動治療の根本的な構成要素である。

> **メモ**
> **可動性を減少させる措置**
> A：受動的安定性：保護・制御措置（ベルト、テープなど）
> B：能動的安定性：より良い制御と関節の可動性を減少させるトレーニング
> C：低可動の隣接関節・髄節のモビリゼーション
> D：最終域での運動の回避

9.5　PTの組織に影響を与える措置

静脈またはリンパの阻害を原因とする浮腫、CRPSのような組織萎縮、骨粗鬆症においては、理学療法による治療がうまく機能する。また目標を定めたトレーニングが組織に影響を与える。MTはこの点に関し理学療法に準じる。

9.6　情報、指示、トレーニング

できるだけ疼痛のない、最大限の機能という目的は、患者の協力がなければ達せられない。問題に関する情報、自助可能性、そして自己治療への説明はそのためMTの根本をなす要素である。事実、結合組織の制限の他動モビリゼーションは、患者が自動トレーニング、自己モビリゼーション、そして肢位を補完してのみ成功をもたらす。他の分野における治療措置についても同様のことが言える。適したやる気を起こさせ、疼痛と機能障害とより良く付き合っていくために、セラピストは患者に対し、問題について分かりやすく説明しなければならない。

> **メモ**
> **情報・指示・トレーニング**
> A：症状、原因となりネガティブに影響を与える要素、そして予防措置について患者に説明する；日常生活（ATL）における病理学に適した行動様式の習得、例えば静止状態改善、姿勢訓練、背筋訓練など。
> B：可動性、協調、筋力、持久力、スピードのトレーニング：医学的トレーニングセラピー

次の一覧表が、6つの治療カテゴリーを再度まとめて示す。

> **メモ**
> 治　療　措　置
> 症状緩和措置 / 可動性を促進する措置 / 可動性を持続させる措置 / 可動性を減少させる措置 / 組織に影響を与える措置 / 情報・指示・トレーニング

10 関節治療の観点

　MTにおいては、その関節における運動が症状と関係し、患者によって訴えられる機能障害を呈す関節が治療される。また、(その時点では)症状のない関節も、(特に機構的に)徴候のある関節に影響を与える機能障害を呈する場合は治療することがある。

　体系的検査は次の点をチェックする。
- 関節が症状を変化させるか
- 関節がその機能の障害を有す、つまり低可動または過可動、もしくは可動性が生理的か、症状に姿勢の問題が関係しているか
- 関節包靭帯、関節面、またはその下に位置する骨、周辺の軟部組織、神経その他の構造に症状の原因があるのか
- 患者がなぜ症状を抱え、何がネガティブに作用し、自ら何ができるのか理解しているか
- 患者がPTから何を期待し望むか

　もし関節が生理的に可動であれば、可動性は治療で影響を与えることはもちろんできない。過可動と静止状態問題の治療はすでに紹介した (p.40とp.46参照)。この点に関しては参考文献も掲載している。関節包靭帯を原因とする低可動の機能障害は、後に取り上げる。

　症状に関しては、関節包靭帯の炎症性刺激によって引き起こされる全ての疼痛における制限を取り上げなければならない。疼痛の多岐にわたる他の原因については「疼痛生理学」の項目で扱った (p.8参照)。同様に、様々な治療の糸口も紹介した (p.31参照)。さらなる情報については詳細に述べている参考文献を参照いただきたい。

　これは知識不足を呈す患者への治療においても推奨できることである。患者が治療に積極的な共同参加と自己トレーニングを通して取り組むことが、治療の成功を決定づけるということは再度強調されなければならない。患者があまり共同参加しない場合でも、比較的早期に症状が緩和することもあるが、機能障害の除去は非常に長期にわたる過程となることが多い。

　その後、関節包靭帯を原因とする低可動と疼痛に限定して論じる。これらの障害に対し、MTにおいては治療テクニックとして並進牽引が提案される。これは唯一可能な措置ではないが、MTにとって特徴的なものである。

10.1　なぜ並進治療なのか

　可動域制限は、例えば外傷後の関節における長期の弛緩肢位や最終可動域範囲の非使用を通して生じ、これは高齢者の患者のみに観察されるものではない。関節ヒアリン軟骨は全ての組織と同様、適応の生物学的原則に従って反応する。つまり、最小の刺激は生存機能を喚起し、小さな刺激は促進し、大きな刺激は抑制し、最大の刺激は静止させる (p.10参照、Pschyrembel 2007)。関節軟骨への負荷の欠如は、負荷能力減少を伴う萎縮へとつながる。これは特に関節面領域で生じる。通常は、最終可動域までの運動によって負荷がかかる場所が、可動域制限のためにこの生理学的刺激が生じない。軟骨層は例えば60日の固定後、失われることがある (Akesonら 1992)。

　関節が回旋的に最終域まで動かされると、関節周辺組織が緊張し、関節圧力が増加する。患者が自動筋運動を通してさらに制限された方向へ動くよう試す、または患者またはセラピストが制限を克服するために骨を押し付けると、関節圧力は増大する。運動終了時には、関節面の滑り能力の減少を通して、また高まった関節圧力を通して滑りが減少し、回転が勝ってしまう。そのためこれは関節面の縁に対する集中的圧力となり、最大値に達してしまうこともある。

　これは靴のヒールと比較することができる。もし体重が60kgの女性が、平らな靴ではなく細くとがったヒールでフローリングの上を歩くと、木に穴をあけるリスクを冒す。彼女の体重は重すぎるわけではないが、体重移動が集中的に生じている。そのため、回旋モビリゼーションの試みも強すぎてはならないが、それでもなお軟骨を損傷させる可能性のある、関節面の縁における強すぎる関節圧力を生じさせるかもしれない。

　「残念ながら」関節軟骨は神経を有しておらず、そうでなければ患者は損傷をすぐに疼痛を通して認識できるはずである。そのためそれを通して助長された関節症発生は

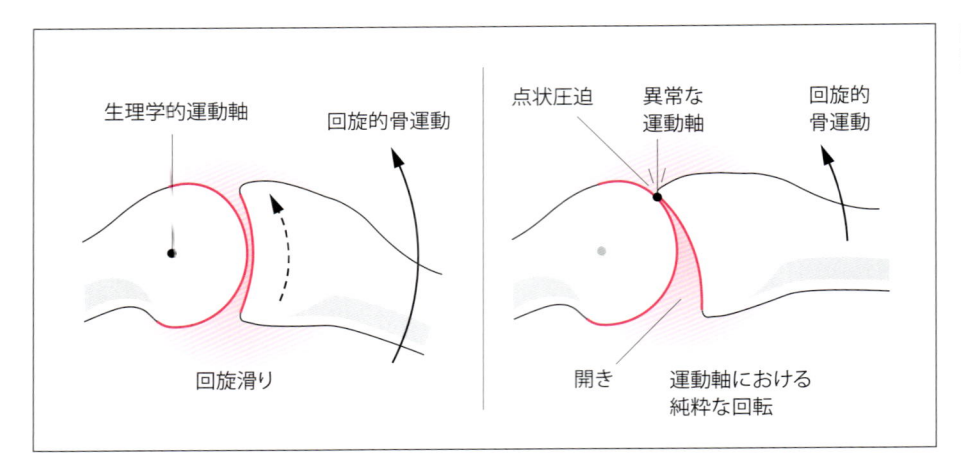

図10.1 生理学的回旋滑りと、滑りが減少した場合の圧迫と開き

臨床で数年後初めて気付かれることもある。この原則は整形学で何年も前に認識された（Jordan 1963）（図10.1）。

Kaltenbornは並進運動の発展を通して、この問題に取り組むことを試した。直進並進牽引において、関節面は互いに離され、関節圧力は回避される。そのため関節包靭帯低可動の治療は、可能性に応じてこのテクニックで開始されなければならなかった。

困難なのは、関節圧を基本的に増加させることなく、小さな並進的滑り運動を実行することである。そのため、運動可動域の最終域範囲の改善のために、関節治療の最後で初めて滑りのテクニックは実行されるべきで、それは滑りの量と質を正確に感知し制御できるセラピストによって行われる。技術的理由から牽引が効果的に実行されないため、本著において滑りテクニックが示される関節においては、特に配分における注意が勧められる。

また疼痛を呈する関節も周辺筋肉の緊張を通して、関節圧の上昇を示すことが多く、通常患者による保護によって動かすことが少なくなる。この状況において関節軟骨は、圧力と解放の変化という形態における、生理学的に最適な刺激を得ることができない。関節面における減少した滑りと増加した回転を通して、最終域での運動において関節包一部が関節面の間に挟まれ、関節包靭帯疼痛の原因となることがある（インピンジメント症候群）。

並進牽引は疼痛緩和運動を意味し、関節面を解放させるよう作用し、また関節包部位のさらなる挟み込みを回避させる。これを間歇的に行うと、牽引が解放を作用し、外の空気圧、癒着の力、そして筋トーンが関節圧を伝達し、圧力と解放の変化によるものに類似した刺激が軟骨に生じる。例えば膝関節に対して振り子運動や歩行をするような反復回旋運動は、この軟骨への類似した刺激を最も簡単に与えるだろう。治療を通して軟骨に生じる変化（があるとすれば）は、残念ながら非常にゆっくりとしたものになる。

10.2 関節包の短縮による低可動に対する治療

関節における運動可動域制限の原因は、互いの関節面の滑りの減少である。これは滑液の悪化した状態や関節軟骨の滑らかさを原因として生じることがある。その他に、関節包靭帯の短縮のため、関節圧が高まり滑りが困難になることも考えられる。そのため、治療では滑液の性質と関節包の滑らかさの改善、そして関節包靭帯の伸張に取り組まなくてはならない。まず、並進モビリゼーション治療の前に、運動の反復を通して疼痛の生じない範囲を確保する。これはモビリゼーションの前に関節を「温める」とも表現される。疼痛を呈する関節では、これは疼痛を生じさせない間歇的な牽引を通して行われる。

疼痛を生じさせない運動を通して、関節包靭帯の血行も高まり、粘性も減少し、これは効果的な伸張への前提となる。これは直線並進モビリゼーションとともに実施される。

10.3　関節包の炎症による疼痛に対する治療

関節手術後や生理的可動域を超えた運動後に、疼痛が外傷（後）関節炎に起因しているとすると、関節包は炎症状態にある。治療の目的は、まず炎症過程の治癒を促進し、そして疼痛を抑制することである。後者は、MTの治療モデルにおける疼痛治療に応じて（p.35参照）、関節包内にある機械受容器に運動を通して刺激を与えることで生じさせることができる。さらに運動は関節包の血行を改善し、化学的疼痛メディエーターの搬出と炎症の治癒を促進する。前述のように、並進牽引は、関節面の過負荷や関節包一部の挟み込みを避ける運動の可能性を示す。できるだけ多くの運動刺激を得るために、間歇的にその時点の弛緩肢位にて行われる。

10.4　並進治療における量の配分

関節包靭帯の伸張と疼痛緩和のために並進牽引を行う場合、どのくらい強く、どのくらい長く引っ張るのかという配分に関する質問が生じる。この質問に対する回答は、「緩み（slack）」と患者の知覚、そしてコントロールテストで決定される。

10.4.1　牽引力または滑りの強さの配分

引きや押しの強さはニュートンの単位で示すことは勧められていない。なぜなら、それぞれ異なる関節包靭帯の負荷能力に左右するからだ。そのためKaltenbornは、どの関節にも個別に感じられる3段階における運動可動域の分割を提案した（図10.2）。

- **グレードⅠ＝緩める**：ここでは、周辺の空気圧、関節面の癒着力、関節周辺の筋肉の牽引力を通して常に存在する関節圧が中立化するまで牽引を行う。関節面はその際互いに離されない。この牽引は非常に小さく、そのため「ピッコロ牽引」とも言われる。

- **グレードⅡ＝緊張させる**：関節包靭帯が緊張を始めるまで関節面を動かす。緊張の瞬間は明らかに感じることができ、並進運動の配分への重要な方向づけを形成する。この関節包靭帯の緩みが緊張する現象は、埠頭に固定された船のロープの緊張と比喩的に捉えられる。船員はロープが垂れ下がることを「緩み（slack）」と表現する。ロープが緊張すると、「緩みが除去される」。それに応じてMTにおいても、関節の緩みを取り除くこと、つまり関節包靭帯の緊張について論じる。

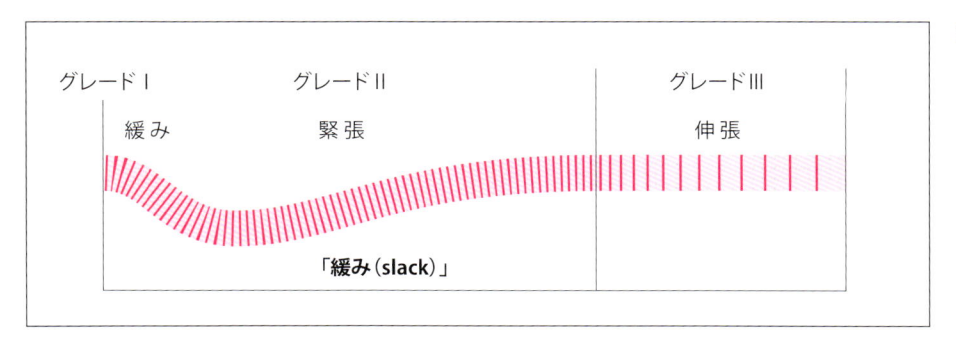

図10.2　運動可動域の分割

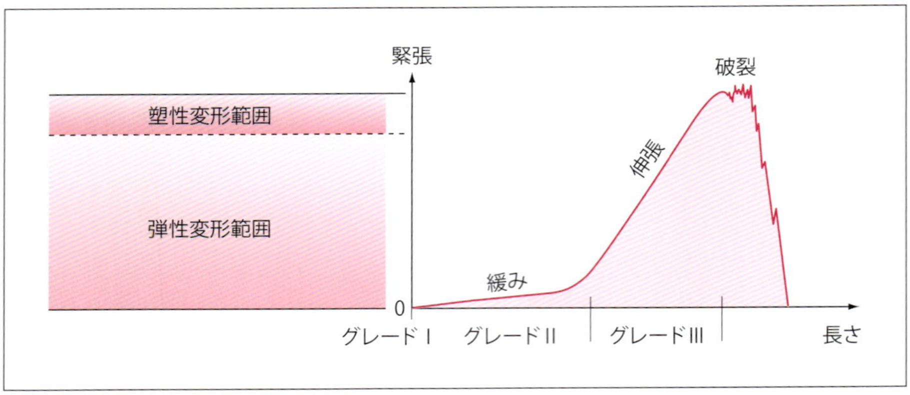

図10.3 塑性変形と弾性変形

- **グレードⅢ＝伸張させる**：関節包靱帯の緊張後もさらに動かすと、伸張を目的とした本来の他動伸張が始まる。

伸張が関節包靱帯を緊張させるので、関節炎の場合は緊張が疼痛を呼び起こすことがあるので不可能である。そのため、疼痛を緩和させる牽引は、グレードⅠ・Ⅱにおける緩みの間で間歇的に、伸張させずに行われる。

関節包靱帯の伸張のための本来のモビリゼーション、つまり伸張牽引は、これに対しグレードⅢで用いられなければならない。これは塑性変形、つまり組織に残っている変形を探す。伸張する組織の損傷を避けるために、最初の停止をほんの少しだけ超えることを推奨する（図10.3）。これは、臨床で避けるべき組織に亀裂が入るポイントに対し、明確に感じ取ることができる。

滑りには牽引と同様の配分グレードが適用される。唯一の例外は牽引グレードⅠで、滑りの間は持続するよう試みられる。これを通して、滑りにおいて回避することがほとんどできない関節圧の上昇をできるだけ小さく抑えられる。

メモ

牽引と滑り：
- 関節の遊び
- 疼痛緩和
- 牽引モビリゼーション
- 滑りモビリゼーション

牽引または滑りのグレード：
- グレードⅠ、Ⅱ、Ⅲ
- グレードⅠとグレードⅡの範囲内
- グレードⅢ
- 牽引グレードⅠ

10.4.2 牽引または滑りの持続期間の配分

期間に関する質問に対しては、一般的にどの措置も目的が達せられまで続けられなければならないと答えることができるだろう。疼痛緩和の牽引または疼痛緩和の滑りには、簡単なパラメータが存在し、つまり緩和が達成されれば措置を終了できる。

難しいのは伸張のための並進モビリゼーションの期間を決めることである。なぜなら、結合組織の短縮における運動可動域の増加は、ずっと後に（何週間も後に）確認できるからである。

関節包靱帯の粘性性質を克服し、緊張自体が生じるまで、モビリゼーションの力は少なくとも数秒維持されなければならない。大まかな指針として、モビリゼーションは緩みを超えて少なくとも7秒から10秒持続されなければならない。

しばらくすると、患者は伸張感覚を不快だと感じるかもしれない。するとセラピストはモビリゼーションの力をグレードⅡまで減少させ、数秒「回復休憩」をとった後、またグレードⅢのモビリゼーションを開始する。可動性を再度テストするために牽引または滑りを完全に終了させるまで、これを何度か繰り返す。3分から5分後、可動性に変化が生じたかどうか期待することができる。運動可動域が拡大したと確認できれば、モビリゼーションは繰り返される。コントロールテストにおいて可動域の増加が認められなければ、その日の伸張モビリゼーションは終了される。

理想的には患者とセラピストが伸張を感知しなければならない。患者は伸張感覚としてわずかな引っ張りを感じなくてはならない。セラピストは最初の停止を感じ、伸張をグレードⅢで持続させるため、それを少し超えて動かさなければならない。しかし、患者かセラピスト、両者のどちらかが最初に何かに気付くことが多い。両者のどちらが先に気付こうと、モビリゼーションの力はこの最初の感知をそのまま超えてはならない。

伸張においては、結合組織構造を伸張させるという試みが重要だということに留意しなければならない。これは非常に時間を要する工程で、力の強さを高めても加速化させることはできない。反対に、過剰に力を行使すると治療中、または治療の数時間後に患者は疼痛を訴える。どの低可動の関節も独特であり、それぞれに合った、毎日新たに配分される治療を必要とする。そのため図10.3において、伸張のために点ではなく範囲が示される。これは「少ない緊張と長時間」から「多くの緊張と短時間」までを示す。そのため、モビリゼーションの治療において、原因が本当に結合組織の短縮の場合、関節包靱帯の低可動がほんの少しの可動域を獲得し、完全な可動性が再構築されるまで数週間から数カ月かかることに満足しなければならない。そこでは、患者の日常の肢位と自主モビリゼーションを通したサポートが絶対的に必要なのである。もし運動可動域が一回の並進モビリゼーション治療で格段に広がったのであれば、制限の原因は関節包靱帯の短縮以外のものであったと考えられる。例えば、モビリゼーションの反射作用を通して弛緩した、筋緊張が原因だった可能性もある。

伸張期間の状況は、再び熱湯による洗濯によって伸びてしまった洗濯物に例えると分かりやすいかもしれない。もし多くの力で本来の大きさに戻そうとすると、破れてしまうことが多い。より効果があるのは、濡れた洗濯物を一晩中、例えば椅子の背もたれにかけ、力ではなく時間によって影響を与えることだろう。

関節包のような結合組織構造において、伸張のための並進テクニックの配分を変えるためには、多様なバリエーションを考慮しなくてはならない。変化可能な**配分形成のためのパラメータ**には、次の選択肢がある。
- テクニック（牽引か滑り）
- 開始肢位（例えば弛緩肢位以外など）
- 伸張運動の強さと継続期間（短期から長期、少ない力から多くの力まで）
- 伸張すべき（自主）治療ユニットの数と期間（1日当たり・1週間当たり）

モビリゼーションの**強さ**を高めるために、セラピストは原則的に次のことを行う。
- 牽引から滑りへ
- 弛緩肢位におけるモビリゼーションから弛緩肢位以外におけるモビリゼーションへ
- 短い伸張時間からより長い伸張時間へ
- 最後の可能性としてセラピストはグレードⅢのはじめに伸張力をほんの少し強める
- 伸張時間の延長は、基本的な伸張力の増加よりも優先されるというルールが適用される

運動可動域と運動の質が、エンドフィールとともに再び生理的になる、またはさらなるモビリゼーションを禁じる骨性のエンドフィールが生じると（p.59参照）、一連の治療は終了する。

> **メモ**
> **並進運動の配分**
>
> **疼痛緩和運動**
> - グレードⅠ・Ⅱ内で間歇的に
> - 疼痛が減少するまで
>
> **伸張モビリゼーション**
> - 7秒から10秒より長く、数分までグレードⅢで維持
> - 軽い伸張感覚が不快になるまで
> - その日に可動域がさらに改善することはないと、コントロールテストが示すまで
> - 生理的可動域とエンドフィールが達せられるまで、または骨性エンドフィールの発生のような禁忌が生じるまで

実践においては、伸張に作用する、関節包靱帯組織の生物機械的性質を考慮することが重要である。

10.4.3 生体力学的視点

伸張モビリゼーションにおいては、身体的反応と生物学的反応を区別する必要がある（Cunnings and Tillman 1992）。**身体的反応**は早期に生じ、治療の後すぐに、例えば可動域の拡大として確認可能である。これは伸張の身体的現象を通して説明できる。そこには組織液体の粘性の減少、クリープ、組織の弛緩、そしてヒステリシス効果が含まれる。個々の定義については簡潔に述べるに留まる（表10.1）。

時間的に長く存在するのが**生物学的反応**である。それは伸ばされた構造の改造として、十分に長い、または何度も繰り返される適切な伸張刺激の結果生じる。その際、関節包はいわば長く成長し、それは効果の長さを説明するも

表10.1 「伸張」における身体的現象

粘性	時間に左右される物質の機構的性質(Panjabi and White 2001)として、気体と液体における内的摩擦の粘性の液体(Brockhaus 1993)
クリープ	長時間にわたる一定の力の作用下における、粘弾性のある変形現象(Panjabi and White 2001; White and Panjabi 1990)
弛緩	長時間にわたる一定の伸張の作用下における(Panjabi and White 2001; White and Panjabi 1990)、組織における緊張(負荷、力)を後退させる粘弾性現象
ヒステリシス効果	粘弾性の物質が伸張の後、当初の長さに完全に戻らず、熱への変換としてエネルギー消失で調節する粘弾性現象

のである。治療後すぐのコントロールテストは、機能の基本的な量的な改善を示さない。ここでは患者に対し、非常にゆっくりと確認できる改善であることを説明し、患者による長期にわたる治療での共同作業を獲得できるようにする。そのために、患者は明らかな伸張感覚を感じることなく、低可動の関節を規則的に長時間、準最大ポジションにおかなければならない(Cunnings and Tillman 1992)。

前述した生物力学的視点を考慮して、伸張運動はゆっくりと実施され(粘性現象を和らげるため)、段階的に、または継続的に増やされ(弛緩現象を考慮するため)、運動最終域で持続されなければならない(クリープ現象を利用するため)。

> **メモ**
> 伸張運動の実践：
> - ゆっくりと
> - 段階的または継続的に増やし
> - 運動最終域で持続する

> ❗ グレードⅢにおけるモビリゼーションは伸張刺激を示す。これは関節構造が異常に短縮した場合に適応とされる。関節テクニックを練習する際に、健常な関節を長時間グレードⅢでモビリゼーションしてはならない。それは過可動にしないため、またはわずかな過可動を呈している場合に悪化させないためである。

10.5 三次元的牽引と三次元的滑り

モビリゼーション治療を効果的に行うため、牽引または滑りモビリゼーションの前に、三つ全ての解剖学面で定義される特定の肢位に関節を位置させる。そのため、事前に準備された三次元的牽引、または三次元的滑りと言われる。三次元の事前準備の定義はすでに言葉として確立し、二軸や一軸の関節にも使われる。関節が二次元、一次元しか考えられない場合でも、三次元だと仮定する。

関節テクニックの習得において、テストと治療のためにまず三つの解剖学面に方向づけられる関節の弛緩肢位を選択する。ここでは関節の遊びを感知し、関節包は全体として伸ばされる。疼痛を緩和させる場合は、関節を常に現在の弛緩肢位に置き、牽引または滑りをグレードⅠとⅡの範囲内で間歇的に実行する。

弛緩肢位における伸張モビリゼーションが実行されると、関節包全体が緊張下におかれ、短縮した部分が最も伸ばされる。この部分の伸張を強めるために、並進モビリゼーションの前に、関節を弛緩肢位ではないポジションに位置させ、そこでは運動を制限する組織が引っ張られる。そうして行われる牽引または滑りモビリゼーションは、特にこの組織に強く働く。伸張効果は、関節の三次的な事前準備で高まる。

弛緩肢位外での三次元設定への前提は、セラピストが点状圧迫や開きを誘発することなく、どの関節のポジションで配分が最適な緊張をもたらすか感じることである。本著

では感知の最適な習得を保証するため、弛緩肢位におけるテクニックのみ紹介する。（現在の）弛緩肢位外におけるテクニックについては参考文献を参照いただきたい。

> **メモ**
> **三次元に事前準備された並進モビリゼーション（牽引と滑り）**
>
> 疼痛緩和　　　　　　●弛緩肢位
> 伸張モビリゼーション　●弛緩肢位（関節包全体に作用し、関節包内で短縮している組織が優先される）
> 　　　　　　　　　　●弛緩肢位外
> 　　　　　　　　　　（短縮した組織を強調、配分のための良好な感知が要求される）

11 研究

　OMTの有効性に関する学術的検証への要求は、現在の職業政治的発展と質の保証への要求と密接に関連している。

　研究は、自然科学的・実験的系統と臨床系統に分けられる。前者においてOMTの効能を説明する個々の要素が分析される。臨床では個々の、また組み合わされた検査と治療テクニックの検証が行われる。

　適切なテクニックを適切な患者に適切な時間、適切な配分を投入することを探求することが、臨床研究の目的である。どの理学療法士も、患者への日常の仕事の間この道をたどることができる。テクニックを正確に実行し、記録した観察の順序だった評価を通して、小さな範囲においても学術的職務を可能にする。

12 並進関節治療に対する適応と禁忌

　検査における体系的手順は、**プライマリー・コンタクト**のための学習可能・コントロール可能な道を示し、それは費用負担者によってカバーされる。これは、例えばノルウェーにおけるOMTの完全教育において行われた（Kaltenborn 2007）。そのための基本的な前提は、いつPTが適応していつ適応しないかということを見分ける能力である。適応と禁忌について、セラピストは医師による指示も精査する必要がある。なぜなら、最後に医師のもとを訪れてから、理学療法士とのアポイントメントの間に変化が生じているかもしれないからである。

12.1 適応

　関節可動性の検査は、並進関節治療のための適応と禁忌を決める。もし所見の仮説が、関節包の疼痛を伴う炎症（関節炎）または関節包靱帯低可動を推測するのであれば、試験的治療が実施される。これは構造に特化した措置から成り立ち、推測が正しいのかそうではないのかを示さなければならない。

　（外傷後）関節炎の場合、試験的治療として疼痛を緩和させる、間欠的な牽引がグレードⅠ・Ⅱにて実行される。関節包靱帯低可動の場合、グレードⅢにおける持続牽引が行われる。全ての障害において迅速な改善が期待できるわけではないので、試験的治療の時間は十分にとられなければならない。そのため大まかな方向付けとして3分から5分を推奨するが、試験的治療は個々に短くも長くもできるということを知っておくべきである。

> ❗ 試験的治療を通して患者の主観的な不調と機能テストの結果が良好であれば、仮説が正しいという結果となり、治療はこの方向で継続される。そうでなければ、フローチャートを用いた体系的検査で、所見は再度検証されなければならない。

　徒手による解剖学的関節の並進検査とモビリゼーションは、次の目的に適応している。
- 関節（関節の遊び）の可動性を検査するため
- 関節可動性の促進または持続のため
- 運動の利点が適応している場合：栄養↑、血行↑、滑液の生産と　循環↑、軟骨代謝のための圧刺激と解放刺激など
- 運動意識の促進と皮質の運動イメージ（身体感覚）の促進または持続など

12.2 禁忌

　MTでの禁忌は特に運動の実行に関係する。当然、検査と治療の過程全体において、さらなる運動が禁忌と思われる徴候には留意する。しかし、始める時点ですでに、患者の運動を通して検査を行ってよいのかどうか考慮しなければならない。

12.2.1 患者の分類

　理学療法士はフローチャートの最初、つまり**「動かすべきか、動かしてよいか」**（p.25参照）によって方向性を定める検査を開始する。そのために患者は次の三つのカテゴリーに分けられる。それは深刻な異常を呈す患者、神経系にとって「生存危険性のある」圧迫を呈す患者、神経系が関与する、または関与しない、機構的に簡単な機能障害を呈す患者である。

表12.1 検査過程における患者の最初の分類

カテゴリー	説 明
深刻な異常	● 診療所では珍しい ● PT治療は非効果的 ● **腫瘍**や**組織疾患**のような病像への警告としての**レッドフラッグ**（表12.2）（Airaksinenら 2006） ● 患者は医師へ紹介されなければならない
神経系にとって「生存危険性のある」圧迫	● 診療所では珍しい ● 組織損傷へつながることもある神経系への圧迫に対する警告としての**レッド・フラッグ** ● 早急な解放が優先される ● 緊急なものとして典型的な例は馬尾症候群（Cauda equina syndrom）である
神経系が関与する、またはしない機構的に簡単な機能障害	● **患者の多くが該当する** ● **PTの主要な適応** ● 「レッドフラッグ」を呈していない ● 症状は「機械受容性」：運動や姿勢といった機構的影響による変化 ● 運動や姿勢を変化させる治療 ● 制限されたニューロダイナミクスの治療 ● 神経系にとって「急性生存危険性」が存在しない場合の神経根・末梢圧迫症状の治療

12.2.2 臨床フラッグ

フローチャートにおいても二つ目に続くものと同様、**不調の現況**（急性、亜急性、慢性）と**疼痛克服の種類**（ポジティブ、ネガティブ、不安・冷静、感情的、懐疑的）についての質問が続く。また、**患者の視点による不調の原因と患者がPTに期待すること**について尋ねることも重要である。症状の改善への非現実的な想像や希望は、治療と治癒経過を妨げることがある。そのサインは心理社会的リスク要因（イエローフラッグ）に属し、セラピストが検査と治療経過中に留意しなければならない。同様に、不利益となる社会・経済的要因（ブルーフラッグ）と社会・職業的要因（ブラックフラッグ）も探す（表12.2）。

表12.2 Mainとde Williams（2002）、Waddell（1998）による臨床フラッグ

臨床フラッグ	意 味
レッドフラッグ	生物医学的徴候： ● 深刻な臓器疾患 ● 緊急で神経系にとって「生存危険性のある」圧迫
イエローフラッグ	心理社会的または心理的徴候： ● 非現実的な希望や意見 ● 利点とならない克服戦略 ● 疲労＝ネガティブなストレス ● 促進すべきではない疾患反応 ● 状況を変えるための意識の欠如 ● 病状を強める家族や社会的環境からの要因
ブルーフラッグ	社会的・経済的徴候： ● 職業状況のネガティブな作用
ブラックフラッグ	職業分野からの徴候： ● 疾患状態と保険からの利点 ● 職場における不利な係争 ● 仕事に対する不十分な満足度 ● 仕事の条件が不十分と感じられる ● 仕事の特徴 ● 社会保険システム

12.2.3 一般的禁忌

二つ目のフローチャートでもある「**慎重であるべきか**」に応じて、セラピストは**大きな運動に対する禁忌**が存在するか確認しなければならない。これは、神経系の緊急性の高い圧迫、または他の状況における高まった炎症可能性の場合がある。

既往歴、検査、そして患者が自ら行う自動運動が、大きな損傷を指し示すことがある。そして、セラピストが患者に運動を繰り返し行わせる、または自ら他動で動かす前に、神経系と血管系、そして（他動）安定性（骨折、靭帯断裂など）への個別検査はあらかじめ行っておく。これは基本的に検査によって患者の状態を悪化させないためである。

運動への禁忌は、一般的にその他の他動治療テクニックに有効なものと、個別の、特にグレードⅢにおける並進モビリゼーションに有効なものに分けられる（Kaltenborn 2004）。

一般的な禁忌：

- 外傷後（骨折、捻挫など）、炎症、感染症、先天性骨異常などを理由として生じる安定性消失
- 神経系の緊急性圧迫
- 脊椎症、脊椎関節症、鉤状関節症などのような脊柱変形
- 腫瘍、炎症、感染症、骨粗鬆症、骨軟化症などによる、骨における重度の病変
- 血行障害につながることもある血管の病変
- 抗凝固剤（Quick＞16）による治療において、また血友病で生じるかもしれない凝固問題や出血リスクを含む場合
- 患者による共同参加を疑わせるような欠如した協力姿勢、また健常な常識において治療を禁じるような全ての状況

12.2.4 個別の禁忌

グレードⅢにおける並進モビリゼーションの**個別の禁忌**：

- 治療する関節の過可動
- 骨性で弾力性のないエンドフィール
- モビリゼーションテクニックの実行における筋組織の疼痛や抵抗緊張
- モビリゼーションが改善をもたらさないという結果がコントロールテストで示される場合

実践編

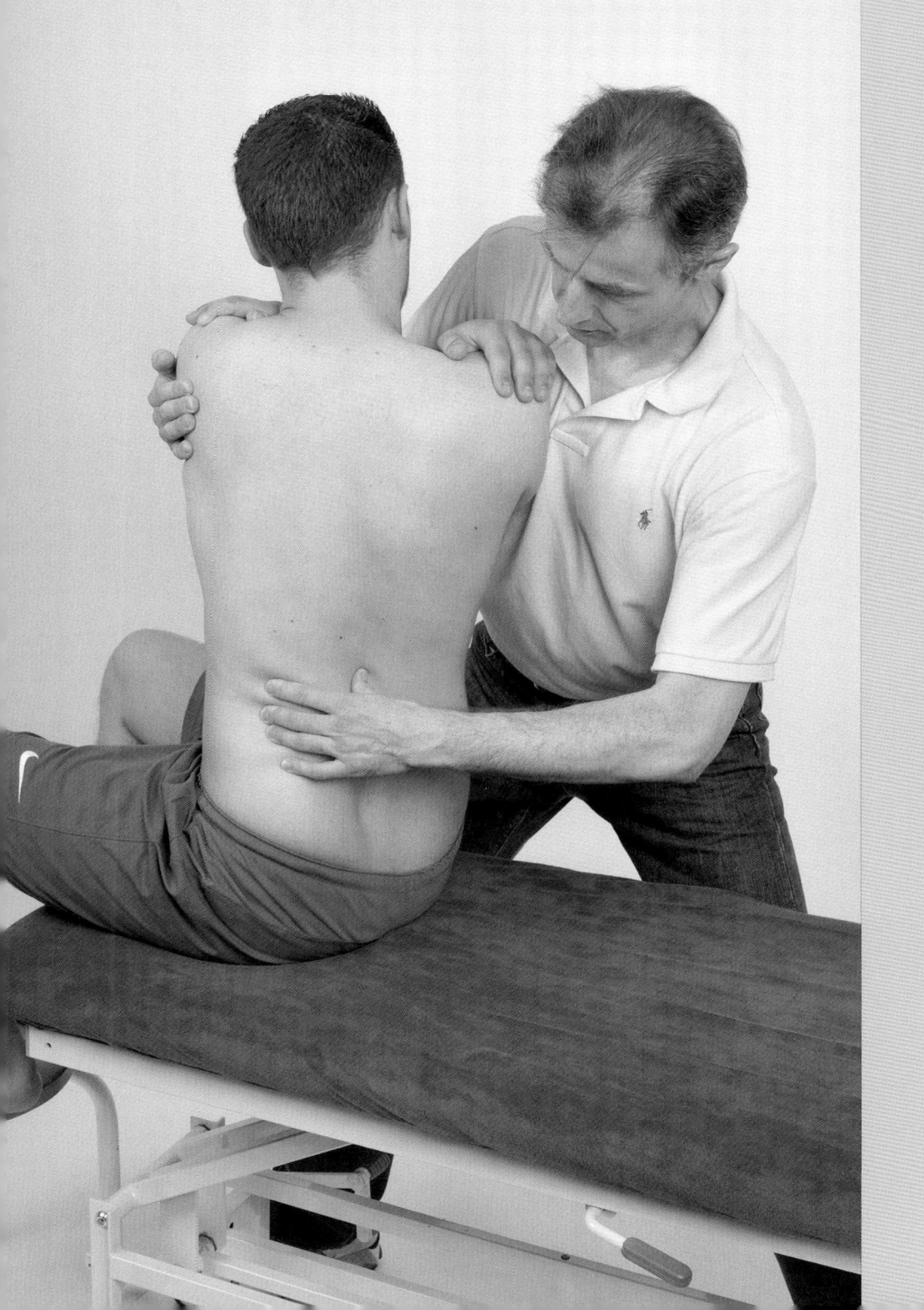

13　実践編へのヒント

■ 前置き

ここからは関節のための検査と治療テクニックを紹介する。それらは統一した構成で推し進められる。まずMTにとって重要なポイントとともに、関節の**解剖学**が簡潔に示される。そして**一般的な回旋運動検査**としてこの関節における**両側比較における自動運動**が実行される。ここで、機能障害と運動可動域についての印象を得る。よく使用される二辺挟角測定器の誤差を考慮しても、5度から10度のわずかな可動域の違いがそこで目視できる。脊柱においては、隣接領域との比較によって全ての方向への一般的自動運動が評価される。

つぎの**個別の回旋運動検査**では、まず患者が自動運動を行い、セラピストが身体部位を引き続き他動で動かすことができるか量の検査をする。質の評価のために、セラピストはゼロポジションから全体の可動域を通して他動で動かし、エンドフィールを確認する。特定の関節においてはさらに安定性がテストされる。

> **メモ**
> **回旋運動検査**
> - 両側比較における自動運動
> - 自動で動かす
> - 他動でさらに動かす
> - 全可動域を通して他動で動かす
> - 安定性検査

この個別の回旋運動検査の目的は、症状局在診断を行い、機能障害の評価を開始することである。症状の現況に従って、症状を変化させる運動、または疼痛を生じさせない運動で検査を開始する。

- **症状局在診断：**
そのために患者は訴える**症状**が、**どの方向**への運動において生じるのか述べなくてはならない。もし明確に伝えられない場合は、自動運動を通して見つけなくてはならない。運動が少なく、長時間の身体姿勢が症状に影響を与えているのであれば、さらに静止状態も分析されなくてはならない。患者の症状が運動検査によってさらに悪化しないことを確実にするために、大きな**運動への禁忌**はこの時点で除外しなければならない。これは特に大きな運動の前、また神経系または椎骨動脈のような重要な血管の圧迫が生じるかもしれない脊柱範囲において重要な意味を持つ。そして、訴えられる症状と関連する**領域**または**関節**を突き止めるため、運動に参加する全ての関節が他の箇所を動かすことなく、症状を変化させる方向へ個別に動かされる。症状を変化させる運動を行う関節は、最適な運動または運動制御を通して（ポジティブな）影響も許容する。患者に対する、フローチャートに関するテクニックはすでに簡単に紹介し（p.23参照）、紙面の関係から検査については紹介していない。問診のポイントは、どこで、そしてどのような疼痛であるか、いつから存在するか、現在、何を通して発生するか、そして他の症状と関係しているかと質問することである。同様に、検査も症状を変化させる運動の観察に限定することができる。症状箇所を突き止めるための運動検査は、肩甲帯のような特定のいくつかの関節においては、多くの関節で個別運動テクニックが練習された後に詳細に述べる。脊柱では一つの関節ではなく、運動が症状と関係している髄節が探される。しかし、一つの髄節での個別運動は困難であり、また疑問視されるので（Schomacher and Learman 2010）、本著における脊柱の症状局在診断については、髄節ではなく個々の領域に限定している。

- **機能障害：**
症状の原因となっている関節を見つけたら、この関節の運動機能が阻害されているか、つまり過可動・低可動なのか、生理的に可動なのかどうかということに注目する。そのために、現在の疼痛刺激によって影響を受けない、できるだけ客観的な運動所見を得るために、疼痛を生じない運動によって検査を続行することが重要である。

回旋運動検査は**隣接関節の一般的評価**にも役立つ。その検査は可能性のある機能障害についての印象を得るために、最も疼痛の少ない箇所から開始され、一般的に自動運動が優先して実行される。この観点は脊柱において特に重要な意義を有す。これは、他の関節における、原因となり影響を与える障害も考慮されなければならないということを示す。

> **メ モ**
> **運動検査の開始**
> ● **症状局所診断**
> ● 症状を変化させる運動
> ● **関節機能の評価**
> ● 最も疼痛の少ない運動

この検査の後に、基本的に牽引と圧迫に制限される**並進運動検査**が続く。牽引が技術的理由からほとんど効果的に行われない関節においてのみ、滑りのテクニックが用いられる。

> **メ モ**
> **並進運動検査**
> ● 牽引(特定の関節では滑り)
> ● 圧迫

どの関節の章の最後にも掲載されている**練習フォーマット**は、その関節のトレーニングで評価されるべき検査ステップへのポイントが記載されている。そのようにして行われた検査の最後には、これまでの所見の**統括**が続く。このレジュメの記録を容易にするために、**記録のヒント**も記載した。

その後、患者の**症状**、そしてそれが運動のどの**方向**で生じるのかを簡潔に示さなければならない。多くの患者は、さらに特定の身体姿勢を長く持続する際の症状を訴える。この場合、静止状態についても追加して言及し分析しなければならない。MTにおける**禁忌**の検査は不可欠であることから、その欠如または存在は常に明らかにされなければならない。そして、症状が生じている**領域**、または**関節**が示されなければならない。最後に、関節が**低可動**、**過可動**、**生理的に可動**なのか判断される。学習者はエンドフィールを手掛かりに、症状または運動が変化していることに、**関節包靭帯**構造、それとも**筋構造**が関係しているのかを認識できなければならない。そのために関節への並進運動検査が陽性と示される。結果が陰性であれば、他の構造を考えなければならない。いくつかのケースでは、さらに**原因となり影響を与える追加要因**が示される。

症状を変化させる機能障害は、場合によっては原因となり影響を与える要因とともに仮定を形成する。これは目標を定めた個別治療、**試験的治療**によって検査される。コントロールテストと患者の主観的な意見において改善が認められると実証され、そうでなければ撤回される。

検査において、本来の関節が(外傷性)関節炎または関節包靭帯の低可動に該当すれば、試験的治療として、疼痛緩和または伸張させる並進牽引が提案される。検査総括の仮定が実証されると、**治療計画**の欄にも記載されるこのテクニックとともに、治療が継続される。

治療目標の記録は、治療計画におけるテクニックで記載されておかなければならない。患者、理学療法士、医師(そしてその他の関係者)は、それら治療目標に関し意思統一しなければならず、それは時間の経過、つまり治癒の発展において常にアップデートされる。治療目標は、治療の成功の判断のための尺度となる。

章の最後には**練習例**が紹介され、それは総括を分かりやすくする。

残念ながら、この検査と治療構築には、時間と紙面の都合上、神経系や脈管学の検査といった重要なパートが欠けている。しかし、学習者は、患者に(外傷性)関節炎または関節包靭帯の低可動が存在するかどうか認識できなければならない。もし存在するのであれば、治療可能であるべきである。もし存在しなければ、まず同僚や教師に問い合わせ、さらに参考文献を参照しなければならない。第9章で言及される、まだ欠如している検査パートは、ここで示している練習フォーマットに問題なく追加することができ、それは基本的に変更することなく、この原則に従って構築される。付録にある記録のヒント(p.286参照)は、それらを補充する例を示す。

提案される検査段階と記録のヒントは、患者への実践において詳細すぎる、また記入時間が長すぎると思われるかもしれない。「ベテランの」理学療法士は、最初、この手順の実行は「実践と離れている」と批判するだろう。しかし、スポーツやその他どの分野においても、またPTにおいても、動的・知的技能は、まず詳細で正確なプロセスの習得を要求される。練習すればするほど、検査と所見の解釈は迅速に行えるようになる。両方の能力を発展させることは、基本的で重要な検査手段をすぐ認識し実行でき、また基本的な所見のみ記述するので、プロセスの時間的経済化をもたらす。日常用いる簡潔な記録(p.299参照)のために、それに応じたフォーマットを提供する。

どの理学療法士も、全ての患者に対して、少なくとも総括、治療目標、治療計画を書くよう自らに課さなければならない。そのようにしてのみ医師と同僚とのコミュニケーション、そしてPTの効能の臨床証明が可能になる。

こうしてMTの理学療法的概念の、堅実で実践に基づいた基礎が形成される。

■ 人間工学へのヒント

人間工学は、人間有機体の性質、また作業における人間の環境に適応させることに取り組む。職場の作業に適した造形や職務過程に意義のある関わりは、職務を通して生じた負荷を緩和させる。運動器官の多くの整形学的損傷は、負荷と負荷能力の間の不均衡で説明できる。目標を定めたトレーニングを通して負荷能力を累進的に高めることに加え、有害な負荷を回避することは、MTにおける患者への指示の基礎である。

そしてセラピストも自らの運動器官を有しており、MTの施術の間これらに負荷をかけ過ぎないようにしなければならない。それに加え、技術の効率は患者に有利な肢位、セラピストの最適な開始肢位、そして適した補装具の利用に左右される。そのため、MTにおいて人間工学的原則の考慮も重要視される。

次のことに留意する。

- セラピストの人間工学的ポジション
- 高さを調節できる治療台の利用
- 患者のリラックスした肢位
- 徒手または補装具（クッション、ベルト、砂袋）による関節の骨の良好な固定
- 他の関節の骨を動かすためのしっかりとした快適な把持
- 患者とセラピストの疼痛を誘発させないような関節の運動

メ モ
本著における実践措置

目 的	手 順
症状と**発生する運動方向**（または姿勢）の発見	● 問診、検査、主に自動運動検査
可能性のある**運動への禁忌**の確定	● 問診、検査、主に自動運動検査
症状を変化させる領域または関節の認識	● 回旋運動検査、最初は自動運動、次に自動介助運動、必要であれば他動運動
隣接関節の一般的評価	● 隣接関節の回旋運動検査、主に自動運動検査
個別の**回旋運動検査**を通して生理学的関節のテスト	● 両側比較における自動運動、または脊柱においては隣接関節との比較 ● ゼロポジションから患者が自動で動かす ● セラピストは運動を引き継ぎ、他動でさらに動かせるか調べる ● セラピストはゼロポジションから可動域全体を通して他動で動かし、エンドフィールを確かめる ● 関節タイプが示されると、セラピストは関節の安定性も検査する
並進運動検査を通して解剖学的関節の検査	● 牽引と圧迫（いくつかの関節においては牽引ではなく滑り）
総 括	記録のヒント ● 症状 ↓ ● 方向 ↓ ● 禁忌 ↓ ● 領域（関節） ↓ ● 可動性：低可動、過可動、生理的に可動 ↓ ● 構造：筋肉または関節、その他
試験的治療	● 疼痛があり炎症した関節包においては、グレードⅠ・Ⅱの範囲内で疼痛を緩和させる間歇的な牽引 ● 関節包靱帯の低可動においては、グレードⅢで伸張牽引を維持 ● **注意：**試験的治療の時間は3分から5分で十分である
治療目標を定めた治療計画	試験的治療におけるテクニックの続行、またはさらなる学習への指示

14 四肢関節

14.1 足の趾節間関節

（足の趾節間関節　Articulationes interphalangeales pedis）

14.1.1 解 剖 学

関節タイプ：　　蝶番関節、変化した鞍形
遠位関節面：　　凹面
弛緩肢位：　　　軽度屈曲位
固定肢位：　　　完全伸展位
関節包パターン：両方向への制限、特に屈曲が多い

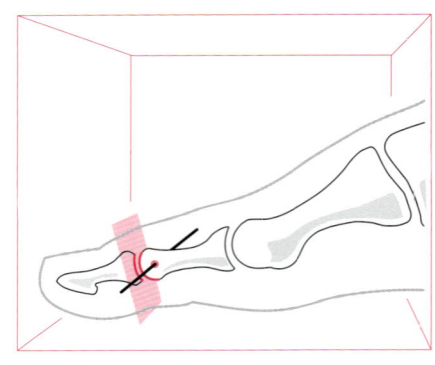

図14.1

14.1.2 回旋運動検査

■ 両側比較における自動運動

患者は両足部で同時に、全ての足趾を屈曲へ、そして伸展へ動かす。

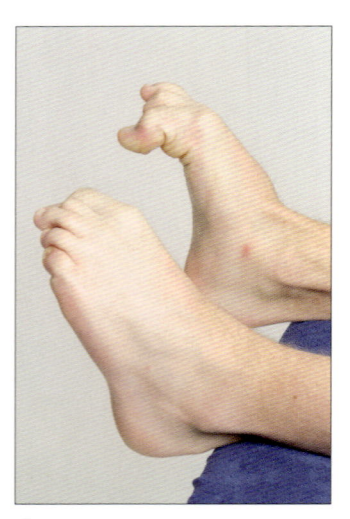

図14.2 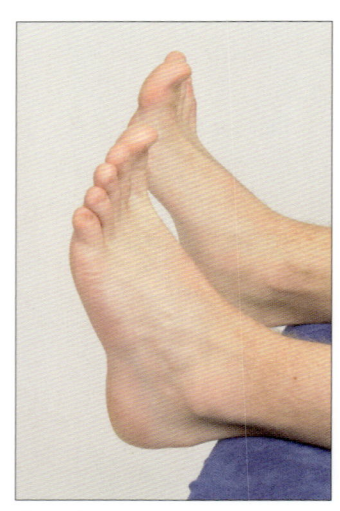　　　　図14.3

14.1 足の趾節間関節

■ 個別の自動・他動運動検査（量と質）

a) ゼロポジションからの**屈曲**：
- セラピストは近位の趾節骨を固定し、患者に第1足趾を自動で屈曲させるよう指示する。
- そしてセラピストは遠位の趾節骨を把持し、他動でさらに動かせるかどうか検査する。
- 最後に、セラピストは遠位の趾節骨をゼロポジションから可動域全体を通して他動で動かし、エンドフィールを確かめる。

生理的エンドフィール：硬く弾力性あり

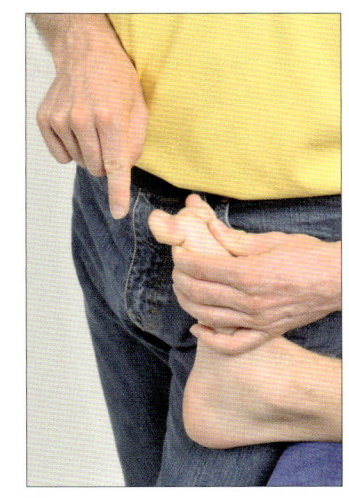

図14.4

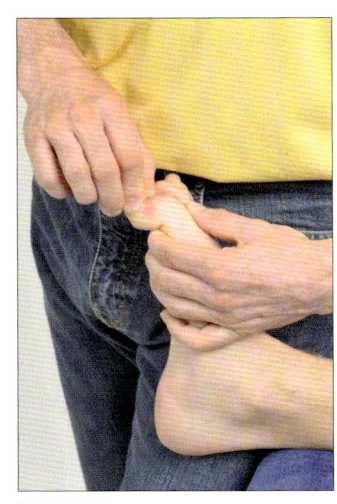

図14.5

b) ゼロポジションからの**伸展**：
- セラピストは近位の趾節骨を固定し、患者に第1足趾を自動で伸展させるよう指示する。
- そしてセラピストは遠位の趾節骨を把持し、他動でさらに動かせるかどうか検査する。
- 最後に、セラピストは遠位の趾節骨をゼロポジションから可動域全体を通して他動で動かし、エンドフィールを確かめる。

生理的エンドフィール：硬く弾力性あり

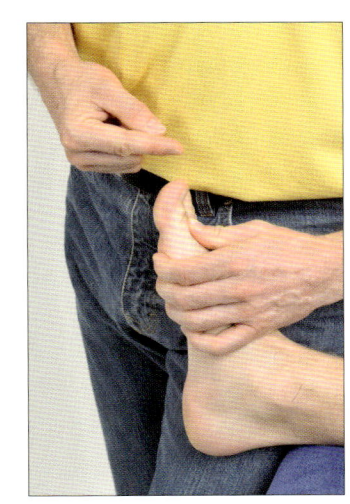

図14.6

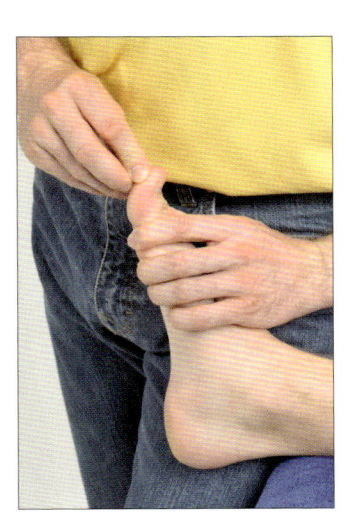

図14.7

■ ゼロポジションにおける安定性検査

セラピストは外側から趾節骨の近位と遠位を把持し、脛骨側と腓骨側へ関節を動かすことができるか検査する。

> ❗ 安定性検査はどの関節ポジションでも実行可能である。

生理的エンドフィール：非常に硬く弾力性あり

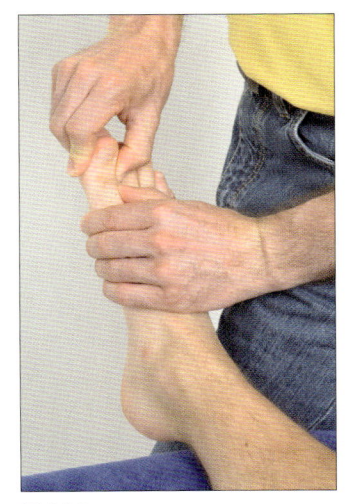

図14.8

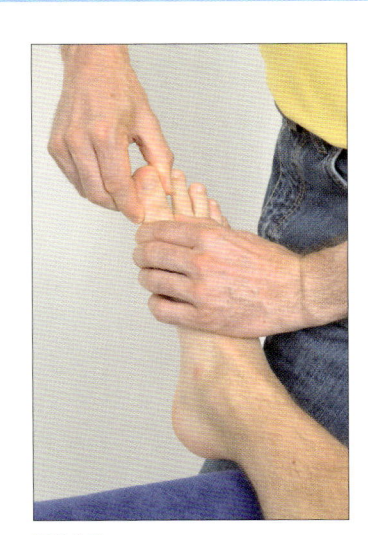

図14.9

14.1.3 並進運動検査

a) 弛緩肢位からの**牽引**：

セラピストは近位趾節骨を固定し、遠位指節骨頭を把持し、治療平面に対して直角に引く。背側に位置する母指は関節腔における運動を触診できる。
生理的エンドフィール：
硬く弾力性あり

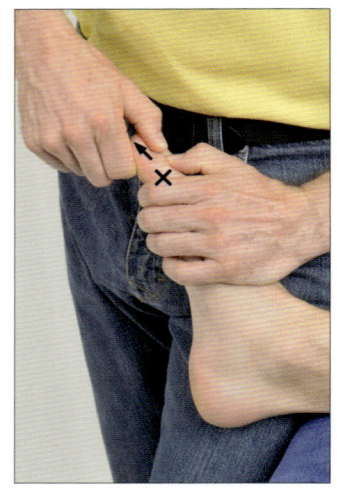

図 14.10

b) 弛緩肢位からの**圧迫**：

セラピストは近位趾節骨を固定し、遠位指節骨を把持し、治療平面に対し直角に押す。
生理的エンドフィール：
骨性

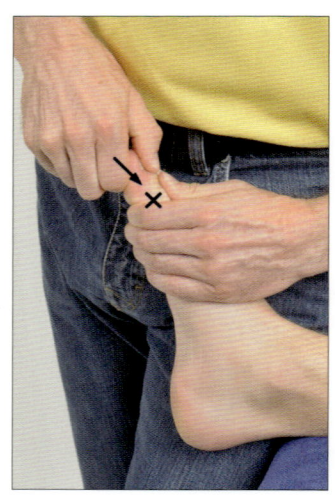

図 14.11

■ 関節包靱帯の低可動に対する治療

患者の足部はいくらか先端部を高くして三角台によって支えられる。近位趾節骨は三角台の先に置かれ、関節腔が角から突き出る。セラピストは近位の手で、三角台に対して近位第1趾節骨を母指球で固定する。遠位の手で遠位指節骨頭を把持し、牽引を行う。

❗ 汗をかいた第1足趾が滑ることを避けるために、足趾とセラピストの手の間にティッシュを挟むことが推奨される。

❗ 疼痛を和らげる牽引は、試験的把持においても実行できる。

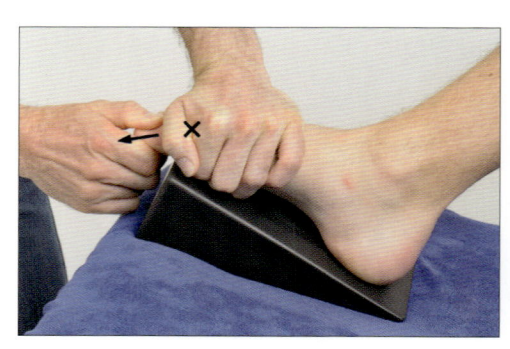

図 14.12

記録のヒント：練習フォーマット

足の趾節間関節						
症 状						
症状を変化させる方向						
禁 忌	神経系： その他：					
症状を変化させる関節						
隣接関節の一般的評価						
両側比較における自動運動						
個別の回旋運動検査	自動	他動で さらに	他動	エンド フィール	症状または 疼痛	コメント
● 屈曲						
● 伸展						
安定性テスト	量	質	エンド フィール	症状または 疼痛	コメント	
● 脛骨側の開き						
● 腓骨側の開き						
安定性テスト	量	質	エンド フィール	症状または 疼痛	コメント	
● 牽引						
● 圧迫						
総 括 ポイント： ● 症状 ● 方向 ● 禁忌 ● 領域(関節) ● 低活動、過活動、 　または生理的に可動 ● 構造：筋肉または関節その他	テキスト：					
試験的治療						
生理学的診断						
治療目標と予後を含めた治療計画						
治療経緯						
最終検査						

記録のヒント：練習例

趾節間関節（ハンマー・トゥを呈している右の第2足趾のPIP関節）					
症状	わずかな疼痛をともなう足趾伸展における制限				
症状を変化させる方向	伸展				
禁忌	神経系：所見なし その他：所見なし				
症状を変化させる関節	右の第2足趾の近位指節間関節				
隣接関節の一般的評価	他の足趾もわずかにハンマー・トゥの足趾ポジションを呈す				
両側比較における自動運動	全ての足趾は趾節間関節において伸展への制限を呈すが、右の第2足趾に顕著				
個別の回旋運動検査	自動	他動でさらに	他動	エンドフィール	症状または疼痛	コメント
● 屈曲	約30°	約5°	ゆっくりと次第に抵抗が増加	硬く弾力性あり	疼痛はほぼなし	
● 伸展	約−20°	<5°	動かすのは困難	非常に硬く弾力性あり、少し疼痛あり	引っ張られるような疼痛	患者は運動疼痛に対して不安感を呈す
安定性テスト	量	質	エンドフィール	症状または疼痛	コメント
● 脛骨側の開き	所見なし	所見なし	硬く弾力性あり	所見なし	
● 腓骨側の開き	所見なし	所見なし	硬く弾力性あり	所見なし	
並進運動テスト	量	質	エンドフィール	症状または疼痛	コメント
● 牽引	低可動2	第一停止が早く生じる	非常に硬く弾力性あり	最終域で疼痛が少しあり	
● 圧迫	所見なし	所見なし	骨性	所見なし	

総括 ポイント： ● 症状 ● 方向 ● 禁忌 ● 領域（関節） ● 低活動、過活動、または生理的に可動 ● 構造：筋肉または関節その他	テキスト： ● 右の第2足趾における最終域でのわずかな疼痛。 ● 伸展 ● さらなる運動検査のための禁忌は今日において存在しない。 ● 疼痛は近位趾節間関節で生じる。 ● 低可動（伸展−20°） ● 最終域での緊張で、わずかな疼痛を発生させる関節包靭帯。
試験的治療	● グレードⅠ・Ⅱの範囲内における疼痛を緩和させる間欠的な牽引、患者は5分間の試験的治療の後、疼痛の明らかな減少を認める。 ● その後グレードⅢにおける5分間の牽引を行うと、最終域での運動抵抗が弱まり、可動域もいくらか増加する。

続く▶

記録のヒント：練習例（続き）

趾節間関節（ハンマー・トゥを呈している右の第2足趾のPIP関節）	
生理学的診断	総括を参照
治療目標と予後を含めた治療計画	● 硬く弾力性のあるエンドフィールが得られるまでさらに疼痛を緩和させる牽引の実行。その後グレードⅢにおけるモビリゼーション牽引。 ● 治療目標：疼痛のない生理的可動性。 （補足する）検査と治療テクニックについてはさらに専門的なコースを受講のこと。）
治療経緯	
最終検査	

14.2　中足趾節関節

（中足趾節関節　Articulationes metatarsophangeales pedis）

14.2.1　解剖学

関節タイプ：　　顆状関節、変化した卵形
遠位関節面：　　凹面
弛緩肢位：　　　約10°の伸展位
固定肢位：　　　第1中足趾節関節　最大伸展位
　　　　　　　　第2から第5中足趾節関節　最大屈曲位
関節包パターン：全ての方向への制限、特に屈曲が多い

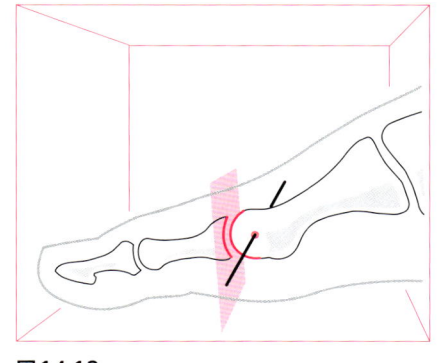

図14.13

14.2.2 回旋運動検査

■ **両側比較における自動運動**

患者は両足部の足趾を同時に屈曲へ、その次に伸展へ動かし、そして最後に足趾を拡げ（外転）、閉じるよう動かす（内転）。

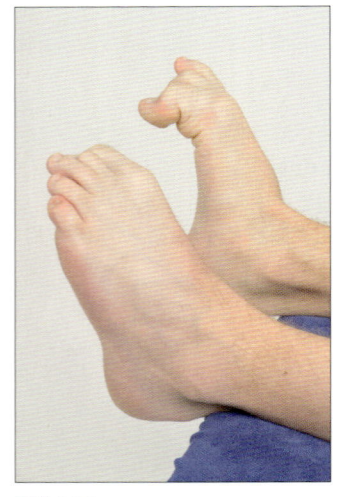

図 14.14

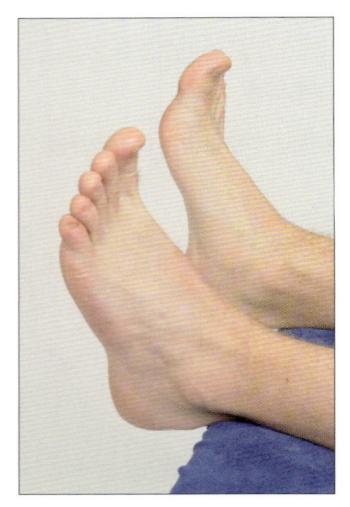

図 14.15

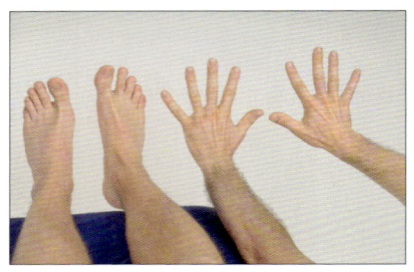

図 14.16

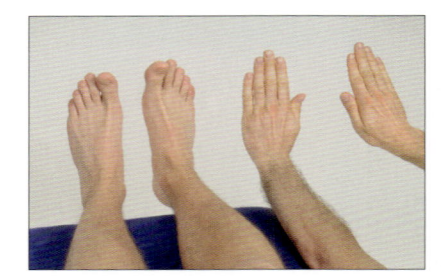

図 14.17

■ **個別の自動・他動運動検査（量と質）**

a) ゼロポジションからの**屈曲**：
- セラピストは中足骨を固定し、患者に足趾を自動で曲げるよう指示する。
- そしてセラピストは趾節骨を把持し、他動でさらに動くかどうか検査する。
- 最後にセラピストは趾節骨をゼロポジションから可動域全体を通して他動で動かし、エンドフィールを確かめる。

生理的エンドフィール：
硬く弾力性あり

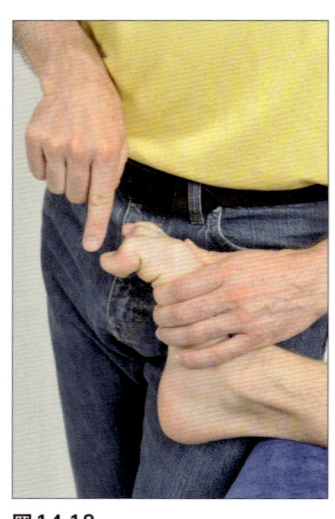

図 14.18

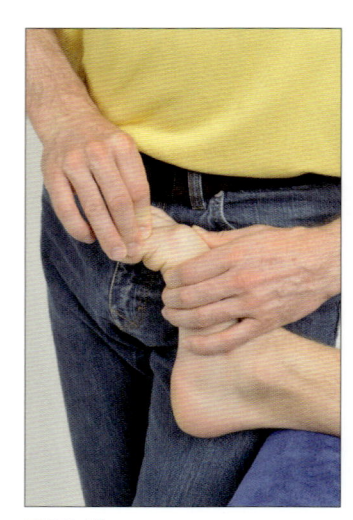

図 14.19

14.2 中足趾節関節

b) ゼロポジションからの**伸展**：
- セラピストは中足骨を固定し、患者に足趾を自動で伸ばすよう指示する。
- そしてセラピストは趾節骨を把持し、他動でさらに動くかどうか検査する。
- 最後にセラピストは趾節骨をゼロポジションから可動域全体を通して他動で動かし、エンドフィールを確かめる。

生理的エンドフィール：
硬く弾力性あり

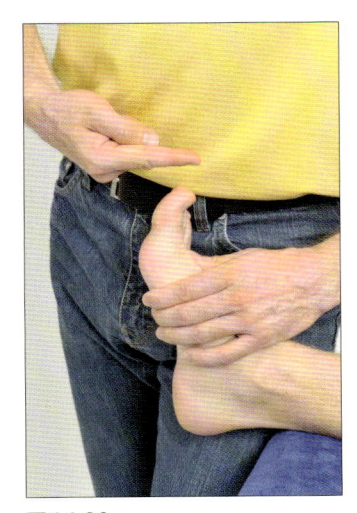

図14.20 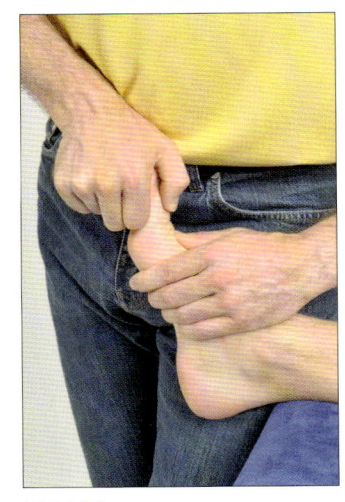　　図14.21

c) ゼロポジションからの**外転**：
- セラピストは中足骨を固定し、患者に足趾を自動で拡げるよう指示する。
- そしてセラピストは趾節骨を把持し、他動でさらに動くかどうか検査する。
- 最後にセラピストは趾節骨をゼロポジションから可動域全体を通して他動で動かし、エンドフィールを確かめる。

生理的エンドフィール：
硬く弾力性あり

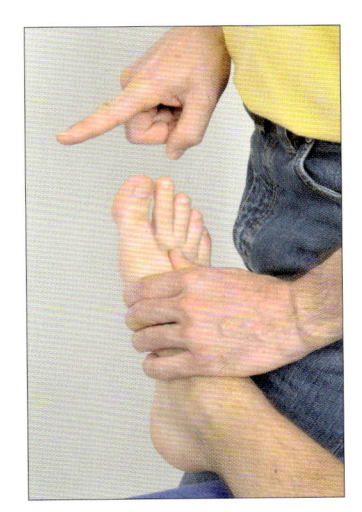

図14.22 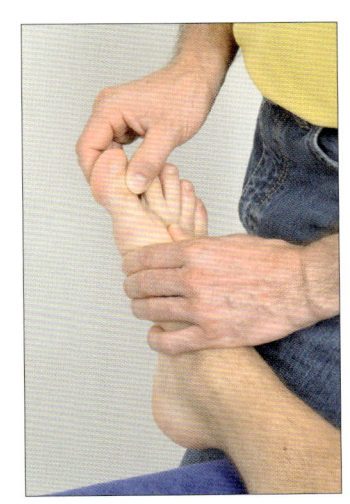　　図14.23

d) ゼロポジションからの**内転**：
- セラピストは中足骨を固定し、患者に足趾を自動で足部中央、つまり内転の方向へ動かすよう指示する。
- そしてセラピストは趾節骨を把持し、他動でさらに動くかどうか検査する。
- 最後にセラピストは趾節骨をゼロポジションから可動域全体を通して他動で動かし、エンドフィールを確かめる。

生理的エンドフィール：
硬く弾力性あり

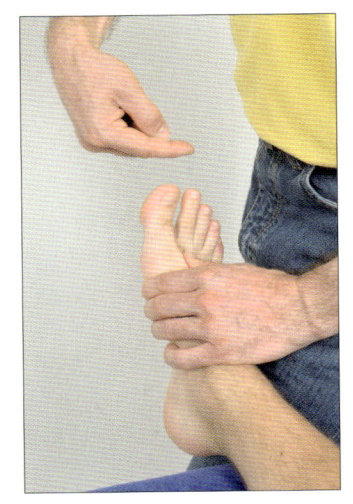

図14.24 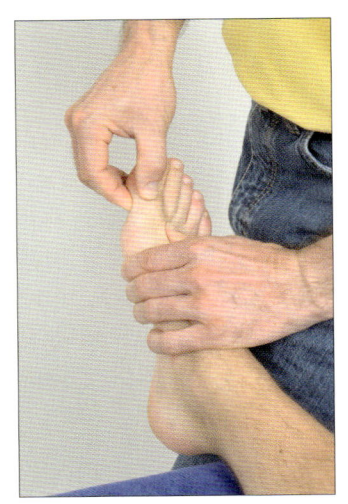　　図14.25

14.2.3 並進運動検査

a) 弛緩肢位からの**牽引**：
セラピストは中足骨を固定し、趾節骨頭を把持し、治療平面に対して直角に引く。背側に位置する母指は、関節腔における運動を触診できる。
生理的エンドフィール：
硬く弾力性あり

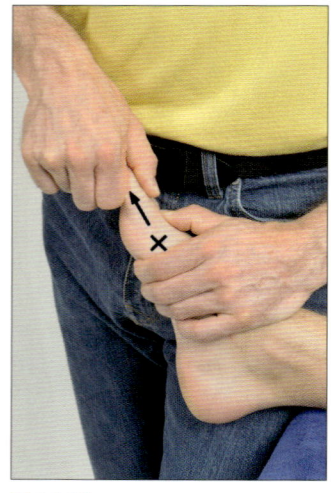

図14.26

b) 弛緩肢位からの**圧迫**：
セラピストは中足骨を固定し、遠位指節骨を把持し、治療平面に対し直角に押す。
生理的エンドフィール：
骨性

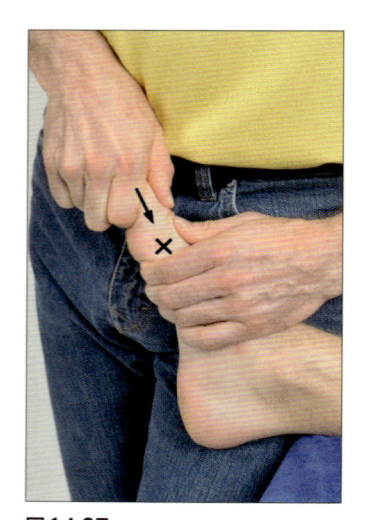

図14.27

14.2.4 関節包靭帯低可動に対する治療

患者の足部はいくらか先端部を高くして三角台によって支えられる。中足骨は三角台の先に置かれ、関節腔が角から突き出る。セラピストは近位の手で三角台に対して中足骨を母指球で固定する。遠位の手は指節骨頭を把持し、牽引を行う。

❗ 汗をかいた手指が滑ることを避けるために、足趾とセラピストの手の間にティッシュを挟むことが推奨される。

❗ 疼痛を和らげる牽引は試験的把持においても実行できる。

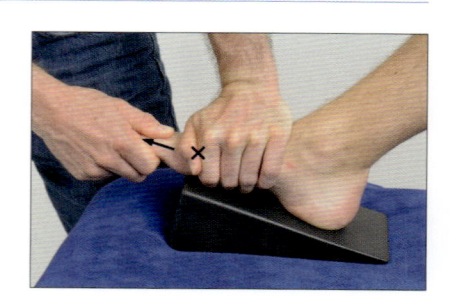

図14.28

記録のヒント：練習フォーマット

	中足趾節関節					
症 状						
症状を変化させる方向						
禁 忌	神経系： その他：					
症状を変化させる関節						
隣接関節の一般的評価						
両側比較における自動運動						
個別の回旋運動検査	自動	他動でさらに	他動	エンドフィール	症状または疼痛	コメント
● 屈曲						
● 伸展						
● 外転						
● 内転						
並進運動テスト	量	質	エンドフィール	症状または疼痛		コメント
● 牽引						
● 圧迫						
総 括 ポイント： ● 症状 ● 方向 ● 禁忌 ● 領域（関節） ● 低活動、過活動、または生理的に可動 ● 構造：筋肉または関節その他	テキスト：					
試験的治療						
理学療法的診断						
治療目標と予後を含めた治療計画						
治療経緯						
最終検査						

記録のヒント：練習例

第1足趾の中足趾節関節（右の外反母趾）					
症 状	歩行時に第1足趾に疼痛発生				
症状を変化させる方向	伸展、わずかに外転および内転				
禁 忌	神経系：所見なし その他：所見なし				
症状を変化させる関節	右の第1足趾の中足趾節関節				
隣接関節の一般的評価	他の足趾もわずかに突き立てるような足趾ポジションを呈し、 左の第1足趾も外反母趾ポジションを呈す				
両側比較における自動運動	右の第1足趾は内転位にあり、自動外転はできない。				
個別の回旋運動検査	自動	他動でさらに	他動	エンドフィール	症状または疼痛	コメント
● 屈曲	約30°	<5°	わずかに摩擦の感覚	硬く弾力性あり		
● 伸展	約30°	<5°	わずかに摩擦の感覚	硬く弾力性あり	最終域でわずかに疼痛	
● 外転	約−20°	<5°	わずかに摩擦の感覚、早過ぎる第一停止感	非常に硬く弾力性あり	最終域でわずかに疼痛	
● 内転	0°	約30°	わずかに摩擦の感覚	硬く弾力性あり	最終域でわずかに疼痛	
並進運動テスト	量	質	エンドフィール	症状または疼痛	コメント
● 牽引	明らかに低可動2	硬い運動抵抗	非常に硬く弾力性あり	最終域で疼痛が少しあり	
● 圧迫	所見なし	所見なし	所見なし	所見なし	

総 括 ポイント： ● 症状 ● 方向 ● 禁忌 ● 領域（関節） ● 低活動、過活動、または生理的に可動 ● 構造：筋肉または関節その他	テキスト： ● 右の第1母指の外反母趾ポジションが-20°となる異常ポジション、最終域におけるわずかな疼痛を生じさせる運動制限。 ● 制限は特に外転時に該当するが、伸展と内転においても制限は生じる。伸展は最も疼痛が生じる方向である。 ● さらなる運動検査のための禁忌は今日において存在しない。 ● 疼痛は中足趾節関節から生じる。 ● 関節包靱帯の低可動 ● 摩擦の感覚は、軟骨変形の発症を推測させる。
試験的治療	導入的な、グレードⅠ・Ⅱにおける疼痛を緩和させる間歇的な牽引の後、5分間にわたるグレードⅢのモビリゼーション牽引が行われる。患者は第1足趾に軽い感覚を覚え、運動最終域は他動でより少ない運動抵抗で達せられる。

続く▶

14.3 中足関節

記録のヒント：練習例（続き）

第1足趾の中足趾節関節（右の外反母趾）	
生理学的診断	総括を参照
治療目標と予後を含めた治療計画	● 短い疼痛緩和牽引の導入の後、引き続きグレードⅢにおけるモビリゼーション牽引。 ● 治療目標：疼痛のない生理的可動性。 **（補足する検査と治療テクニックについてはさらに専門的なコースを受講のこと。）**
治療経緯	
最終検査	

14.3 中足関節

（中足間関節　Articulationes intermetatarsales、足根中足関節　Articulations tarsometatarsales）

14.3.1 解剖学

関節タイプ：
- 遠位中足間関節：靱帯結合
  関節面：本来の関節面は存在しない
- 第2から第5近位中足間関節：半関節
  関節面：不規則な小さい湾曲、MTでは凹面とみなす
- 第1から第5足根中足関節：半関節
  遠位の関節面：不規則な小さい湾曲、MTでは凹面とみなす

弛緩肢位：　記述なし
固定肢位：　記述なし
関節包パターン：特に記載されないが、足根中足関節については全ての方向に対して一様の制限が生じる

> ❗ 運動は全ての三つの関節で同時に発生する。後足部に対して前足部の一般的な運動は回内・回外であり、そこでは足部の外縁または内縁が持ち上がる。これは足根関節と中足関節で生じ、例えば平らではない地面を歩行する際など他動で生じる。自動運動において、回内は距骨下関節における外反とともに、回外は内反とともに起こる。この臨床における専門用語使用は、回内と回外とともに距骨下関節の運動が記される点において、解剖学に関する文献とは異なる（Rauber and Kopsch 1987）。中足関節は足根関節と距骨下関節とともに足部のアーチを形成する。これは特に安定していなければならない。可動域の拡大のための、グレードⅢにおける中足部の伸張モビリゼーションが示されることは少ない。

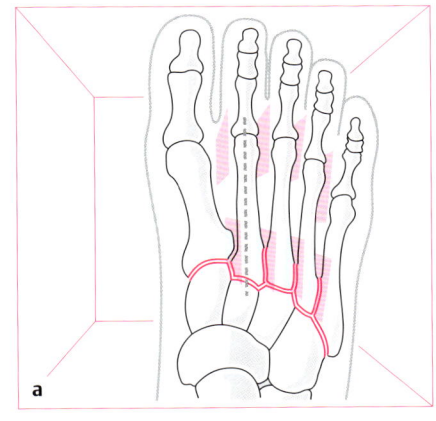

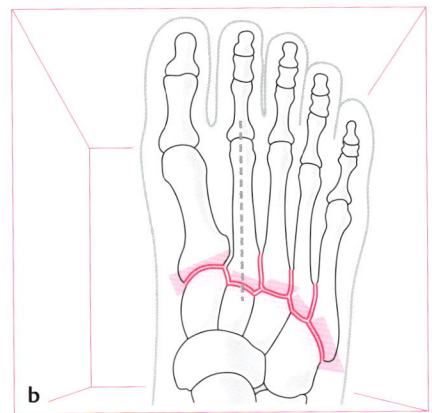

図 14.29 a, b

メモ
治療平面は足背に対してほぼ垂直である。

14.3.2 回旋運動検査

■ 両側比較における自動運動

足部アーチを強調させ、平らにすることは多くの人にとって不慣れな運動であり、明確な可動域を目視することは珍しい（そのため写真はない）。セラピストは患者にこれらを要求し、場合によっては生じる運動を比較する。

もし自動運動ができなければ、他動運動を行う。

■ 個別の自動・他動運動検査（量と質）

a) 足部アーチの**強調**：
- セラピストは患者に足部アーチを**自動**で強調するよう指示する。
- セラピストは第2中足骨を足底から両手の中指で支え、母指で第1中足骨と第5中足骨を足背から足底へ押し、運動が他動でさらに行われるか確認する。
- 最後に、セラピストは同じ方法で、ゼロポジションから全可動域を通して他動で足部アーチを動かし、エンドフィールを確認する。

生理的エンドフィール：
硬く弾力性あり

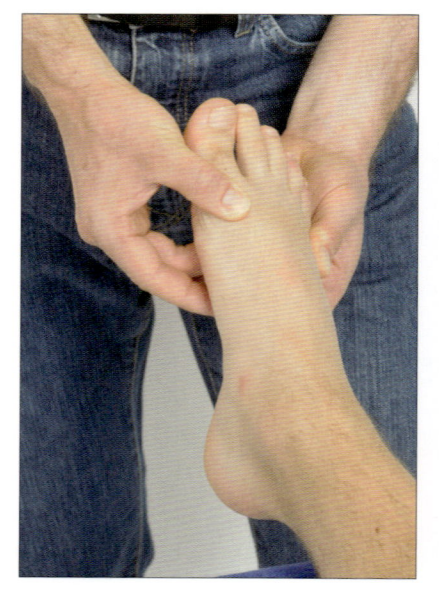

図14.30

b) 足部アーチの**平坦化**：
- セラピストは患者に足部アーチを自動で平らにするよう指示する。
- セラピストは両母指で第2中足骨を足背から支え、中指で第1中足骨と第5中足骨を足底から足背へ押し、運動が他動でさらに行われるか確認する。
- 最後に、セラピストは同じ方法で、ゼロポジションから全可動域を通して他動で足部アーチを動かし、エンドフィールを確認する。

生理的エンドフィール：
硬く弾力性あり

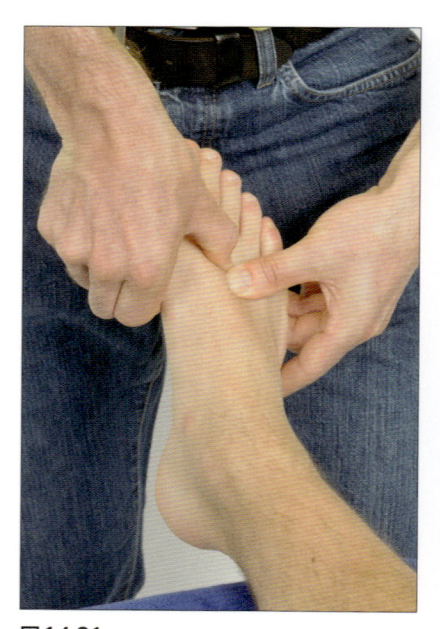

図14.31

14.3 中足関節

c) **中足間関節の個々の運動：**

セラピストは患者の足部に向かって片膝立ち位で、腓骨側の手で第2中足骨を固定し、脛骨側の手で第1中足骨を他動で足底・足背へ動かし、エンドフィールを確認する。

そして脛骨側の手で、安定した足長軸を形成する第2中足骨を固定し、腓骨側の手は第3中足骨を足底・背側へ動かす。同様に第4中足骨を第3中足骨に対し、また第5中足骨を第4中足骨に対して動かす。

中足骨頭遠位の把持においては、特に靭帯結合が検査される。中足骨底近位の把持は、中足間関節近位における並進滑りを作用させる。実際に即した検査手順の理由から、このテストはここで一緒に行う。

これら全ての運動において、足根中足関節における屈曲と伸展の方向への共同運動が生じる。

生理的エンドフィール：
硬く弾力性あり

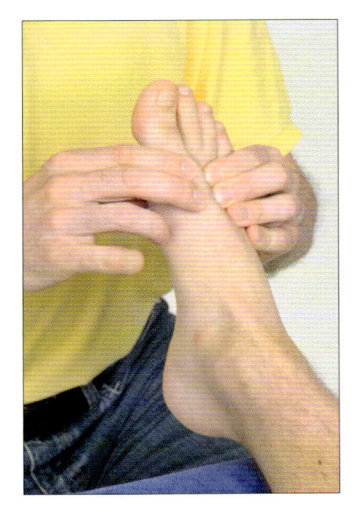

図14.32

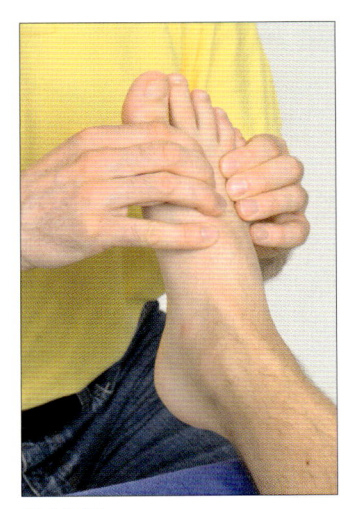

図14.33

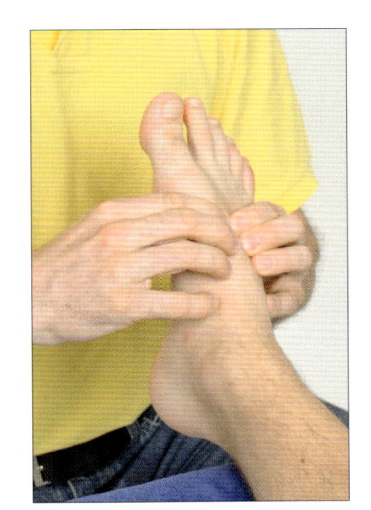

図14.34

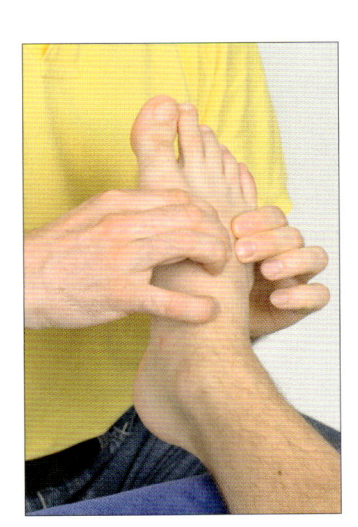

図14.35

d) **足根中足関節における屈曲と伸展：**

セラピストは足根骨（内側、中間、外側楔状骨、または立方骨）を固定し、相応する中足骨を他動で足底へ屈曲に、足背へ伸展させるよう動かし、その都度エンドフィールを確認する。その際、共同運動として中足間関節において滑りが生じる。

生理的エンドフィール：
硬く弾力性あり

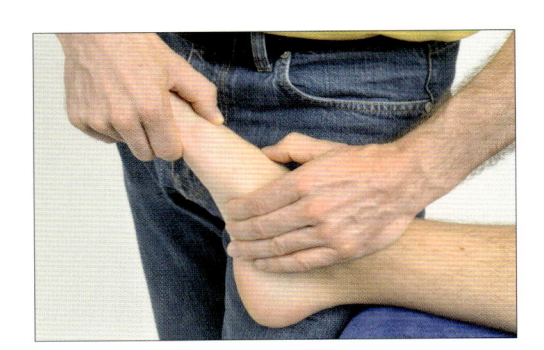

図14.36

14.3.3 並進運動検査

a) **足根中足関節における牽引：**
セラピストは近位の手の母指と示指で相応する足根骨（内側、中間、外側楔状骨、または立方骨）を固定し、遠位の手の母指と示指で相応する中足骨頭を把持し、それを治療平面から直角に引っ張る。足背に置いた母指で関節腔の運動を確認する。
生理的エンドフィール：
硬く弾力性あり

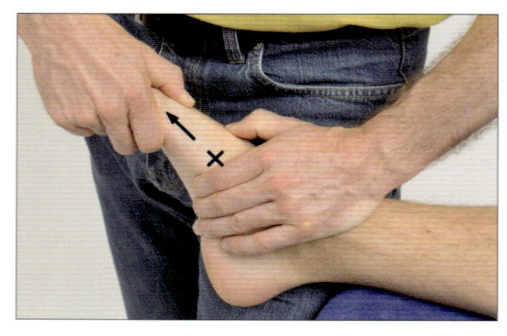

図14.37

b) **足根中足関節における圧迫：**
セラピストは近位の手の母指と示指で相応する足根骨（内側、中間、外側楔状骨、または立方骨）を固定し、遠位の手の母指と示指で相応する中足骨頭を把持し、それを治療平面に対し直角に押す。
生理的エンドフィール： 骨性

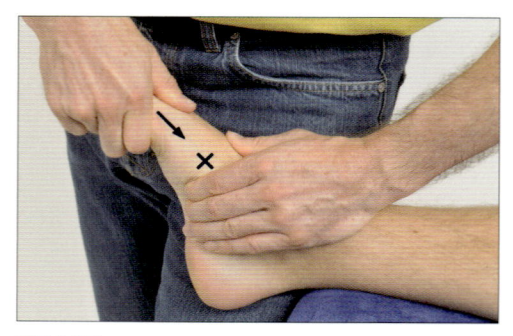

図14.38

c) **中足間関節の圧迫：**
セラピストは両手で脛骨側と腓骨側から中足部を把持し、第1中足骨から第5中足骨まで治療平面に対して直角に押し付ける。圧迫は遠位または近位を強調して行うことができる。正確な症状局在診断のために疼痛を誘発させるには、個々の中足骨の間を圧迫することもできる。
中足間関節近位における並進滑りについては、この関節における前述の個々の運動を参照すること。
生理的エンドフィール： 骨性

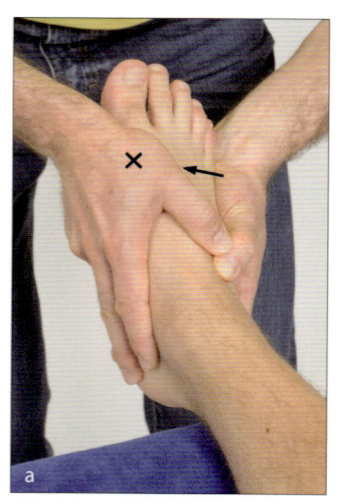

図14.39 a, b

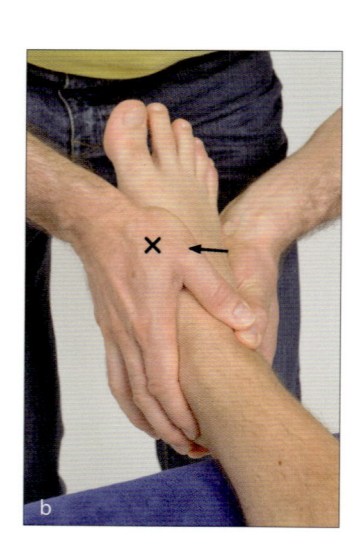

14.3.4 関節包靭帯低可動に対する治療

■ 足根中足関節のモビリゼーション

患者の足部は、いくらか先端部を高くして三角台によって支えられる。固定すべき足根骨（内側楔状骨）を三角台の先に置き、足根中足関節の関節腔が角から突き出るようにする。セラピストの手は三角台に対して内側楔状骨を母指球で固定する。遠位の手の母指と示指で第1中足骨頭を把持し、治療平面に対して直角に牽引を行う。

> ❗ 疼痛を緩和させる牽引は試験的把持の際に導入することができる。

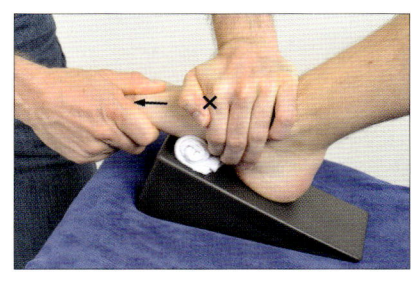

図14.40

■ 中足間関節のモビリゼーション

患者の足部は、いくらか先端部を高くして三角台によって支えられる。固定すべき中足骨（例えば第2中足骨）を三角台の先に置き、動かすべき中足骨（例えば第1中足骨）が角から突き出るようにする。セラピストは腓側の手で三角台に対して第2中足骨を母指球で固定する。脛骨側の手は第1中足間関節を把持し、母指球の圧力を使って足底に向かってモビリゼーションを行う。

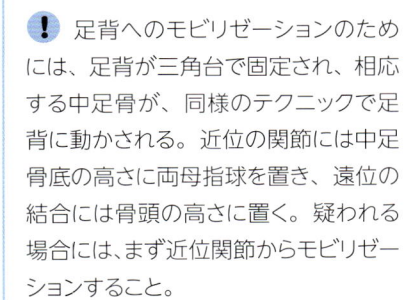

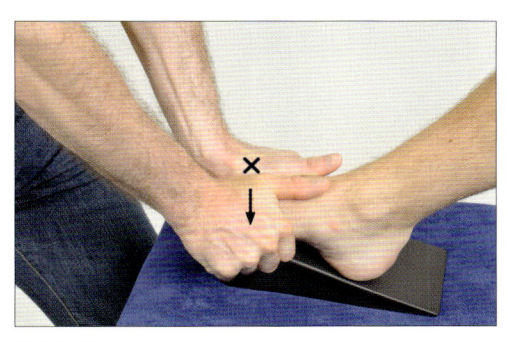

図14.41

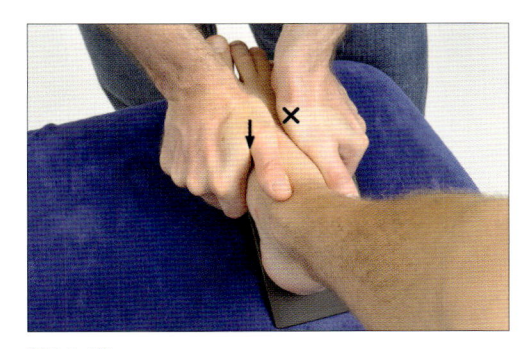

> ❗ 足背へのモビリゼーションのためには、足背が三角台で固定され、相応する中足骨が、同様のテクニックで足背に動かされる。近位の関節には中足骨底の高さに両母指球を置き、遠位の結合には骨頭の高さに置く。疑われる場合には、まず近位関節からモビリゼーションすること。

図14.42

> ❗ 疼痛を緩和させるために、関節包の緩んだ範囲内において、試験的把持とともに個別運動を行うことができる。

足根間関節においては、個々の骨を並進的に互いに動かすことができる。このテクニックは参考文献で紹介されている。

記録のヒント：練習フォーマット

中足関節	
症 状	
症状を変化させる方向	
禁 忌	神経系： その他：
症状を変化させる関節	
隣接関節の一般的評価	

両側比較における自動運動					
個別の回旋運動検査	自動	他動でさらに	他動	エンドフィール	症状または疼痛	コメント
● 足部アーチの強調						
● 足部アーチの平坦化						
● 中足骨間関節の個別運動						
● 足根中足関節における屈曲						
● 足根中足関節における伸展						

並進運動テスト	量	質	エンドフィール	症状または疼痛	コメント
● 足根中足関節における牽引					
● 足根中足関節における圧迫					
● 中足間関節における圧迫					

総括
ポイント：
- 症状
- 方向
- 禁忌
- 領域（関節）
- 低活動、過活動、または生理的に可動
- 構造：筋肉または関節その他

テキスト：

続く▶

記録のヒント：練習フォーマット（続き）

	中足関節
試験的治療	
理学療法的診断	
治療目標と予後を含めた治療計画	
治療経緯	
最終検査	

記録のヒント：練習例

足の趾節間関節 (右の第２中足骨骨折による４週間にわたるギプス固定後の疼痛)					
症状	右の中足部における歩行時疼痛				
症状を変化させる方向	足部アーチの平坦化				
禁忌	神経系：所見なし その他：所見なし				
症状を変化させる関節	右の第１足根中足関節				
隣接関節の一般的評価	右足部全体が「硬く」、左足部より可動性が少ない。				
両側比較における自動運動	左足部のアーチは、右よりも他動で可動的で、両足部の足部アーチの自動運動は不可能である。				
個別の回旋運動検査	自動	他動でさらに	他動	エンドフィール	症状または疼痛	コメント
● 足部アーチの強調	ほぼできない	わずか	運動抵抗の増加	硬いが弾力性は少ない		
● 足部アーチの平坦化	ほぼできない	わずか	運動抵抗の増加	硬いが弾力性は少ない	少し疼痛あり	
● 中足骨間関節の個別運動	ほぼできない	少し	わずかに運動抵抗の増加	生理的よりも少し硬い		
● 足根中足関節における屈曲	わずか	わずか	運動抵抗の増加	非常に硬いが弾力性は少ない		
● 足根中足関節における伸展	わずか	わずか、最終域では疼痛を訴える	運動抵抗の増加	非常に硬いが弾力性は少ない	最終域で少し疼痛あり	
並進運動テスト	量	質		エンドフィール	症状または疼痛	コメント
● 足根中足関節における牽引	低可動２	運動抵抗の増加		非常に硬いが弾力性は少ない	最終域で疼痛が少しあり	
● 足根中足関節における圧迫	所見なし	所見なし		骨性	所見なし	
● 中足間関節における圧迫	所見なし	所見なし		骨性	所見なし	

総括
ポイント：
● 症状
● 方向
● 禁忌
● 領域(関節)

テキスト：
● 右の中足部に歩行時痛
● 足部アーチの平坦化と足根中足関節の伸展
● さらなる運動検査のための禁忌は今日において存在しない。

続く▶

記録のヒント：練習フォーマット（続き）

<table>
<tr><th colspan="2">足の趾節間関節
（右の第2中足骨骨折による4週間にわたるギプス固定後の疼痛）</th></tr>
<tr><td>総括
ポイント：
● 低活動、過活動、または
　生理的に可動
● 構造：筋肉または関節その他</td><td>テキスト：
● 症状は第1足根中足関節と関連し、わずかに疼痛をともなう低可動を理由としている。
● 関節包靱帯</td></tr>
<tr><td>試験的治療</td><td>● およそ5分程度の、グレードⅠ・Ⅱにおける疼痛を緩和させる間歇的な牽引の後、患者は歩行時の疼痛の緩和を認める。
● その後グレードⅢにおける5分間の牽引を行うと、さらに歩行時疼痛が減少し、他動運動における運動抵抗も少なくなったようにみえる。</td></tr>
<tr><td>生理学的診断</td><td>上記参照</td></tr>
<tr><td>治療目標と予後を含めた治療計画</td><td>● 疼痛緩和の牽引を続け、疼痛が減少したら、グレードⅢにおけるモビリゼーション牽引を実行。
● 治療目標：疼痛のない生理的可動性。
（補足する検査と治療テクニックについてはさらに専門的なコースを受講のこと。）</td></tr>
<tr><td>治療経緯</td><td></td></tr>
<tr><td>最終検査</td><td></td></tr>
</table>

14.4　距骨下関節

（距骨下関節　Articulatio subtalaris、距踵舟関節　Articulatio talocalcaneonavicularis）

14.4.1　解剖学

関節タイプ：　　● 距骨下関節：蝶番関節
　　　　　　　　　　遠位関節面：凸面
　　　　　　　　● 距踵舟関節：球関節
　　　　　　　　　　遠位関節面：凹面
弛緩肢位：　　　外反と内反の中間位
固定肢位：　　　最大内反位
関節包パターン：記述なし

メモ
診療において使われる治療平面というのは、共通する治療平面として関節腔前後の面の間のことを指す。

⚠ 距骨下関節は立位の前頭面において自動で安定されなくてはならない。これが十分達せられないと、外反足または内反足が生じる。

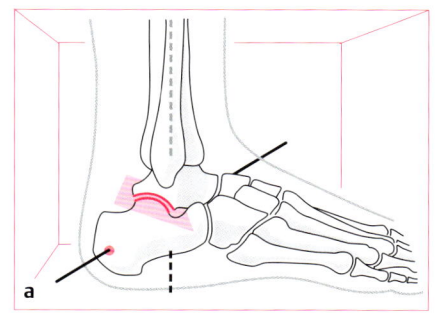

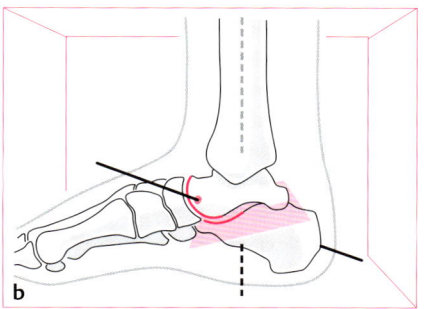

図14.43 a, b

14.4.2 回旋運動検査

■ 両側比較における自動運動

患者は両足部を内反・外反の方向へ動かす（セラピストは示指を使って運動方向を示す）。

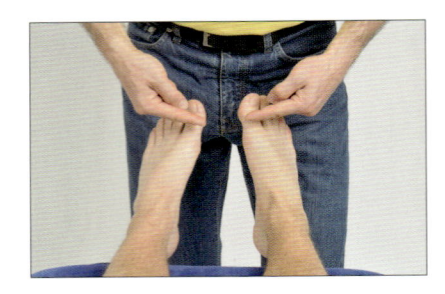

図14.44

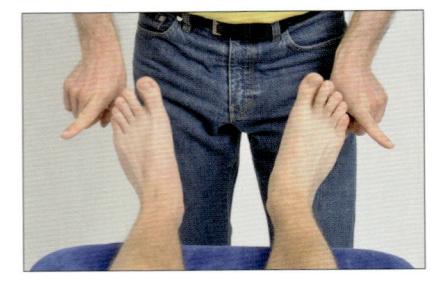

図14.45

■ 個別の自動・他動運動検査（量と質）

a) ゼロポジションからの**内反**：
- セラピストは距骨と下腿骨を固定し、患者に足部をセラピストの示指の方向、内反へ自動運動させるよう指示する。
- そしてセラピストは踵骨を把持し、運動がさらに他動で行えるか検査する。
- 最後にセラピストは踵骨をゼロポジションから全可動域を通して他動で動かし、エンドフィールを確認する。

生理的エンドフィール：
硬く弾力性あり

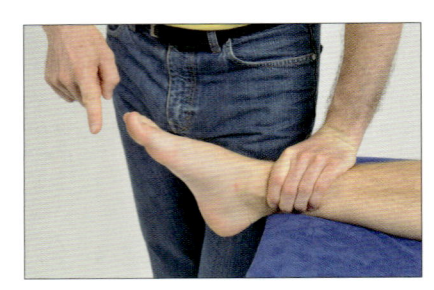

図14.46

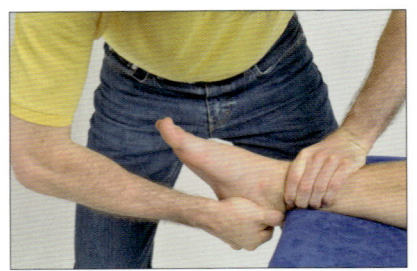

図14.47

b) ゼロポジションからの**外反**：
- セラピストは距骨を固定し、患者に足部をセラピストの示指の方向、外反へ自動運動させるよう指示する。
- そしてセラピストは踵骨を把持し、運動がさらに他動で行えるか検査する。
- 最後にセラピストは踵骨をゼロポジションから全可動域を通して他動で動かし、エンドフィールを確認する。

生理的エンドフィール：
硬く弾力性あり

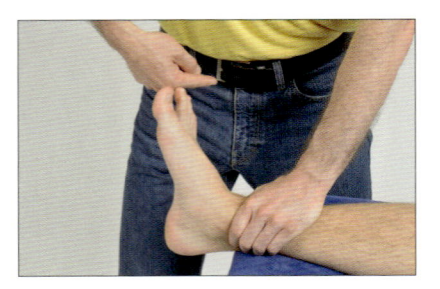

図14.48

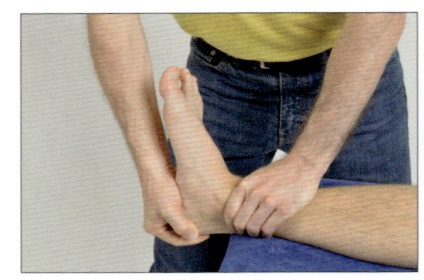

図14.49

14.4 距骨下関節　87

14.4.3 並進運動検査

a) 弛緩肢位からの**牽引**：
セラピストは距骨を固定して踵骨を把持し、治療平面に対して直角に引っ張る。近位の手の示指は距骨後突起の内側結節と踵骨の間の運動を触診する。

生理的エンドフィール：
硬く弾力性あり

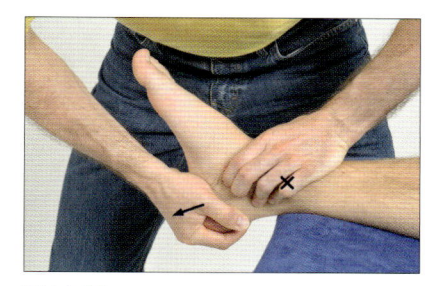

図14.50

b) 弛緩肢位からの**圧迫**：
セラピストは台に対して下腿を固定し、それを通して距骨も安定させ、踵骨を治療平面に対して直角に押す。

> ❗ 距骨の固定は、下腿骨の固定なしには不可能である。圧迫においては、距腿関節もテストされる。もし立位において負荷が症状を引き起こすのであれば、臥位が示される。

生理的エンドフィール：
骨性

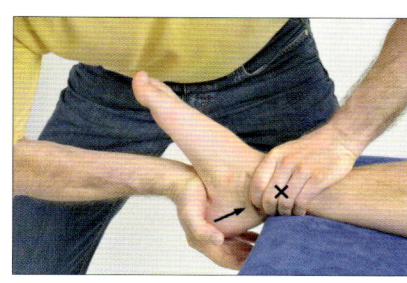

図14.51

14.4.4 関節包靱帯低可動に対する治療

患者は腹臥位となり、セラピストは外側の手を距骨頚に当て、距骨を把持する。内側の手で踵骨を治療平面から直角に引っ張る。

> ❗ 疼痛緩和の牽引は試験的把持においても実行できる。

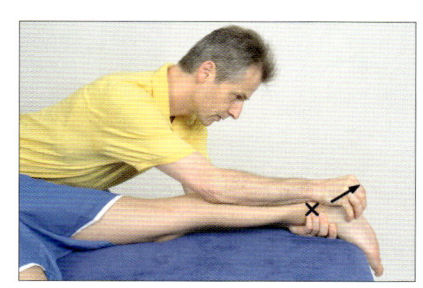

図14.52

記録のヒント：練習フォーマット

距骨下関節						
症 状						
症状を変化させる方向						
禁 忌	神経系： その他：				
症状を変化させる関節						
隣接関節の一般的評価						
両側比較における自動運動						
個別の回旋運動検査	自動	他動で さらに	他動	エンド フィール	症状 または疼痛	コメント
● 内反						
● 外反						
並進運動テスト	量	質		エンドフィール	症状 または疼痛	コメント
● 牽引						
● 圧迫						
総括 ポイント： ● 症状 ● 方向 ● 禁忌 ● 領域(関節) ● 低活動、過活動、または 　生理的に可動 ● 構造：筋肉または関節その他	テキスト：				
試験的治療						
理学療法的診断						
治療目標と予後を含めた治療計画						
治療経緯						
最終検査						

記録のヒント：練習例

距骨下関節 (右の内反捻挫による２週間にわたる固定後の５週間続く疼痛)					
症状	右の距骨下関節における疼痛				
症状を変化させる方向	内反				
禁忌	神経系：所見なし その他：所見なし				
症状を変化させる関節	右の距骨下関節				
隣接関節の一般的評価	右の足部関節における全般的な可動性減少				
両側比較における自動運動	左に比べて右の距骨下関節における内反は明らかに制限され、外反の相違はあまり認められない。				
個別の回旋運動検査	自動	他動でさらに	他動	エンドフィール	症状または疼痛	コメント
● 内反	20°	約10°	柔らかい運動抵抗	硬い	最終域で疼痛が少しあり	
● 外反	10°	約10°	所見なし	硬く弾力性あり		
並進運動テスト	量	質	エンドフィール	症状または疼痛	コメント	
● 牽引	低可動2	柔らかい運動抵抗	わずかに硬い	最終域で疼痛が少しあり		
● 圧迫	所見なし	所見なし	骨性	所見なし		
総括 ポイント： ● 症状 ● 方向 ● 禁忌 ● 領域（関節） ● 低活動、過活動、または 　生理的に可動 ● 構造：筋肉または関節その他	テキスト： ● 疼痛 ● 内反で生じる ● さらなる運動検査のための禁忌は今日において存在しない。 ● 症状は距骨下関節で生じる。 ● 他動で30°と低可動 ● 制限され疼痛をともなう関節包				
試験的治療	● グレードⅠ・Ⅱにおける疼痛を緩和させる間歇的な牽引を行うと、５分後には疼痛は消える。 ● その後グレードⅢにおける５分間の牽引を行うと、可動域がわずかに増加する。				
理学療法的診断	上記参照				
治療目標と予後を含めた治療計画	● グレードⅠ・Ⅱにおける疼痛緩和の牽引を続け、グレードⅢにおけるモビリゼーション牽引の実行。 ● 治療目標：疼痛のない生理的可動性。 **（補足する検査と治療テクニックについてはさらに専門的なコースを受講のこと。）**				
治療経緯					
最終検査					

14.5 距腿関節

（距腿関節　Articulatio talocruralis）

14.5.1 解剖学

関節タイプ：　　　蝶番関節、変化した鞍形
遠位の関節面：　　凸面
弛緩肢位：　　　　10°の底屈位
固定肢位：　　　　最大背屈位
関節包パターン：底屈＞背屈

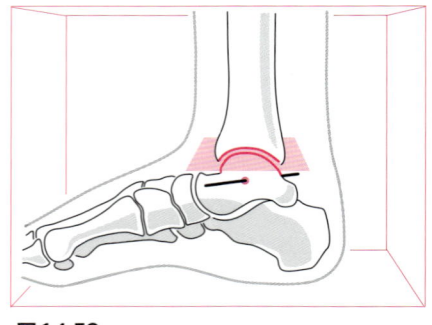

図14.53

14.5.2 回旋運動検査

■ 両側比較における自動運動

患者は両足部を最大底屈・背屈に動かす。

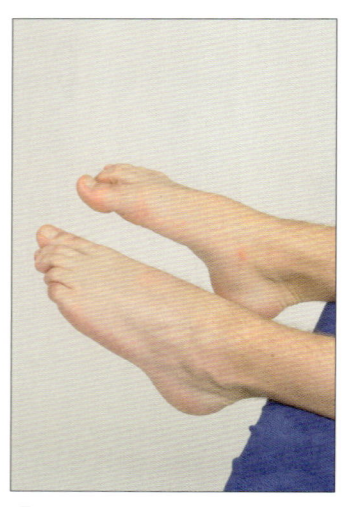

図14.54 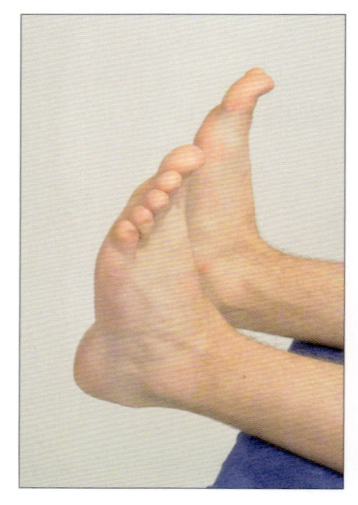　　　図14.55

■ 個別の自動・他動運動検査（質と量）

a) ゼロポジションからの**底屈**：
- セラピストは台に対して下腿を固定し、患者につま先を最大底屈させるため、下へ自動運動するよう指示する。
- そしてセラピストは足背から距骨頸を把持し、運動が他動でさらに可能か確認する。
- 最後にセラピストは距骨を把持し、ゼロポジションから全可動域

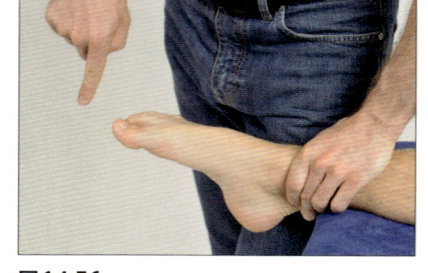

図14.56　　　図14.57

を通して他動運動させ、エンドフィールを確認する。

生理的エンドフィール：
硬く弾力性あり

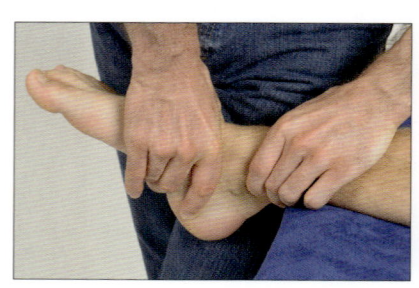

b) ゼロポジションからの**背屈**：
セラピストは台に対して下腿を固定し、患者につま先を最大背屈させるため、上へ自動運動するよう指示する。
- そしてセラピストは足底から載距突起、底側距舟靱帯に向かって把持し、この点を通して距骨頭を足背へ押し、運動が他動でさらに可能か確かめる。より力を調達したい場合は、セラピストは肘を自らの骨盤で支えることができる。
- 最後にセラピストは距骨を把持し、ゼロポジションから全可動域を通して他動運動させ、エンドフィールを確認する。

生理的エンドフィール：
硬く弾力性あり

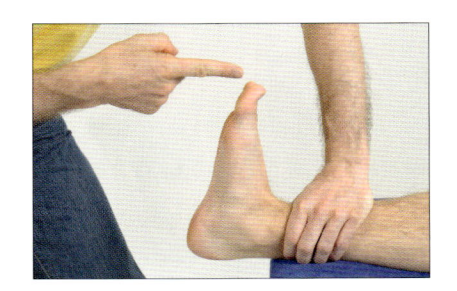

図14.58

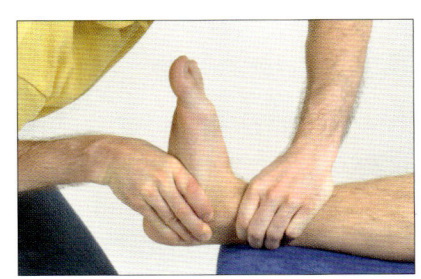

図14.59

ゼロポジションにおける安定性検査

セラピストは台に対して下腿を固定し、遠位の手で第2中足骨頭を把持し、近位の手で距骨頭周りを脛骨側または腓骨側から把持し、関節を腓骨側、または脛骨側へ他動で動かすことができるか検査する。その際にエンドフィールも確認する。

> ❗ 安定性検査はどの関節ポジションでも実行可能である。特に距骨を包むくるぶしの安定性について情報をもたらす。この点については、下腿の章における脛腓靱帯結合の安定性テストも参照すること。

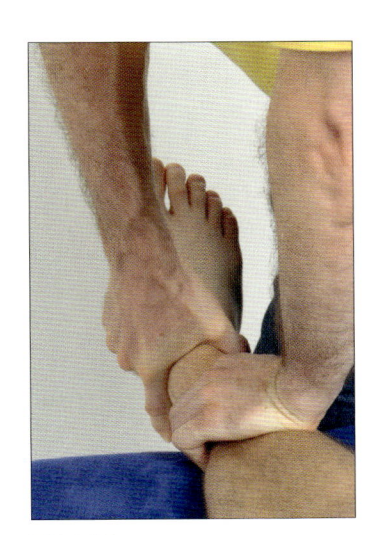

図14.60

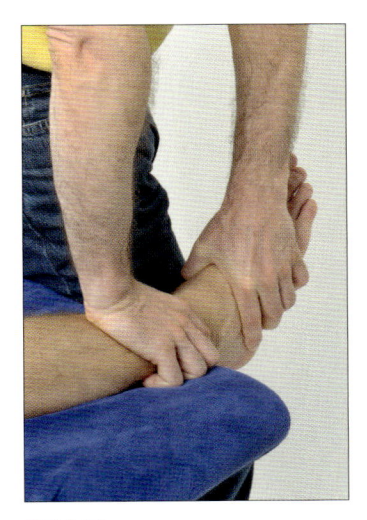

図14.61

14.5.3 並進運動検査

a)　弛緩肢位からの**牽引**：
　セラピストは外側の手で台に対して下腿を固定し、内側の手の小指の角で足背から距骨頸を把持する。内側の母指を足底に当て、距腿関節を弛緩肢位に保つ。内側の手の前腕は下腿長軸の延長上に位置し、距骨を治療平面に対して直角に引く。外側の手の示指は、内踝と距骨後突起の内側結節の間の運動を触診する。
生理的エンドフィール：
硬く弾力性あり

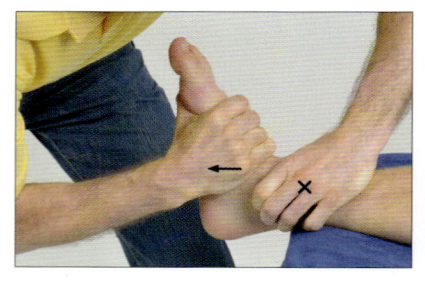

図14.62

b)　弛緩肢位からの**圧迫**：
　セラピストは台に対して下腿を固定し、踵骨を治療平面に対して直角に押す。

> ❗ このテクニックにおいて、同時に距骨下関節を圧迫することができる。立位における負荷が症状を発生させるのであれば、臥位が勧められる。

生理的エンドフィール：骨性

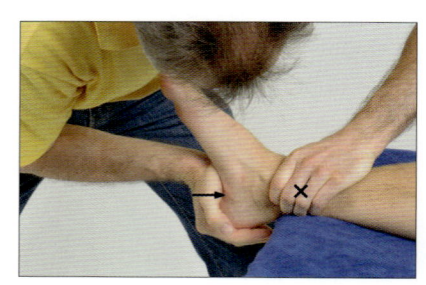

図14.63

14.5.4 関節包靭帯低可動に対する治療

　患者の下腿は治療台の先端部にベルトで固定される。セラピストは内側の手で牽引の際と同様に把持し、外側の手は内側の手を強化するために重ねて置く。両前腕は下腿長軸上に、互いに平行に位置し、距骨を治療平面に対して直角に引く。
　選択肢としてベルトを距骨頸とセラピストの骨盤に巻くことも可能である。身体を後方へ動かすことを通して、セラピストは無理な力を使わず牽引を行うことができる。

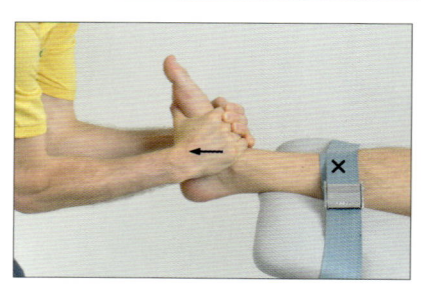

図14.64

> ❗ 疼痛緩和の牽引は試験的把持とともに行うこともできる。

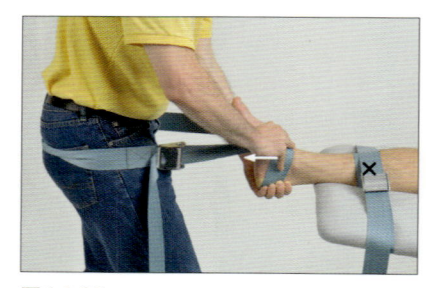

図14.65

> ❗ 距腿関節は脛腓靭帯結合と密接に関連している。特に最終域の回旋モビリゼーションを通して、距腿関節の低可動は靭帯結合における過可動を招くことがあり、それは回避しなければならない。

記録のヒント：練習フォーマット

距腿関節					
症 状						
症状を変化させる方向						
禁 忌	神経系： その他：				
症状を変化させる関節						
隣接関節の一般的評価						
両側比較における自動運動						
個別の回旋運動検査	自動	他動でさらに	他動	エンドフィール	症状または疼痛	コメント
● 底屈						
● 背屈						
安定性テスト	量	質	エンドフィール	症状または疼痛	コメント
● 腓骨側の開き					
● 脛骨側の開き					
並進運動テスト	量	質	エンドフィール	症状または疼痛	コメント
● 牽引					
● 圧迫					
総括 ポイント： ● 症状 ● 方向 ● 禁忌 ● 領域(関節) ● 低活動、過活動、または生理的に可動 ● 構造：筋肉または関節その他	テキスト：
試験的治療	
理学療法的診断	
治療目標と予後を含めた治療計画	
治療経緯	
最終検査	

94　14　四肢関節

記録のヒント：練習例

	距腿関節 （寝たきり後の尖足）					
症状	立ち上がり歩行するのが困難で、足部の疼痛と結び付いている。					
症状を変化させる方向	背屈					
禁忌	神経系：所見なし その他：所見なし					
症状を変化させる関節	両側の距腿関節					
隣接関節の一般的評価	下肢の全ての関節が、寝たきりの患者に特徴的な制限を呈す（屈曲拘縮）。					
両側比較における自動運動	両側におよそ-10°の制限された背屈					
個別の回旋運動検査	自動	他動でさらに	他動	エンドフィール	症状または疼痛	コメント
● 底屈	40°	約10°	所見なし	硬く弾力性あり		
● 背屈	−10°	＜5°	運動抵抗の増加	最初は柔らかくブレーキがかかり、その後非常に硬く弾力性あり	最大最終域で疼痛を訴える	テストでは膝がわずかに屈曲している
安定性テスト	量	質		エンドフィール	症状または疼痛	コメント
● 腓骨側の開き	所見なし	所見なし		硬く弾力性あり	所見なし	
● 脛骨側の開き	所見なし	所見なし		硬く弾力性あり	所見なし	
並進運動テスト	量	質		エンドフィール	症状または疼痛	コメント
● 牽引	低可動2	硬い運動抵抗		非常に硬く弾力性あり	所見なし	現状の弛緩肢位である約20°にてテスト
● 圧迫	所見なし	所見なし		骨性	所見なし	

総括 ポイント： ● 症状 ● 方向 ● 禁忌 ● 領域（関節） ● 低活動、過活動、または生理的に可動 ● 構造：筋肉または関節その他	テキスト： ● 立ち上がりと歩行が困難 ● 足部の背屈において ● さらなる運動検査のための禁忌は今日において存在しない。 ● 症状は両側の距腿関節で生じる。 ● 低可動 ● 足底筋（最初は柔らかく弾力性のあるエンドフィール）の短縮と関節包靭帯（非常に硬く弾力性のあるエンドフィール）の短縮を条件とする。
試験的治療	距腿関節に対しグレードⅢにおけるモビリゼーション牽引を行う。試験的治療のおよそ5分後には、エンドフィールがいくらか柔らかくなったように思える。 その後グレードⅢにおける5分間の牽引を行うと、可動域がわずかに増加する。

続く▶

記録のヒント：練習例（続き）

	距腿関節 （寝たきり後の尖足）
理学療法的診断	上記参照
治療目標と予後を含めた治療計画	● 距腿関節のグレードⅢにおけるモビリゼーション牽引を続け、その後足底筋の弛緩・伸張治療を行う。 ● 治療目標：疼痛のない生理的可動性。 **（補足する検査と治療テクニックについてはさらに専門的なコースを受講のこと。）**
治療経緯	
最終検査	

14.6 下腿

（遠位脛腓靱帯結合　Syndesmosis tibiofibularis distalis、近位脛腓関節　Articulatio tibiofibularis proximalis）

14.6.1 解剖学

関節タイプ：　脛腓靱帯（結合）：靱帯結合、変化しない鞍形
　　　　　　　● 関節面：外踝は凹面
脛腓関節：　半関節
　　　　　　　● 関節面：解剖学的バリエーションは多くあるが、MTにおいて腓骨頭は凹面とみなす
弛緩肢位：　距腿関節の10°の底屈位
固定肢位：　距腿関節の最大背屈位
関節包パターン：記述なし

> ❗ あまり可動的ではない下腿の関節は、安定しているとみなされる。通常、膝関節と距骨関節の運動を制限することはない。そのため、運動可動域を拡大させるためのグレードⅢにおける伸張モビリゼーションが示されることは珍しい。

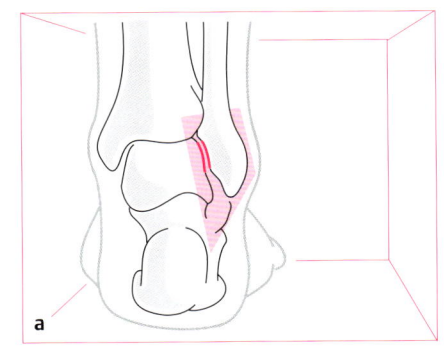

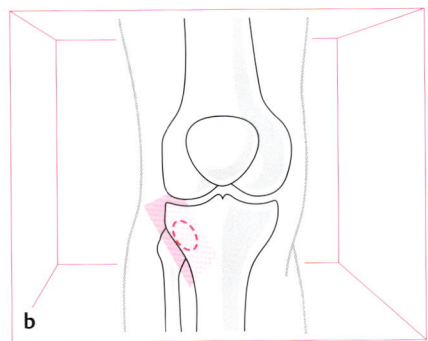

図14.66 a, b

14.6.2 回旋運動検査

■ 両側比較における自動運動

患者は両足部を、距腿関節の検査と同様、最大底屈・背屈に動かす。脛骨に対する腓骨の独立した自動運動は不可能である。距腿関節の運動では、その二つの骨の間で共同運動が生じる。

■ 個別の自動・他動運動（量と質）

脛骨に対する腓骨の回旋運動は、距腿関節の運動における共同運動においてのみ可能であり、検査も距腿関節のものと同様に行われる。

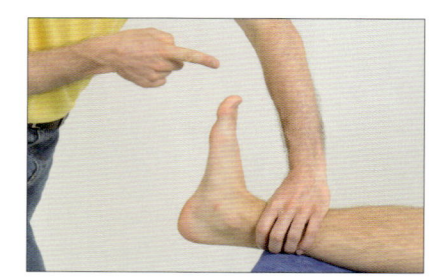

図14.67

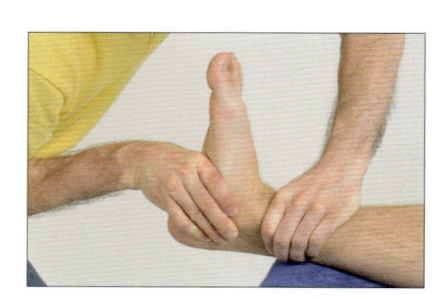

図14.68

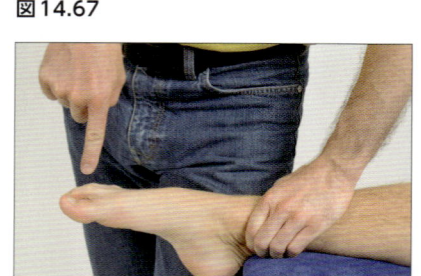

図14.69

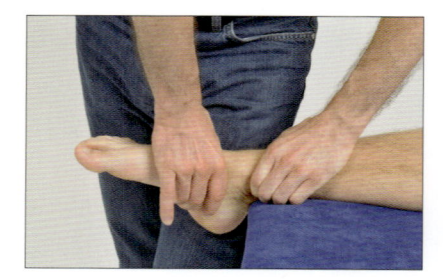

図14.70

■ ゼロポジションにおける安定性検査

遠位の脛腓靱帯結合の安定性は、距腿関節安定性への基盤となる。なぜなら距骨はくるぶしによって維持されるからである。距腿関節の安定性検査とともに、特に脛腓靱帯結合の安定性も検査される。加えて脛腓関節の安定性も並進滑り運動で検査される（下記参照）。

14.6.3 並進運動検査

■ 下脛腓靱帯（結合）

a) 弛緩肢位からの**牽引**：
両骨を分離させることは技術上不可能である。

b) 弛緩肢位からの**圧迫**：
セラピストは台に対して下腿を固定し、外踝を脛骨に対して押す。

生理的エンドフィール：骨性

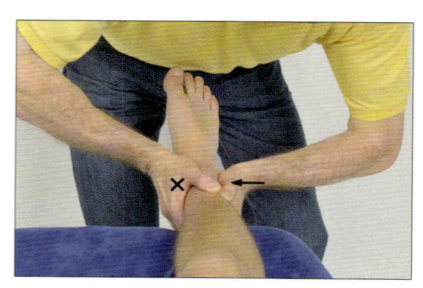

図14.71

14.6 下腿

c) 弛緩肢位からの下脛腓靭帯（結合）における**滑り**：
　セラピストは内側の手で台に対して脛骨を固定し、外側の母指と示指で外踝を把持し、前後に動かす。
生理的エンドフィール：非常に硬く弾力性あり

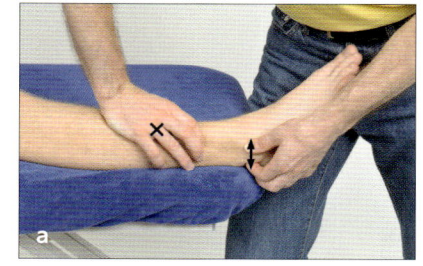

図14.72 a , b

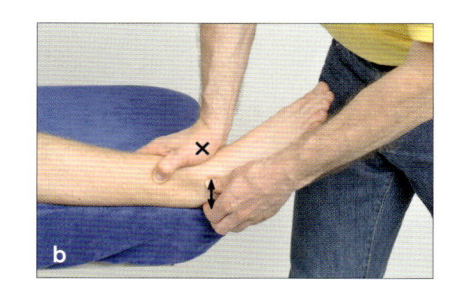

■ 脛腓関節

a) 弛緩肢位からの**牽引**：
　両骨を分離させることは技術上不可能である。

b) 脛腓関節における弛緩肢位からの**圧迫**：
　患者の足部は台の先端に向けられ、膝は約90°屈曲する。セラピストは内側の手で脛骨近位を固定し、外側の手で脛骨に対して腓骨頭を前方・内側へ押す。
生理的エンドフィール：骨性

c) 脛腓関節における弛緩肢位からの**滑り**：
　患者の足部は台の先端に向けられ、膝は約90°屈曲する。セラピストは内側の手で脛骨近位を固定し、外側の手の母指と示指・中指で腓骨頭の後方・外側を把持し、前方・外側、そして後方・内側へ動かす。
生理的エンドフィール：非常に硬く弾力性あり

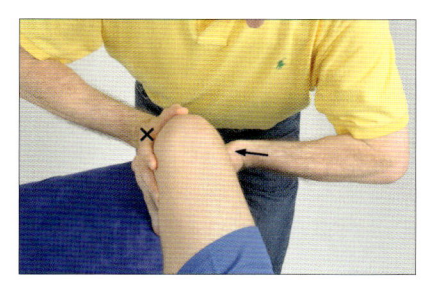

図14.73

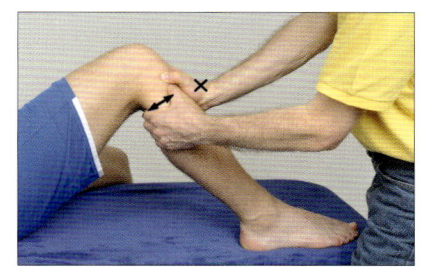

図14.74

14.6.4 関節包靭帯低可動に対する治療

両関節の牽引治療は技術的理由から不可能である。

■ 脛腓靭帯（結合）

セラピストは台に対して内側の手で脛骨を固定し、外側の手の母指球で外踝を把持し、後方へ動かす。外踝の前方へのモビリゼーションのために、患者は腹臥位となり、セラピストは同様の把持を使用する。

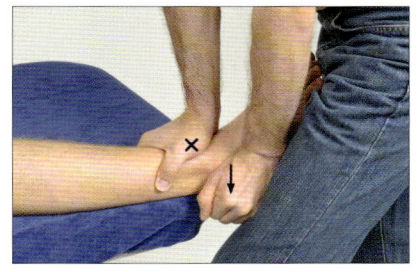

図14.75

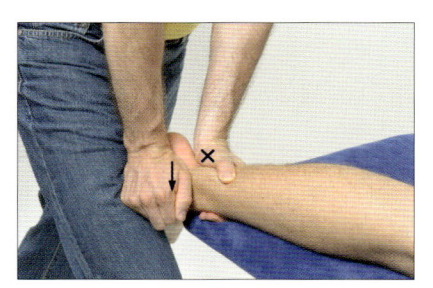

図14.76

! 疼痛緩和のために、グレードⅠ・Ⅱにおいて滑りが間歇的に行われるが、これは試験的把持でも実行可能である。もし距腿関節において、脛腓靭帯（結合）の低可動を理由に背屈が制限されているのであれば、グレードⅢにおけるモビリゼーションが示されるかもしれないが、これも非常に困難である。

14 四肢関節

■ 脛腓関節

a) **前方への滑り：**
患者は腹臥位で、下腿を上に傾けられた台の先端に向ける。セラピストはまず遠位の手の母指で腓骨頭を後方から探し、近位の手の豆状骨をその上に置き、脛骨遠位を安定させ腓骨頭を最後に前方・外側へ押す。このテクニックは、患者が四つ這いとなって行うことも可能である。

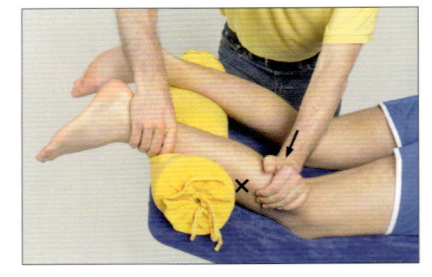

図14.77

b) **後方への滑り：**
患者は側臥位となり、患側が上に位置する。セラピストはまず遠位の手の母指で腓骨頭を前方から探し、近位の手の豆状骨をその上に置き、脛骨遠位を安定させ腓骨頭を最後に後方・内側へ押す。

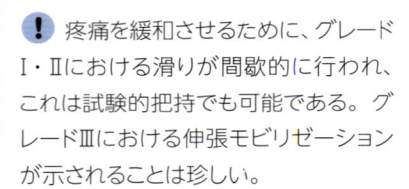

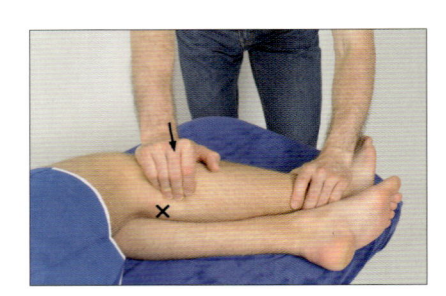

図14.78

> ❗ 疼痛を緩和させるために、グレードⅠ・Ⅱにおける滑りが間歇的に行われ、これは試験的把持でも可能である。グレードⅢにおける伸張モビリゼーションが示されることは珍しい。

記録のヒント：練習フォーマット

下腿	
症状	
症状を変化させる方向	
禁忌	神経系： その他：
症状を変化させる関節	
隣接関節の一般的評価	

続く▶

記録のヒント：練習フォーマット（続き）

下腿						
両側比較における自動運動							
個別の回旋運動検査	自動	他動でさらに	他動	エンドフィール	症状または疼痛	コメント
● 距腿関節における底屈						
● 距腿関節における背屈						
安定性テスト	量	質		エンドフィール	症状または疼痛	コメント
● 腓骨側の開き						
● 脛骨側の開き						
並進運動テスト	量	質		エンドフィール	症状または疼痛	コメント
靭帯組織： ● 圧迫						
靭帯組織 ● 滑り						
関節： ● 圧迫						
関節： ● 滑り						
● 距腿関節：牽引						
● 距腿関節：圧迫						

総括 ポイント： ● 症状 ● 方向 ● 禁忌 ● 領域(関節) ● 低活動、過活動、または生理的に可動 ● 構造：筋肉または関節その他 ● 原因となり影響を与える追加要素	テキスト：
試験的治療	
理学療法的診断	
治療目標と予後を含めた治療計画	
治療経緯	
最終検査	

記録のヒント：練習例

下 腿						
(ウェーバーBタイプ骨折3カ月後の、右の距腿関節における背屈時のわずかな疼痛)						
症 状	立ち上がり歩行する際に右足部に疼痛					
症状を変化させる方向	背屈					
禁 忌	神経系：所見なし その他：所見なし					
症状を変化させる関節	右の距腿関節					
隣接関節の一般的評価	右の足根関節は少し過可動にみえる。					
両側比較における自動 運動	右の背屈においておよそ-10°の制限					
個別の回旋運動検査	自動	他動でさらに	他動	エンドフィール	症状または疼痛	コメント
● 距腿関節における底屈	かろうじて30°	<5°	運動抵抗の増加	非常に硬く弾力性あり		
● 距腿関節における背屈	－10°	<5°	運動抵抗の増加	非常に硬く弾力性あり	最終域で少し疼痛あり	
安定性テスト	量	質	エンドフィール	症状または疼痛	コメント	
● 腓骨側の開き	過可動4	少ない運動抵抗	少し硬く弾力性あり	ほぼ疼痛はない		
● 脛骨側の開き	過可動4	少ない運動抵抗	少し硬く弾力性あり	ほぼ疼痛はない		
並進運動テスト	量	質	エンドフィール	症状または疼痛	コメント	
靭帯組織： ● 圧迫	所見なし	所見なし	骨性	所見なし		
靭帯組織 ● 滑り	過可動4	軽い運動	少し硬く弾力性あり	最終域で少し疼痛あり		
関節： ● 圧迫	所見なし	所見なし	骨性	所見なし		
関節： ● 滑り	所見なし	所見なし	硬く弾力性あり	所見なし		
● 距腿関節：牽引	低可動2	運動抵抗の増加	非常に硬く弾力性あり	所見なし		
● 距腿関節：圧迫	所見なし	所見なし	骨性	所見なし		

続く▶

記録のヒント：練習例（続き）

下腿 (ウェーバーBタイプ骨折3カ月後の、右の距腿関節における背屈時のわずかな疼痛)	
総括 ポイント： ● 症状 ● 方向 ● 禁忌 ● 領域（関節） ● 低活動、過活動、または生理的に可動 ● 構造：筋肉または関節その他 ● 原因となり影響を与える追加要素	テキスト： ● 立ち上がりと歩行において右足部に疼痛 ● 背屈の間 ● さらなる運動検査のための禁忌は今日において存在しない。 ● 症状は距腿関節で生じる。 ● 疼痛を伴う過可動が原因 ● 距腿関節の不安定性を原因とする脛腓靭帯（結合）。 ● 関節包靭帯の短縮を原因とする距腿関節の低可動は状況を悪化させ、患者が背屈による回旋運動を試すと過可動を悪化させる。
試験的治療	● 脛腓靭帯（結合）に対しグレードⅠ・Ⅱの範囲内で5分間にわたる疼痛緩和の滑りを間歇的に行う。 ● これは背屈における運動の疼痛緩和をもたらす。 ● 引き続いてグレードⅢで距腿関節の10分間にわたる牽引を行う。その後、背屈における運動抵抗は減少し、運動終了時には疼痛が少なくなる。
理学療法的診断	上記参照
治療目標と予後を含めた治療計画	● 脛腓靭帯（結合）に対し導入として疼痛緩和の滑りを行った後、グレードⅢにおけるモビリゼーション牽引を距腿関節に行う。くるぶしをさらに互いに押し、靭帯（結合）の過可動を悪化させるかもしれない、背屈の最終域における回旋運動は行わない。 ● 治療目標：疼痛のない生理的可動性。 **（補足する検査と治療テクニックについてはさらに専門的なコースを受講のこと。）**
治療経緯	
最終検査	

14.7 膝関節

（膝関節　Articulatio genu: 膝蓋大腿関節　Articulationes femoropatellaris 脛骨大腿関節　Articulationes femorotibialis）

14.7.1 解剖学

関節タイプ：
- 膝蓋大腿関節：滑り関節
  関節面：膝蓋の三つの凹面
- 脛骨大腿関節：回転蝶番関節
  関節面：脛骨プラトーは内側が凹面で、外側半分は矢状面ではわずかに凸面である。屈曲・伸展の回転軸が大腿骨顆部にあるので、脛骨はMTにおいて凹面ととらえられる。

弛緩肢位：
- 膝蓋大腿関節：膝関節の伸展位
- 脛骨大腿関節：約25°から35°の屈曲位

固定肢位：
- 膝蓋大腿関節：最大屈曲位
- 脛骨大腿関節：最大伸展位と外旋位

関節包パターン：屈曲＞伸展

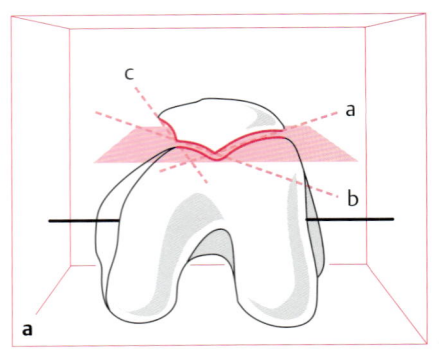

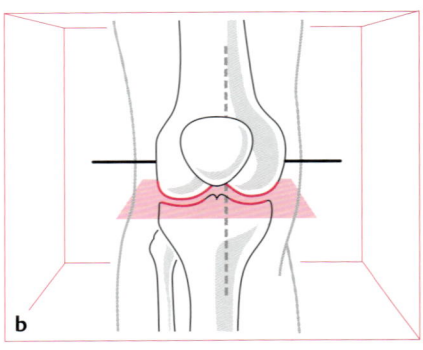

図14.79 a, b

14.7.2 回旋運動検査

回旋運動検査は常に両関節で同時に行われる。

両側比較における自動運動

患者は両膝を最大屈曲（踵を臀部へ）、最大伸展（膝窩部を台の上に押し付け、踵を持ち上げる）へ動かし、約90°の屈曲で最大外旋・内旋に動かす。

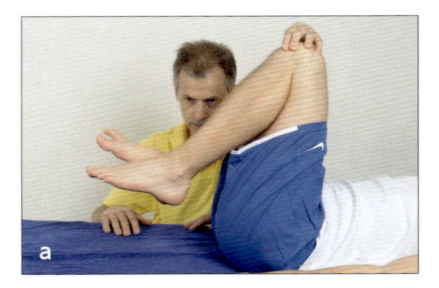

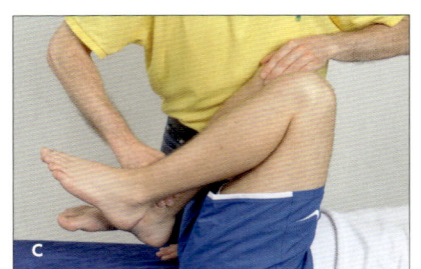

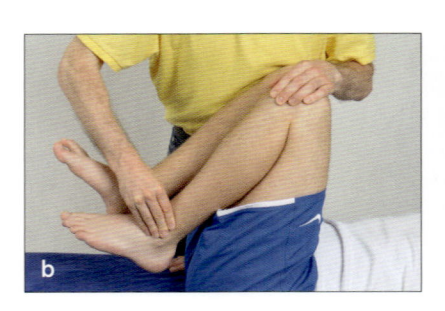

図14.80 a-c

14.7　膝関節

> ❗ 両膝の屈曲の最後に、セラピストは近位の手で上腿を維持させ、下腿を遠位の手でさらに他動で屈曲へ押すことができる。その際、近位の母指と示指は、脛骨の角の前方の関節腔を触診する。屈曲範囲の両足部のわずかな違いや関節腔の開きは簡単に感じることができる

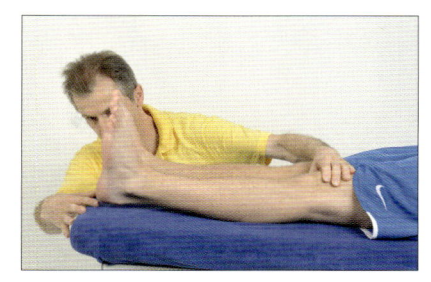

図14.81

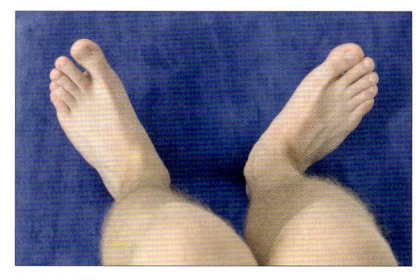

図14.82

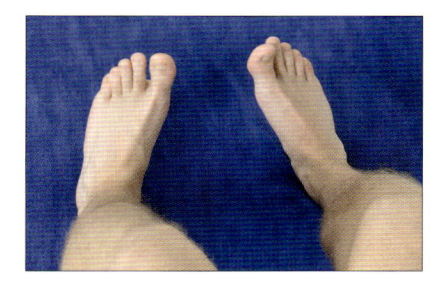

図14.83

■ 個別の自動・他動運動検査（質と量）

a) ゼロポジションからの**屈曲**：
- セラピストは患者に膝を最大屈曲するよう指示する。
- そしてセラピストは上腿を固定し、近位の手の母指と示指で関節腔前方を触診し、下腿の運動が他動でさらに行えるか検査する。
- 最後に下腿をゼロポジションから最大屈曲まで他動で動かし、エンドフィールを確認する。

生理エンドフィール：
柔らかく弾力性あり

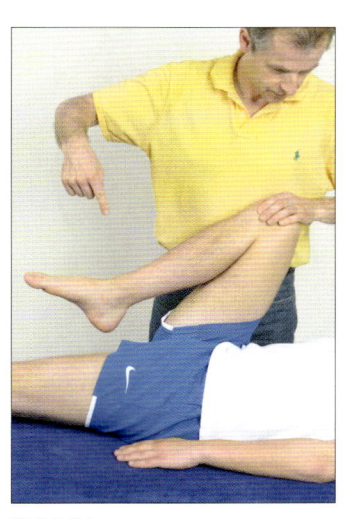

図14.84

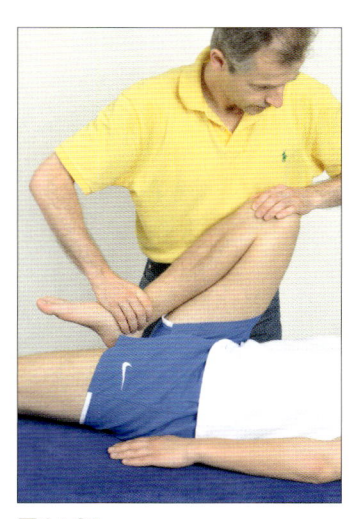

図14.85

> ❗ 近位の母指と示指は関節腔の前方で脛骨の運動を感じ、他動屈曲の最後で関節腔の開きを感じることが多い。これは後方への脛骨滑りの制限を示唆する。

b) ゼロポジションからの**伸展**：
- セラピストは台に対して上腿を固定し、膝が伸展するよう、患者の下腿を台の角から外へ出す。そこで患者に膝を最大に伸展させるよう指示する。
- そしてセラピストは下腿の遠位を把持し、運動が他動でさらに可能か検査する。
- 最後にセラピストは、下腿をゼロポジションまたはわずかな屈曲位から、全可動域を通して他動で動かし、エンドフィールを確認する。

生理的エンドフィール：
硬く弾力性あり

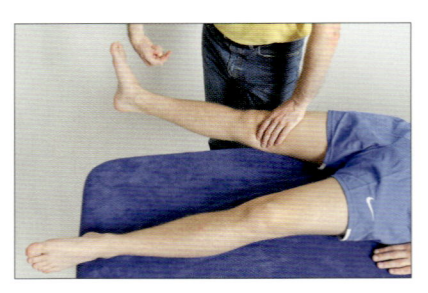

図 14.86

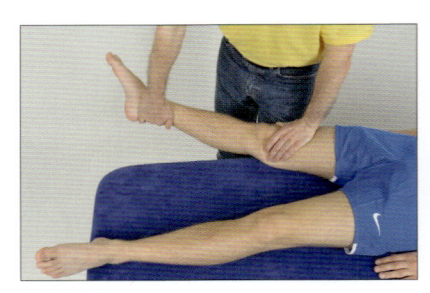

図 14.87

c) ゼロポジションからの**外旋**：
- 膝を約90°屈曲し、踵は台の上で立て、爪先を最大に持ち上げ、距腿関節を背屈で固定肢位におく。セラピストは上腿の遠位を固定し、患者につま先を外側へ回転させるよう指示する。
- セラピストは足部を距骨頸の高さで把持し、距腿関節の最大背屈を維持し、外旋への運動がさらに他動で可能かどうか検査する。
- 最後に膝を同じように把持し、ゼロポジションから外旋へ他動で動かし、エンドフィールを確認する。

生理的エンドフィール：
硬く弾力性あり

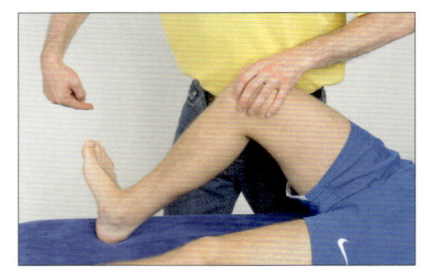

図 14.88

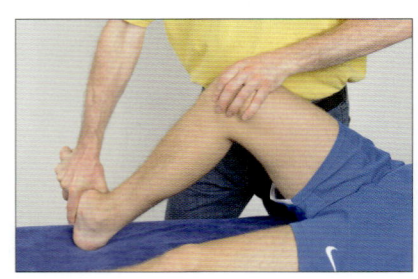

図 14.89

❕ 近位の母指と示指は、関節腔前方で脛骨の運動を感じることができる。

14.7 膝関節

d) ゼロポジションからの**内旋**：
- 膝を約90°屈曲し、踵を台の上で立て、爪先を最大に持ち上げ、距腿関節を背屈で固定肢位におく。セラピストは上腿の遠位を固定し、患者につま先を内側へ回転させるよう指示する。
- セラピストは足部を距骨頸の高さで把持し、距腿関節の最大背屈を維持し、内旋への運動がさらに他動で可能かどうか検査する。その際、セラピストは手と前腕を台の上で支えることができる。
- 最後に膝を同じように把持し、ゼロポジションから内旋へ他動で動かし、エンドフィールを確認する。

生理的エンドフィール：
硬く弾力性あり

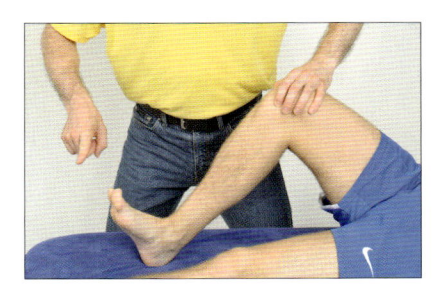

図 14.90 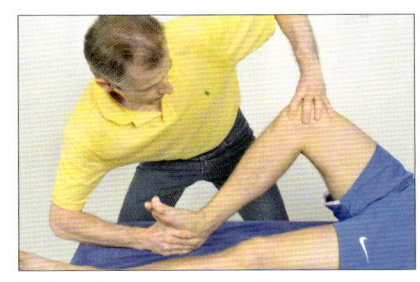　　図 14.91

! 近位の母指と示指は、関節腔前方で脛骨の運動を感じることができる。

■ ゼロポジションにおける安定性検査

- セラピストは近位の手で膝の外側を把持し、遠位の手で内側から下腿遠位を把持する。身体からわずかに回転させることによって、セラピストは膝関節の外側の開きを検査する。
- 外側の安定性を検査するために、近位の手は内側から膝を把持し、遠位の手は外側から下腿遠位を把持する。外側の関節腔への負荷は、再び自身の身体の回転によって試される。

生理的エンドフィール：
非常に硬く弾力性あり

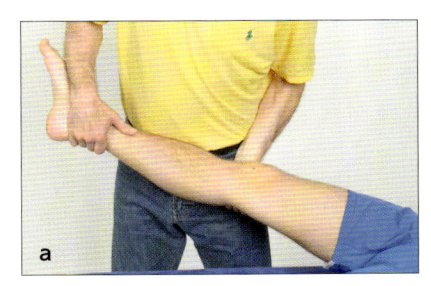

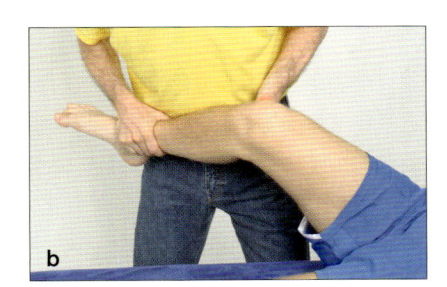

図 14.92 a, b

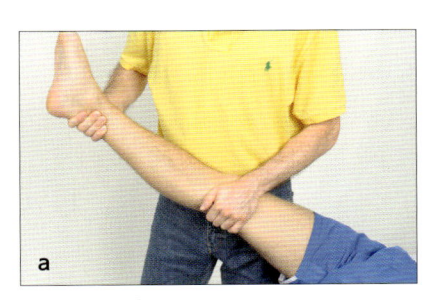

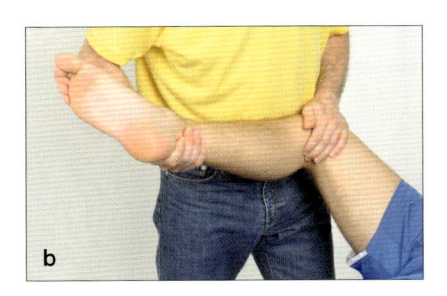

図 14.93 a, b

! 安定性検査はどの関節ポジションでも実行可能である。患者の下肢をセラピストの腹部で支えることは検査の実行を容易にする。

14.7.3 並進運動検査

■ 膝蓋大腿関節

a) 弛緩肢位における**牽引**：
膝窩部の下に硬いクッションまたは砂袋を置き、膝関節の過伸展を避けるようにする。セラピストは両手の母指と示指で膝蓋骨を把持し、治療平面に対して直角に持ち上げるよう試みる。

! 運動可動域は非常に小さく、低可動・過可動に関しては評価しづらい。強い圧迫疼痛においては、この検査は緩和をもたらし、疼痛緩和治療としても実行可能である。

生理的エンドフィール：
硬く弾力性あり

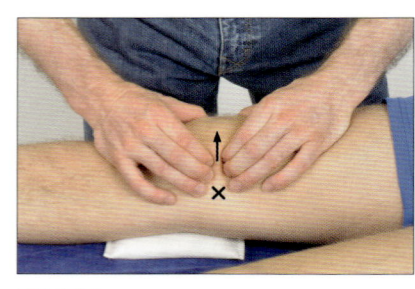

図14.94

b) 弛緩肢位における**圧迫**：
再び膝窩部の下に硬いクッションまたは砂袋を置き、膝関節の過伸展を避けるようにする。セラピストは片手で砂袋の上にある大腿骨または脛骨を安定させ、もう片方の手で膝蓋骨を治療平面に対して直角に押す。

生理的エンドフィール：骨性

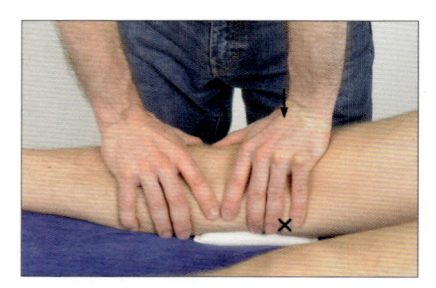

図14.95

c) 弛緩肢位における**滑り**：
膝窩部を前述のように位置させる。セラピストは両手の母指と示指で膝蓋骨を把持し、治療平面に対して水平に内側、外側、遠位、近位へずらす。膝蓋骨の滑りの検査は、事前に行う屈曲位で、直接的な両側比較が行われる場合に最も顕著となる。
生理的エンドフィール：硬く弾力性あり、近位への滑りでは膝蓋靱帯を通して非常に硬く弾力性あり

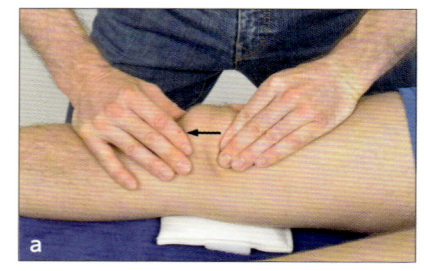

図14.96 a , b

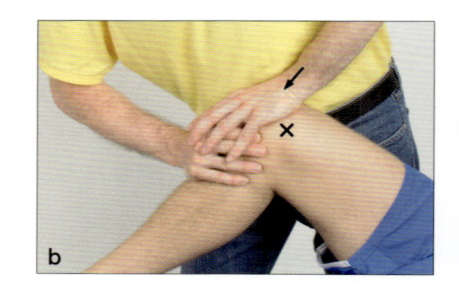

■ 脛骨大腿関節

a) 弛緩肢位からの**牽引**：
患者は腹臥位となる。セラピストは近位の手で上腿遠位を台に対して固定する。遠位の手は、下腿遠位を把持し、腹部でこれを支え、脛骨を治療平面に対して直角に引く。近位の示指は、前方・内側の関節腔における運動を触診する。

生理的エンドフィール：
硬く弾力性あり

! 脛骨大腿牽引の範囲は、主に十字靱帯と側副靱帯の緊張を通して制限される。そのため、これは関節腔の長さと柔軟性についてはあまり情報を与えない。

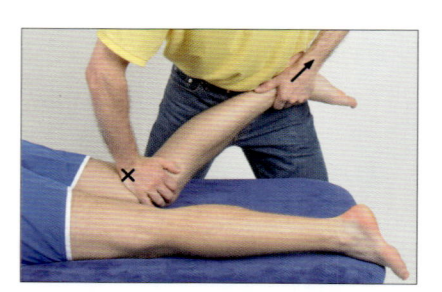

図14.97

b) **弛緩肢位からの圧迫**：
患者は腹臥位となる。セラピストは近位の手で上腿遠位を台に対して固定する。遠位の手は、下腿遠位を把持し、腹部でこれを支え、脛骨を治療平面に対して直角に押す。

生理的エンドフィール：
骨性

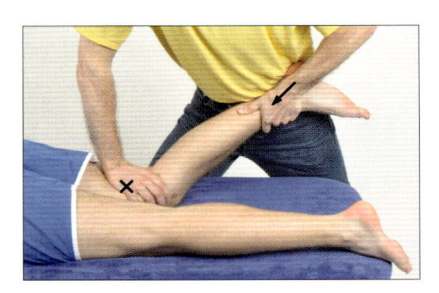

図14.98

14.7.4 関節包靭帯低可動に対する治療

■ 膝蓋大腿関節

遠位への滑り：
膝窩部の下に硬いクッションまたは砂袋を置き、膝関節の過伸展を避けるようにする。セラピストは内側の手で膝蓋骨を把持し、いくらか持ち上げるよう試みる（牽引グレードⅠ）。そして膝蓋骨を遠位へ押す。

❗ 疼痛緩和のために、試験的把持においても間欠的牽引を行うことができる。

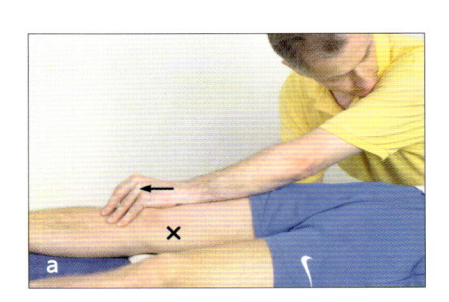

❗ 遠位への滑りは、特に制限を呈す屈曲を改善する。事前に屈曲させて行うと非常に効果的である。

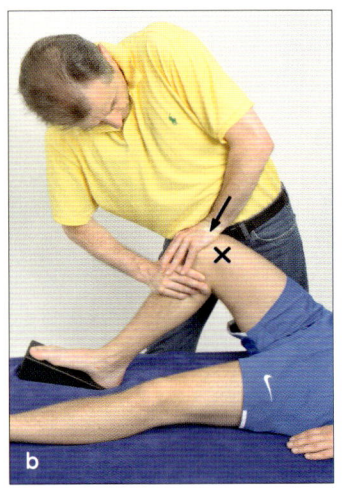

図14.99 a, b

■ 脛骨大腿関節

弛緩肢位における牽引：
患者は腹臥位となり、上腿遠位はベルトで台に固定される。セラピストは両手で下腿遠位を把持し、脛骨を治療平面に対して直角に引く。セラピストの手と骨盤にベルトを巻くと、牽引の実行を容易にすることができる。

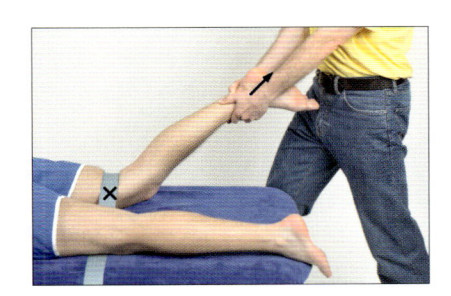

図14.100

❗ 疼痛緩和のための牽引は、試験的把持においても行うことができる。

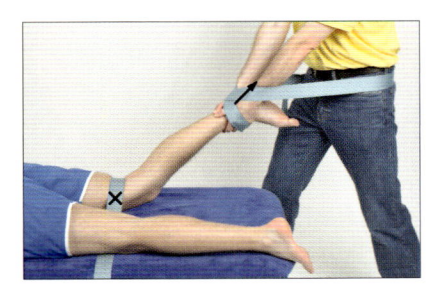

図14.101

❗ 牽引の実行の前に膝関節をわずかに外旋位におくと、十字靭帯への負荷を緩和させることができる。

記録のヒント：練習フォーマット

膝関節	
症 状	
症状を変化させる方向	
禁 忌	神経系： その他：
症状を変化させる関節	
隣接関節の一般的評価	
両側比較における自動運動	

個別の回旋運動検査	自動	他動でさらに	他動	エンドフィール	症状または疼痛	コメント
● 屈曲						
● 伸展						
● 外旋						
● 内旋						

安定性テスト	量	質	エンドフィール	症状または疼痛	コメント
● 腓骨側の開き					
● 脛骨側の開き					

並進運動テスト	量	質	エンドフィール	症状または疼痛	コメント
膝蓋大腿関節 ● 牽引					
● 圧迫					
● 遠位への滑り					
● 内側への滑り					
● 外側への滑り					
● 近位への滑り					
脛骨大腿関節 ● 牽引					
● 圧迫					

総括 ポイント： ● 症状 ● 方向 ● 禁忌 ● 領域 (関節) ● 低活動、過活動、または生理的に可動 ● 構造：筋肉または関節その他	テキスト：

続く▶

記録のヒント：練習フォーマット（続き）

膝関節	
試験的治療	
理学療法的診断	
治療目標と予後を含めた治療計画	
治療経緯	
最終検査	

記録のヒント：練習例

膝関節 （右の関節鏡検査の1日後の疼痛を伴う運動制限）	
症状	右膝関節における運動疼痛
症状を変化させる方向	全ての方向が疼痛を発生させるが、特に屈曲と伸展に顕著で、内旋・外旋では少ない。
禁忌	神経系：所見なし その他：所見なし
症状を変化させる関節	膝蓋大腿関節と脛骨大腿関節による膝関節
隣接関節の一般的評価	目立たない
両側比較における自動運動	左の膝関節に比べて右の伸展と屈曲が明らかに制限され、回旋は両側ともに少ない

個別の回旋運動検査	自動	他動でさらに	他動	エンドフィール	症状または疼痛	コメント
● 屈曲	80°	<5°	筋肉の抵抗緊張	柔らかく弾力性あり	最終域で疼痛あり	患者は疼痛の発生を恐れる
● 伸展	-20°	<5°	筋肉の抵抗緊張	柔らかく弾力性あり	最終域で疼痛あり	患者は疼痛の発生を恐れる
● 外旋	30°	<5°	筋肉の抵抗緊張	柔らかく弾力性あり	最終域で疼痛あり	患者は疼痛の発生を恐れる
● 内旋	10°	<5°	筋肉の抵抗緊張	柔らかく弾力性あり	最終域で疼痛あり	患者は疼痛の発生を恐れる

安定性テスト	量	質	エンドフィール	症状または疼痛	コメント
● 腓骨側の開き	テスト不可能				疼痛のため検査せず
● 脛骨側の開き	テスト不可能				疼痛のため検査せず

続く ▶

記録のヒント：練習例（続き）

<table>
<tr><th colspan="6">膝関節
（右の関節鏡検査の1日後の疼痛を伴う運動制限）</th></tr>
<tr><th>並進運動テスト</th><th>量</th><th>質</th><th>エンドフィール</th><th>症状
または疼痛</th><th>コメント</th></tr>
<tr><td>**膝蓋大腿関節**
● 牽引</td><td>所見なし</td><td>所見なし</td><td>硬い</td><td>訴えられる疼痛の緩和できず</td><td>しかし快適と捉えられた</td></tr>
<tr><td>● 圧迫</td><td>所見なし</td><td>所見なし</td><td>骨性</td><td>所見なし</td><td></td></tr>
<tr><td>● 遠位への滑り</td><td>低可動2</td><td>柔らかい運動抵抗の増加</td><td>柔らかく弾力性あり</td><td>所見なし</td><td></td></tr>
<tr><td>● 内側への滑り</td><td>ほとんど低可動</td><td>所見なし</td><td>硬く弾力性あり</td><td>所見なし</td><td></td></tr>
<tr><td>● 外側への滑り</td><td>ほとんど低可動</td><td>所見なし</td><td>硬く弾力性あり</td><td>所見なし</td><td></td></tr>
<tr><td>● 近位への滑り</td><td>所見なし</td><td>所見なし</td><td>非常に硬く弾力性あり</td><td>所見なし</td><td></td></tr>
<tr><td>**脛骨大腿関節**
● 牽引</td><td>所見なし</td><td>所見なし</td><td>硬く弾力性あり</td><td>訴えられる疼痛の緩和できず</td><td>しかし快適と捉えられた</td></tr>
<tr><td>● 圧迫</td><td>所見なし</td><td>所見なし</td><td>骨性</td><td>所見なし</td><td></td></tr>
</table>

総括 ポイント： ● 症状 ● 方向 ● 禁忌 ● 領域（関節） ● 低活動、過活動、または 　生理的に可動 ● 構造：筋肉または関節その他	テキスト： ● 膝関節における疼痛 ● 屈曲（80°）と伸展（−20°）、そして内旋（10°）と外旋（30°）においてもわずかに発生 ● さらなる運動検査のための禁忌は今日において存在しない。 ● 疼痛は膝関節で生じる ● 不安による緊張状態が原因 ● 周辺筋肉は検査後の抵抗緊張にある。膝蓋大腿関節および脛骨大腿関節は直接的には該当しない。
試験的治療	疼痛を呈している緊張した筋肉への10分間にわたる弛緩テクニック。例えば、グレードⅠ・Ⅱにおける注意深い疼痛緩和牽引や、疼痛を伴わない回旋運動を通して実行できる。その後患者は疼痛の緩和を認め、運動可動域も全ての方向に対して数°程度拡大した。
理学療法的診断	上記参照
治療目標と予後を含めた治療計画	● 周辺筋肉への弛緩テクニックの継続。疼痛の緩和の後、再度関節の検査を行う（安定性検査は今日実行することができなかった）。 ● 治療目標：疼痛のない生理的可動性。 **（補足する検査と治療テクニックについてはさらに専門的なコースを受講のこと。）**
治療経緯	
最終検査	

14.8 股関節

（股関節　Articulatio coxae）

14.8.1 解剖学

関節タイプ：　　球状関節、変化しない卵形関節
遠位関節面：　　凸面
弛緩肢位：　　　30°の屈曲位、30°の外転位、わずかに外旋位
固定肢位：　　　最大伸展・内旋・外転位
関節包パターン：内旋＞伸展＞外転＞外旋

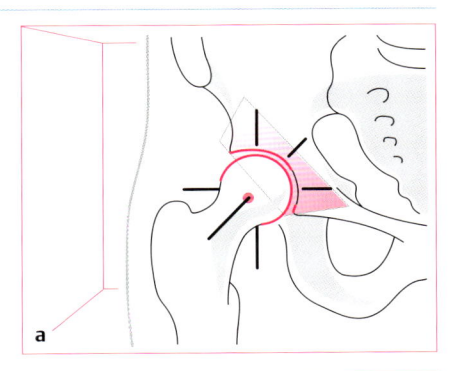

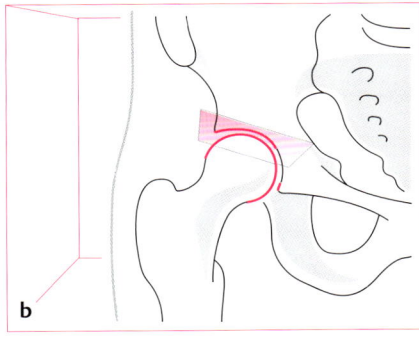

図14.102 a, b

14.8.2 回旋運動検査

■ 両側比較における自動運動

　患者は背臥位で、屈曲のために膝を胸郭まで最大限に引き、膝を外転のために最大限に外へ動かし、内転のためには下肢を最大に交差させるよう要求される。内転では右下肢を上に一度組み、次は左下肢を上にして組む。腹臥位においては、患者は膝を90°に曲げ、内旋のために両足部を最大限外へ動かす。外旋のためには下腿を交差させる。できるだけ相違点を確認できるよう、患者は一度右下腿を左下腿の前へ、そして逆に動かす。伸展のためには、患者は骨盤を台の角に当てて腹臥位となり、股関

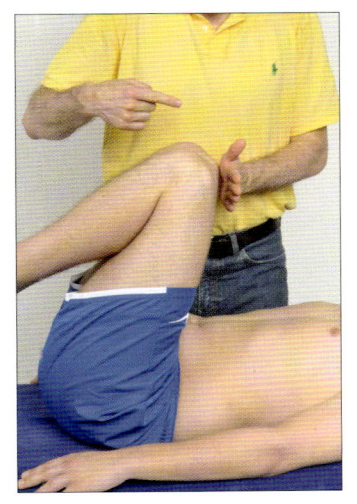

図14.103

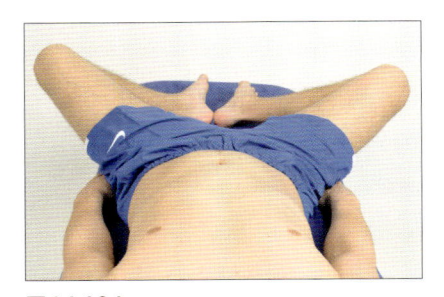

図14.104

112　14　四肢関節

節を曲げ、つま先を床に置く。セラピストは坐骨結節を近位の手で固定し、患者に右下肢を上後方へ伸ばすように指示する。遠位の示指は、最大伸展における上腿の背側に留まり、このポジションを覚えておく。そして患者は同様に左下肢を伸ばす。セラピストは、右下肢の可動域で示された示指の位置と比較して、どの程度、左下肢が伸ばされたか確認する。

> ❗ 両側比較における自動運動の順番は、慣れ親しんだやり方に応じて異なる。

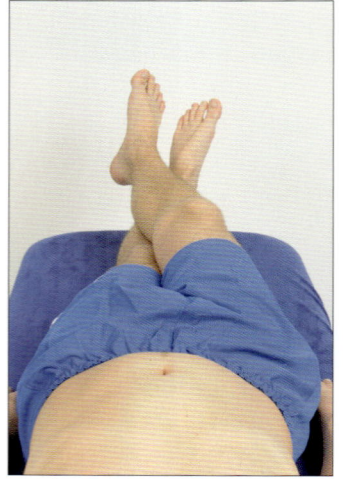

図14.105

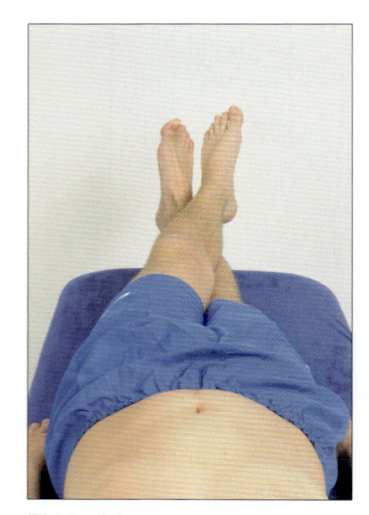

図14.106

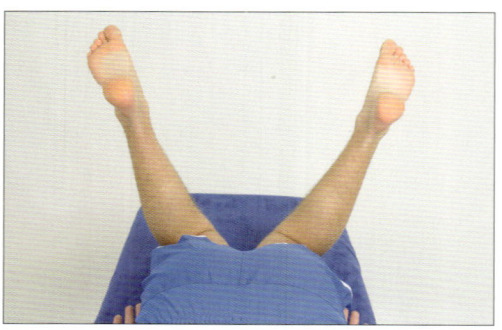

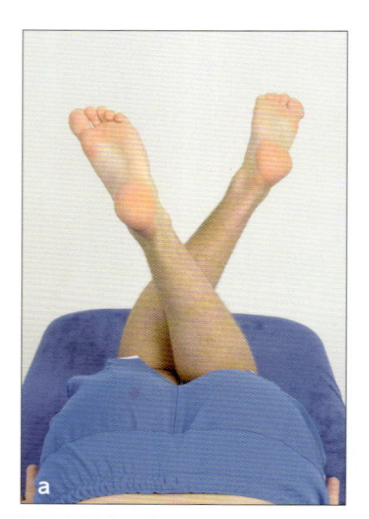

図14.107

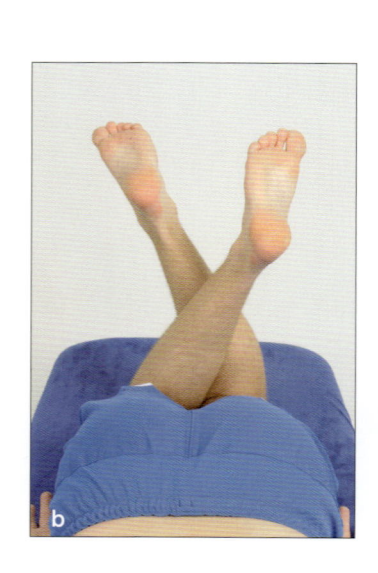

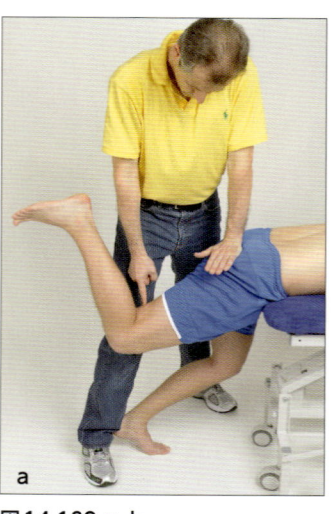

図14.108 a, b

図14.109 a, b

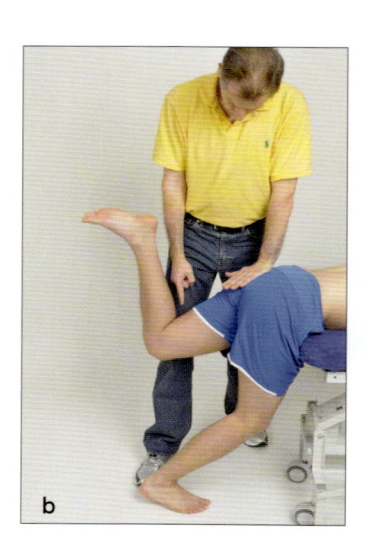

14.8 股関節

個別の自動・他動運動（量と質）

a) ゼロポジションからの**屈曲**：
- セラピストは外側の手で腸骨と仙骨の間を触診することによって、骨盤の共同運動を感じ取れるようにして、患者に膝を胸郭まで最大限に引き、股関節を屈曲するよう指示する。
- そしてセラピストは上腿後方を把持し、台に対して垂直に押す。それを通して、もしセラピストが膝をさらに胸郭へ導くと、より大きくなっていたはずの寛骨の共同運動が制限される。セラピストは運動が他動でさらに可能かどうか確認する。最後にセラピストは、ゼロポジションから上腿を最大の屈曲位まで他動で動かし、大腿骨を再び台に対して垂直に押し、外側

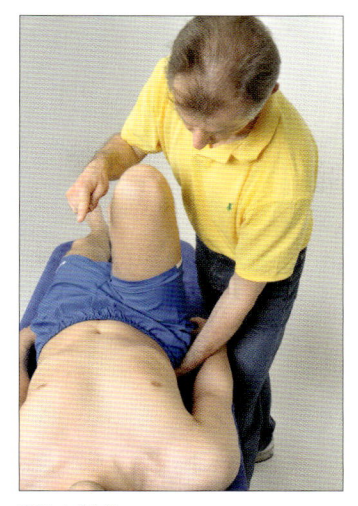

図14.110

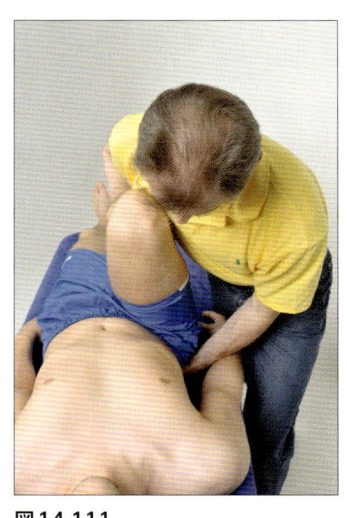

図14.111

の手で腸骨の共同運動の始まりをコントロールする。そしてエンドフィールを確認する。

生理的エンドフィール：
硬く弾力性あり

❗ 腸骨は他動運動において、通常、約90°から110°の屈曲からともに動き始める。そこで大腿骨上に、台に対して垂直な圧力を与える。

b) ゼロポジションからの**伸展**：
- 患者は骨盤を台の角に当て腹臥位となり、股関節を曲げ、つま先を床に置く。セラピストは坐骨結節を近位の手で固定し、患者に右下肢を上後方へ伸ばすよう指示する。
- そしてセラピストは上腿遠位を把持し、運動が他動でさらに可能か確認する。

最後にセラピストは下肢をゼロポジションから全可動域を通して動かし、エンドフィールを確認する。

生理的エンドフィール：
硬く弾力性あり

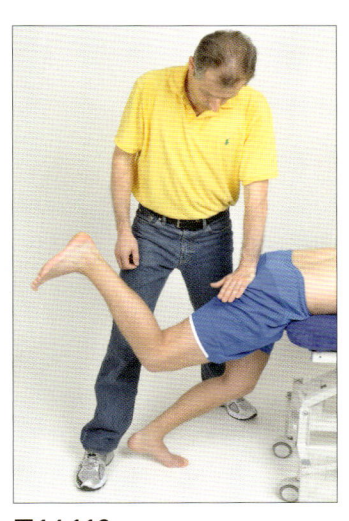

図14.112

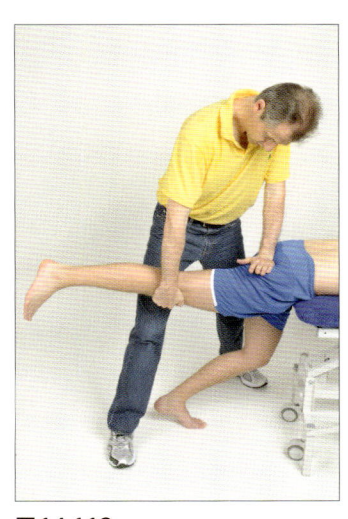

図14.113

> **メ モ**
> 別の下肢による股関節の最大屈曲は、腰椎伸展の運動続行を妨げる。しかしセラピストは腰椎を観察しなければならない。なぜなら共同運動を常に回避することはできないからである。

c) **ゼロポジションからの外転**：
- セラピストは近位の前腕で骨盤を上前腸骨棘で固定し、背臥位にある患者に、台の上にある下肢を外側へ、外転のために押し出すよう指示する。場合によっては、セラピストは下肢の重さを減少させる。
- そしてセラピストは下肢を把持し、運動が他動でさらに可能かどうか検査する。膝関節を保護するためには、下から支えるように把持する。負荷を許容できる膝においては、下腿の遠位を把持する。よく生じる外旋への逸脱運動は、遠位の手による下腿の外側からの把持によって容易にコントロールすることができる。
- 最後にセラピストは下肢をゼロポジションから全可動域を通して動かし、エンドフィールを確認する。

生理的エンドフィール：
硬く弾力性あり、また内転筋を通して柔らかく弾力性があることも多い

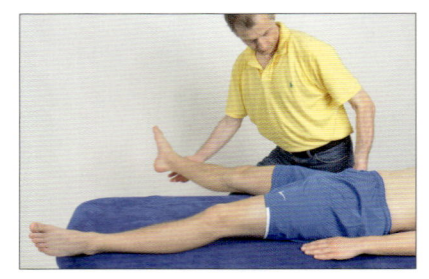

図14.114

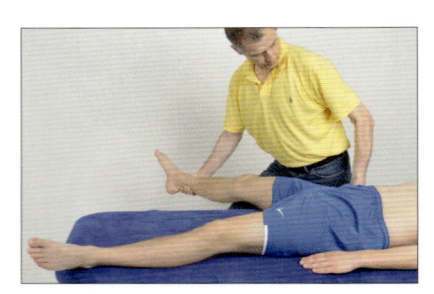

図14.115

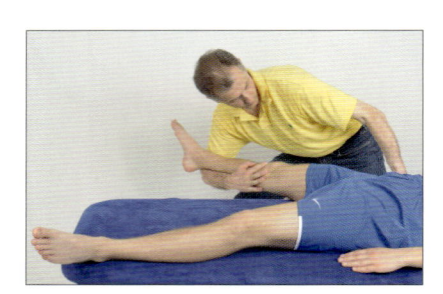

図14.116

d) **ゼロポジションからの内転**：
- 患者は反対側の下肢を曲げ、その足部を膝の横に立てる。セラピストは骨盤を固定し、患者に該当する下肢を台の上で内側に押し動かすよう指示する。
- そしてセラピストは下肢を把持し、運動が他動でさらに可能か検査する。
- 最後にセラピストは下肢をゼロポジションから全可動域を通して動かし、エンドフィールを確認する。

生理的エンドフィール：
硬く弾力性あり

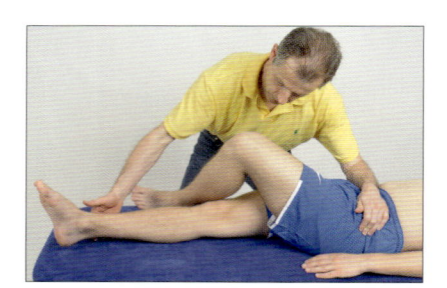

図14.117

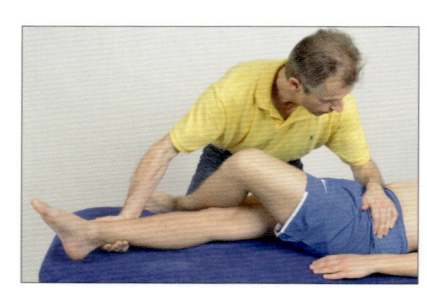

図14.118

メ モ
外転が制限されていることは非常に稀なため、日常の診療において省略されることも多い。

14.8 股関節

e) **ゼロポジションからの外旋**：
- 患者は腹臥位で膝関節をおよそ90°に曲げる。セラピストは近位の手で同じ側の骨盤を安定させ、患者に足部を内側へ動かし、外旋を維持するよう指示する。
- そしてセラピストは下腿を把持し、運動が他動でさらに可能かどうか検査する。安定した膝においては、下腿の遠位を把持することができる。過可動な膝においては、触診で関節腔の開きをコントロールすることが推奨される。膝に負担をかけてはならない場合、膝は伸ばされセラピストが両手で大腿骨顆部を把持して動かす。
- 最後にセラピストはゼロポジションから全可動域を通して動かし、エンドフィールを確認する。

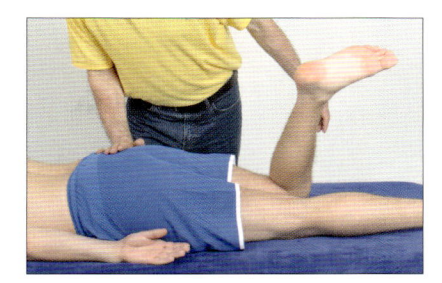

図14.119

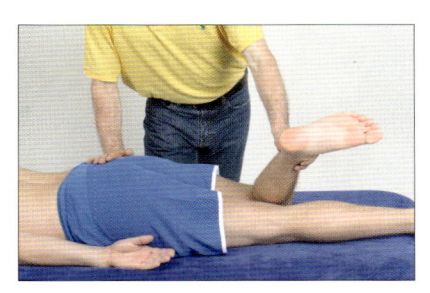

図14.120

選択肢として、背臥位で約90°に曲げた膝関節と股関節において検査することも可能である。
生理的エンドフィール：
硬く弾力性あり

f) **ゼロポジションからの内旋**：
- 患者は腹臥位で、膝関節を約90°曲げる。セラピストは反対側で近位の手によって骨盤を安定させ、患者に足部を外側へ動かし、内旋を維持するよう指示する。
- そしてセラピストは下腿を把持し、運動がさらに他動で可能かどうか検査する。安定した膝においては、下腿の遠位を把持することができる。過可動な膝においては、触診で関節腔の開きをコントロールすることが推奨され、その場合セラピストは反対側に立つ。膝に負担をかけてはならない場合、膝は伸ばされセラピストが両手で大腿骨顆部を把持して動かす。
- 最後にセラピストはゼロポジションから全可動域を通して動かし、エンドフィールを確認する。

選択肢として、背臥位で約90°に曲げた膝関節と股関節において検査することも可能である。
生理的エンドフィール：
硬く弾力性あり

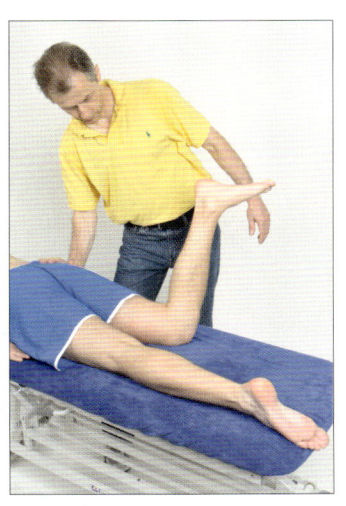

図14.121

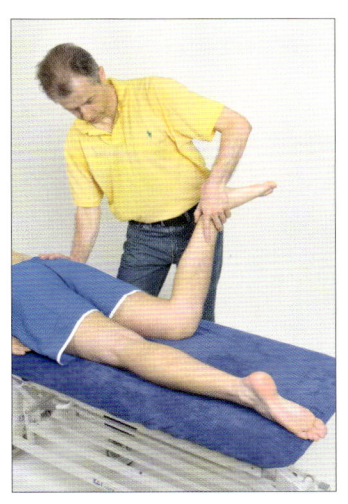

図14.122

14.8.3 並進運動検査

a) 弛緩肢位における**牽引**：

患者は背臥位となる。セラピストは下腿遠位を把持し、この延長上で遠位へ下肢を引っ張る。それを通して大腿骨は治療平面に対して直角に動く。その際、膝関節は伸展・外旋でブロックされる（＝安定）。負荷をかけてはならない膝においては、セラピストは牽引時に大腿骨顆部周辺を把持する。

生理的エンドフィール：硬く弾力性あり

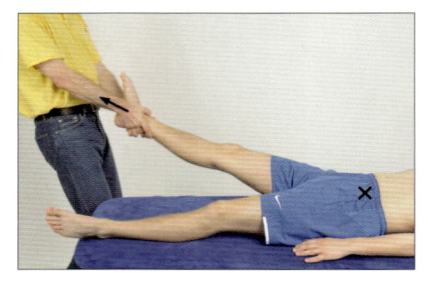

図14.123

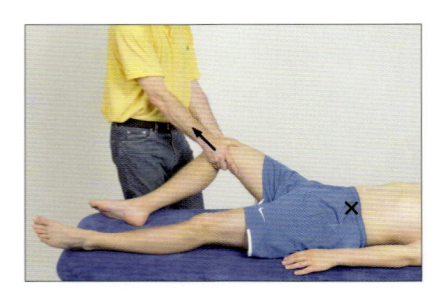

図14.124

> **メモ**
> 迅速な両側比較のために、牽引検査において骨盤の固定は行わないことが通常である。そしてその場合のみ、関節の「柔軟性」、「緩み」を感じることができる。ただし、エンドフィールは治療において述べている通り、骨盤を固定することによってのみ検査することができる。

b) 弛緩肢位における**圧迫**：

セラピストは外側の手で背側から寛骨を把持し、その安定したポジションをコントロールする。内側の手は遠位の大腿骨先端部に置かれ、大腿骨を治療平面に対して直角に押す。セラピストが腹部を内側の手に当て、上半身の重さで押すことによって圧力を強化することができる。

生理的エンドフィール：骨性

> **メモ**
> 立位による負荷が症状を発生させる場合は、圧迫の検査は臥位で示される。

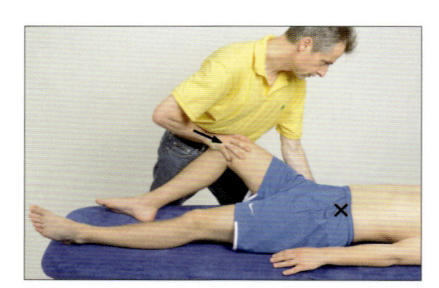

図14.125

14.8.4 関節包靭帯低可動に対する治療

患者は背臥位となる。治療する側の恥骨は、タオルで保護されたベルトまたは留め具によって頭側へ固定される。二つ目のベルトは上前腸骨棘を腹側から固定する。セラピストは両手で下腿遠位を把持し、大腿骨を固定肢位にある膝関節を通して、治療平面から直角に引く。セラピストが両手と骨盤にベルトを巻き、自身の体重によって引くことで動きを容易にすることができる。選択肢として、大腿骨顆部のテストで行った牽引を使うことができる。

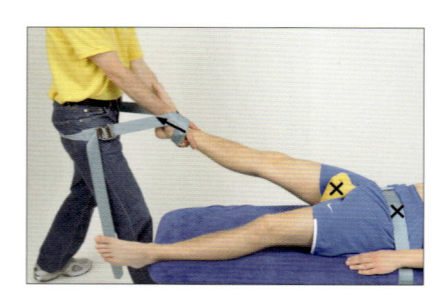

図14.126

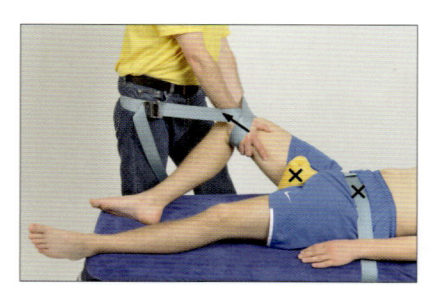

図14.127

> ❗ 疼痛緩和のために、間欠的な牽引は試験的把持でも行うことができる。

記録のヒント：練習フォーマット

股関節	
症状	
症状を変化させる方向	
禁忌	神経系： その他：
症状を変化させる関節	
隣接関節の一般的評価	
両側比較における自動運動	

個別の回旋運動検査	自動	他動でさらに	他動	エンドフィール	症状または疼痛	コメント
● 屈曲						
● 伸展						
● 外転						
● 内転						
● 外旋						
● 内旋						

並進運動テスト	量	質	エンドフィール	症状または疼痛	コメント
● 牽引					
● 圧迫					

総括 ポイント： ● 症状 ● 方向 ● 禁忌 ● 領域（関節） ● 低活動、過活動、または 　生理的に可動 ● 構造：筋肉または関節その他	テキスト：
試験的治療	
理学療法的診断	
治療目標と予後を含めた治療計画	
治療経緯	
最終検査	

記録のヒント：練習例

	股関節 (変形性股関節症)					
症 状	右の立脚相後期における右股関節のわずかな疼痛					
症状を変化させる方向	内旋と伸展					
禁 忌	神経系：所見なし その他：所見なし					
症状を変化させる関節	右股関節					
隣接関節の一般的評価	目立たないが、腰椎の過前弯の増加によって患者は「仙骨痛」を訴えることが多い。					
両側比較における自動運動	右の内旋と伸展に顕著で、外転もいくらか制限されている。					
個別の回旋運動検査	自動	他動でさらに	他動	エンドフィール	症状または疼痛	コメント
● 屈曲	100°	<5°	所見なし	「硬く」から「骨性の」弾力性あり		
● 伸展	0°	<5°	運動抵抗の増加	非常に硬く弾力性あり		
● 外転	30°	およそ10°	早い第一停止	柔らかく弾力性あり		
● 内転	20°	およそ10°	所見なし	硬く弾力性あり		
● 外旋	40°	およそ10°	所見なし	硬く弾力性あり		
● 内旋	20°	<5°	運動抵抗の増加	非常に硬く弾力性あり	最終域でわずかに疼痛あり	
並進運動テスト	量	質	エンドフィール	症状または疼痛	コメント	
● 牽引	低可動2	運動抵抗の増加	非常に硬く弾力性あり、わずかに疼痛あり			
● 圧迫	所見なし	所見なし	骨性	所見なし		

総括

ポイント：
- 症状
- 方向
- 禁忌
- 領域（関節）
- 低活動、過活動、または生理的に可動
- 構造：筋肉または関節その他

テキスト：
- 立脚相後期において右股関節にわずかな運動疼痛あり。
- 内旋（20°）と伸展（0°）、外転（30°）
- さらなる運動検査のための禁忌は今日において存在しない。
- 症状は右股関節に生じる。
- 低可動
- 関節包靭帯の短縮（関節包パターンは陽性）と、外転においては、内転筋の緊張（外転において柔らかく弾力性があるエンドフィール）を原因とする。

続く▶

記録のヒント：練習例（続き）

<table>
<tr><th colspan="2">股関節
（変形性股関節症）</th></tr>
<tr><td>試験的治療</td><td>● グレードⅠ・Ⅱにおける5分間の疼痛緩和の牽引、その後最終域での運動疼痛は少し減少する。
● 続いてグレードⅢにおける5分にわたるモビリゼーション牽引、その後最終可動域での運動疼痛は明らかに減少し、増加していた運動抵抗も減少した。</td></tr>
<tr><td>理学療法的診断</td><td>上記参照</td></tr>
<tr><td>治療目標と予後を含めた治療計画</td><td>● 導入として疼痛緩和の牽引を行った後、グレードⅢでのモビリゼーション牽引。追加して内転筋への軟部組織テクニックの実施。
● 治療目標：疼痛のない生理的可動性。
（補足する検査と治療テクニックについてはさらに専門的なコースを受講のこと。）</td></tr>
<tr><td>治療経緯</td><td></td></tr>
<tr><td>最終検査</td><td></td></tr>
</table>

14.9 指節間関節

（近位・遠位指節間関節　Articulationes interphalangeae manus proximales and distales）

14.9.1 解剖学

関節タイプ：　蝶番関節、変化した鞍形
遠位関節面：　凹面
弛緩肢位：　わずかに屈曲位
固定肢位：　最大伸展位
関節包パターン：両方向への制限、特に屈曲が多く該当する

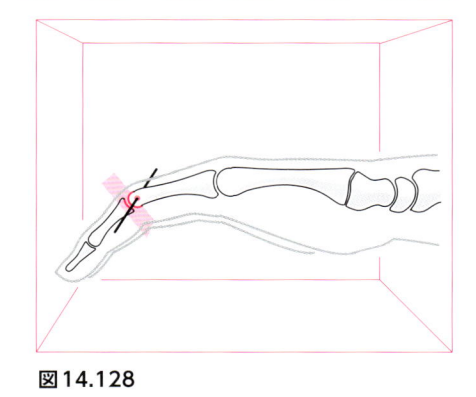

図14.128

14.9.2 回旋運動検査

■ 両側比較による自動運動

患者は両手の全ての指を同時に屈曲へ、そして伸展へ動かす。セラピストは運動を分かりやすくするために模範を示す。

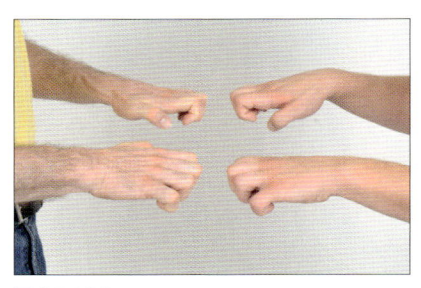

図14.129 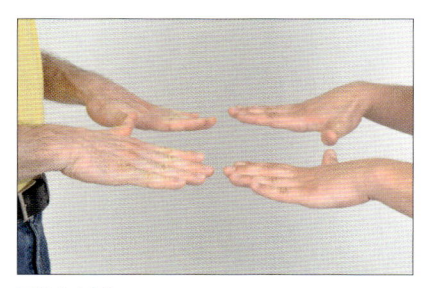　　　　　**図14.130**

個別の自動・他動運動検査（量と質）

a) ゼロポジションからの**屈曲**：
- セラピストは近位指骨を固定し、患者に手指を自動で曲げるよう指示する。
- そしてセラピストは遠位指骨を把持し、運動がさらに他動で可能かどうか検査する。
- 最後にセラピストは遠位指骨を、ゼロポジションから全可動域を通して他動で動かし、エンドフィールを確認する。

生理的エンドフィール：
硬く弾力性あり

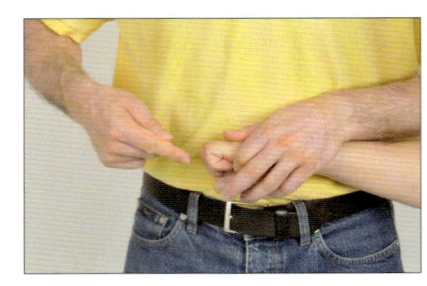

図14.131

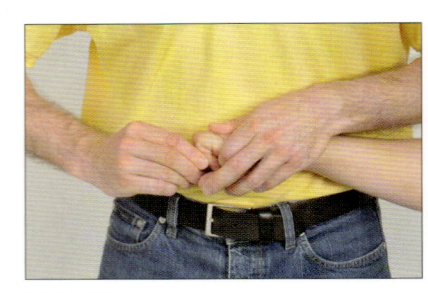

図14.132

b) ゼロポジションからの**伸展**：
- セラピストは近位指骨を固定し、患者に手指を自動で伸ばすよう指示する。
- そしてセラピストは遠位指骨を把持し、運動がさらに他動で可能かどうか検査する。
- 最後にセラピストは遠位指骨を、ゼロポジションから全可動域を通して他動で動かし、エンドフィールを確認する。

生理的エンドフィール：
硬く弾力性あり

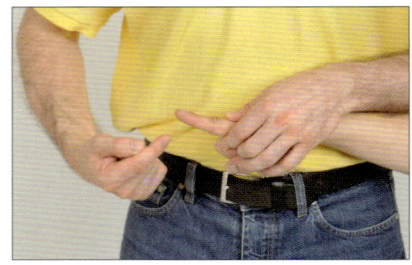

図14.133

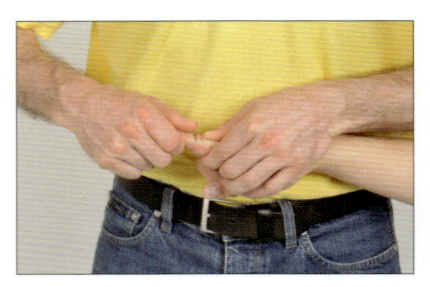

図14.134

ゼロポジションにおける安定性検査

セラピストは近位・遠位指骨を把持し、関節の橈側、尺側への開きを他動で検査し、エンドフィールを確認する。

> ❗ 安定性検査はどの関節ポジションでも実行可能である。

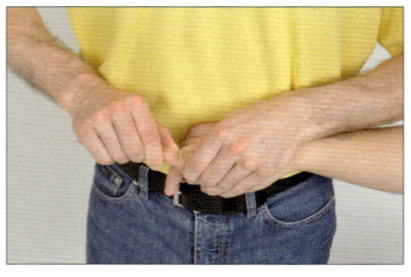

図14.135

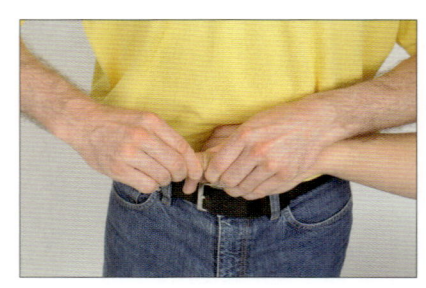

図14.136

生理的エンドフィール：
非常に硬く弾力性あり

14.9.3 並進運動検査

a) 弛緩肢位からの**牽引**：
　セラピストは近位指骨を固定し、遠位指骨頭を把持し治療平面から直角に引く。背側に置かれた母指は関節腔の運動を触診する。
生理的エンドフィール：
硬く弾力性あり

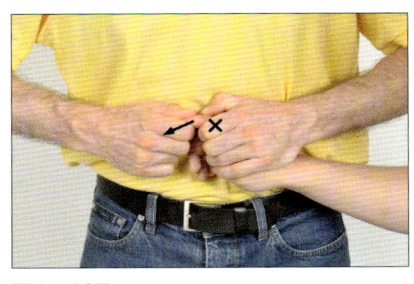

図14.137

b) 弛緩肢位からの**圧迫**：
　セラピストは近位指骨を固定し、遠位指骨を把持し、治療平面に対して直角に押す。
生理的エンドフィール：骨性

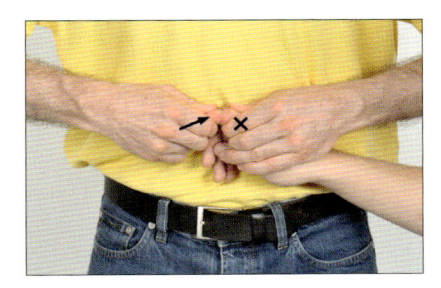

図14.138

14.9.4 関節包靭帯低可動に対する治療

　患者の前腕は台の端に向いて置かれ、手背に三角台を敷いて安定させる。近位指骨は三角台の先で、関節腔が角から出るようにする。セラピストは近位の手の母指球で三角台に対して近位指骨を固定する。セラピストの遠位の手は遠位指骨頭を把持し、牽引を実行する。

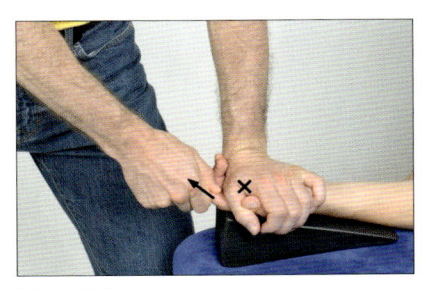

図14.139 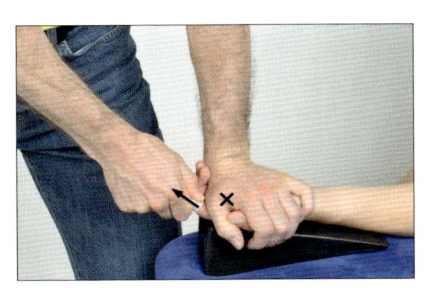　　図14.140

> ❗ 汗をかいた指が滑るのを避けるため、手指とセラピストの手の間にティッシュを挟むことが推奨される。

> ❗ 疼痛緩和の牽引は試験的把持でも実行することができる。

記録のヒント：練習フォーマット

<table>
<tr><td colspan="7" align="center">指節間関節</td></tr>
<tr><td>症 状</td><td colspan="6"></td></tr>
<tr><td>症状を変化させる方向</td><td colspan="6"></td></tr>
<tr><td>禁 忌</td><td colspan="6">神経系：
その他：</td></tr>
<tr><td>症状を変化させる関節</td><td colspan="6"></td></tr>
<tr><td>隣接関節の一般的評価</td><td colspan="6"></td></tr>
<tr><td>両側比較における自動運動</td><td colspan="6"></td></tr>
<tr><td>個別の回旋運動検査</td><td>自動</td><td>他動でさらに</td><td>他動</td><td>エンドフィール</td><td>症状または疼痛</td><td>コメント</td></tr>
<tr><td>● 屈曲</td><td></td><td></td><td></td><td></td><td></td><td></td></tr>
<tr><td>● 伸展</td><td></td><td></td><td></td><td></td><td></td><td></td></tr>
<tr><td>安定性検査</td><td>量</td><td colspan="2">質</td><td>エンドフィール</td><td>症状または疼痛</td><td>コメント</td></tr>
<tr><td>● 橈側の開き</td><td></td><td colspan="2"></td><td></td><td></td><td></td></tr>
<tr><td>● 尺側の開き</td><td></td><td colspan="2"></td><td></td><td></td><td></td></tr>
<tr><td>並進運動テスト</td><td>量</td><td colspan="2">質</td><td>エンドフィール</td><td>症状または疼痛</td><td>コメント</td></tr>
<tr><td>● 牽引</td><td></td><td colspan="2"></td><td></td><td></td><td></td></tr>
<tr><td>● 圧迫</td><td></td><td colspan="2"></td><td></td><td></td><td></td></tr>
<tr><td>総括
ポイント：
● 症状
● 方向
● 禁忌
● 領域(関節)
● 低活動、過活動、または生理的に可動
● 構造：筋肉または関節その他</td><td colspan="6">テキスト：</td></tr>
<tr><td>試験的治療</td><td colspan="6"></td></tr>
<tr><td>理学療法的診断</td><td colspan="6"></td></tr>
<tr><td>治療目標と予後を含めた治療計画</td><td colspan="6"></td></tr>
<tr><td>治療経緯</td><td colspan="6"></td></tr>
<tr><td>最終検査</td><td colspan="6"></td></tr>
</table>

記録のヒント：練習例

指節間関節 (バレーボール時における血腫を伴わない外傷後の中指の運動痛、PTは運動場で最初の検査を行った)	
症状	右の中指の疼痛
症状を変化させる方向	屈曲と伸展
禁忌	神経系：所見なし その他：所見なし
症状を変化させる関節	遠位指節間関節(DIP)と近位指節間関節(PIP)の間の違いを、固定された近位指節骨で自動の屈曲と伸展を通して比較すると、運動疼痛は中指のPIPから生じている。
隣接関節の一般的評価	右手の全ての手指における屈曲と伸展は、自動運動における疼痛への不安感によって制限されているが、他動では自由に動かすことができる。
両側比較における自動運動	左手に比べて右手の中指は屈曲と伸展の運動に制限がある。

個別の回旋運動検査	自動	他動でさらに	他動	エンドフィール	症状または疼痛	コメント
● 屈曲	約60°	<5°	ゆっくりと増加する抵抗	空虚感	訴えられる疼痛の誘発	患者は運動疼痛を恐れる
● 伸展	約-20°	<5°	ゆっくりと増加する抵抗	空虚感	訴えられる疼痛の誘発	患者は運動疼痛を恐れる

安定性検査	量	質	エンドフィール	症状または疼痛	コメント
● 橈側の開き	低可動	運動抵抗の増加	空虚感	早期の疼痛の誘発	
● 尺側の開き	所見なし	所見なし		所見なし	患者は運動疼痛を恐れる

並進運動テスト	量	質	エンドフィール	症状または疼痛	コメント
● 牽引	低可動2	早い第一停止	空虚感		
● 圧迫	所見なし	所見なし		訴えられる疼痛をいくらか誘発する	

総括	
ポイント： ● 症状 ● 方向 ● 禁忌 ● 領域(関節) ● 低活動、過活動、または生理的に可動 ● 構造：筋肉または関節その他	テキスト： ● スポーツ事故(バレーボールが手指に当たった)後の右中指における運動痛。 ● 屈曲(約60°)と伸展(約-20°) ● さらなる運動検査のための禁忌は今日において存在しない。 ● 近位指節間関節(PIP)で疼痛は生じる。 ● 疼痛を伴う可動域の制限を通して生じる。 ● 外側側副靭帯(捻挫？)

続く▶

14　四肢関節

記録のヒント：練習例（続き）

指節間関節	
（バレーボール時における血腫を伴わない外傷後の中指の運動痛、PTは運動場で最初の検査を行った）	
試験的治療	● 患者を医師の元へ行かせ、損傷の範囲（骨の関与）、場合によっては必要な医師による手当、法的事項（保険、職場への診断書など）を明らかにさせる。 ● 軽い捻挫の場合、短期間の安静の後、医師はPTを指示し、再度理学療法検査が続く。
理学療法的診断	上記参照
治療目標と予後を含めた治療計画	● 医師の連絡を待つ。 ● 治療目標：損傷に対してどのような措置をなすべきか医師による説明。 **（補足する）検査と治療テクニックについてはさらに専門的なコースを受講のこと。）**
治療経緯	
最終検査	

14.10　中手指節関節

（中手指節関節　Articulationes metacarphalangeales manus）

14.10.1　解剖学

関節タイプ：　　顆状関節、変化した卵形
遠位関節面：　　凹面
弛緩肢位：　　　わずかに屈曲位、第2から第5中手指節関節においては加えてわずかに尺側外転位
固定肢位：　　　第1中手指節関節において最大伸展位、第2から第5中手指節関節においては最大屈曲位
関節包パターン：全方向への制限、特に屈曲が多く該当する

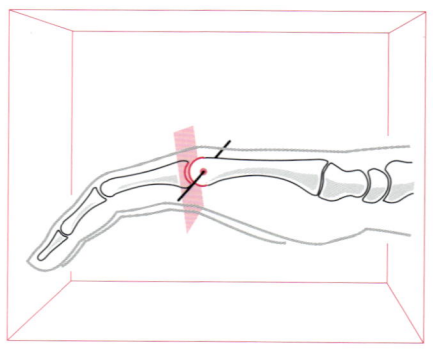

図14.141

14.10 中手指節関節 125

14.10.2 回旋運動検査

■ 両側比較における自動運動

患者は同時に、両手の全ての手指を屈曲、伸展へ動かし、そして拡げ（＝外転）、閉じる（＝内転）。セラピストは運動を分かりやすくするために模範を示す。

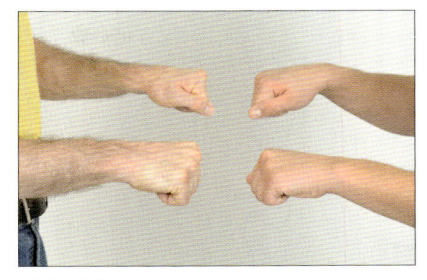

図14.142

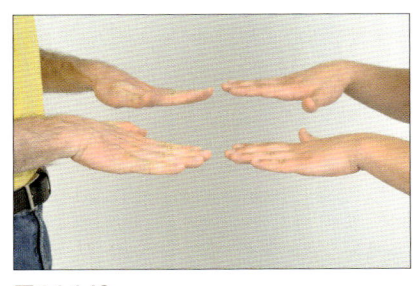

図14.143

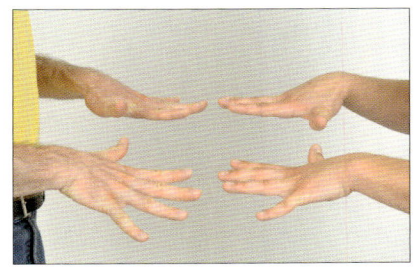

図14.144

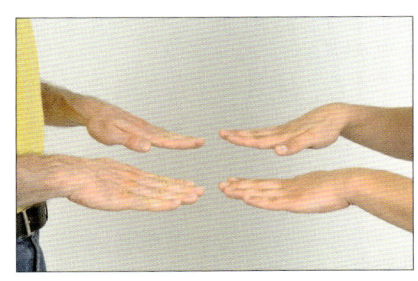

図14.145

■ 個別の自動・他動運動検査（量と質）

a) ゼロポジションからの**屈曲**：
- セラピストは中手骨を固定し、患者に手指を自動で曲げるよう指示する。
- そしてセラピストは基節骨を把持し、運動がさらに他動で可能かどうか検査する。
- 最後にセラピストは、基節骨をゼロポジションから全可動域を通して他動で動かし、エンドフィールを確認する。

生理的エンドフィール：
硬く弾力性あり

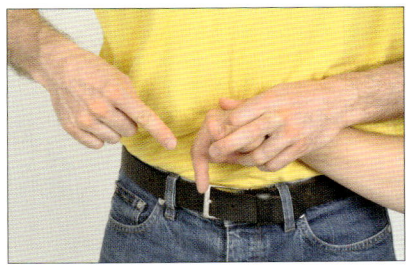

図14.146

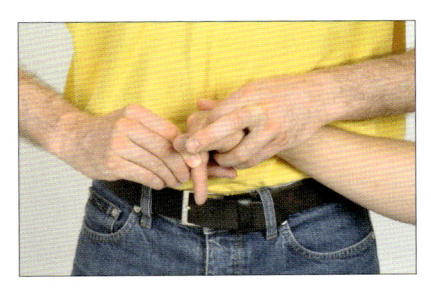

図14.147

b) ゼロポジションからの**伸展**：
- セラピストは中手骨を固定し、患者に手指を自動で伸ばすよう指示する。
- そしてセラピストは基節骨を把持し、運動がさらに他動で可能かどうか検査する。

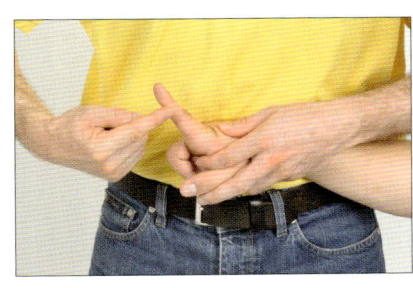

図14.148

- 最後にセラピストは、基節骨をゼロポジションから全可動域を通して他動で動かし、エンドフィールを確認する。

生理的エンドフィール：
硬く弾力性あり

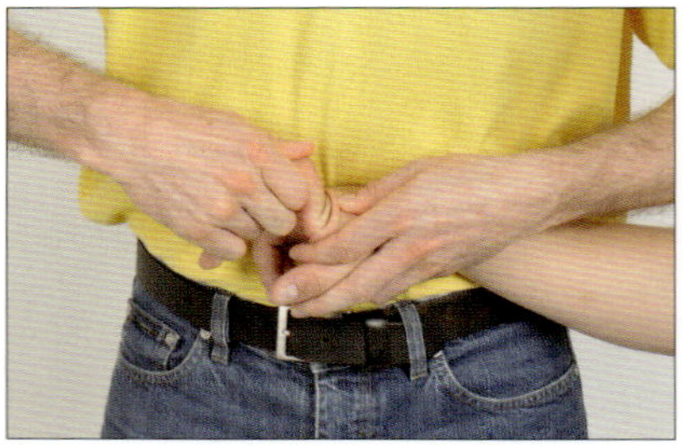

図14.149

c) ゼロポジションからの**外転**：
- セラピストは中手骨を固定し、患者に手指を自動で拡げるよう指示する。
- そしてセラピストは基節骨を把持し、運動がさらに他動で可能かどうか検査する。
- 最後にセラピストは、基節骨をゼロポジションから全可動域を通して他動で動かし、エンドフィールを確認する。

生理的エンドフィール：
硬く弾力性あり

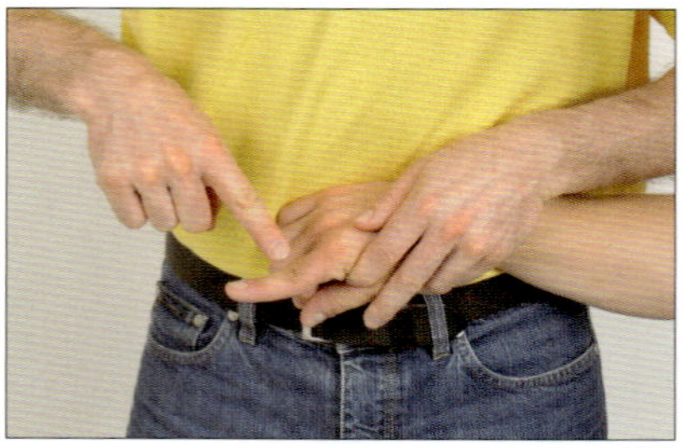

図14.150 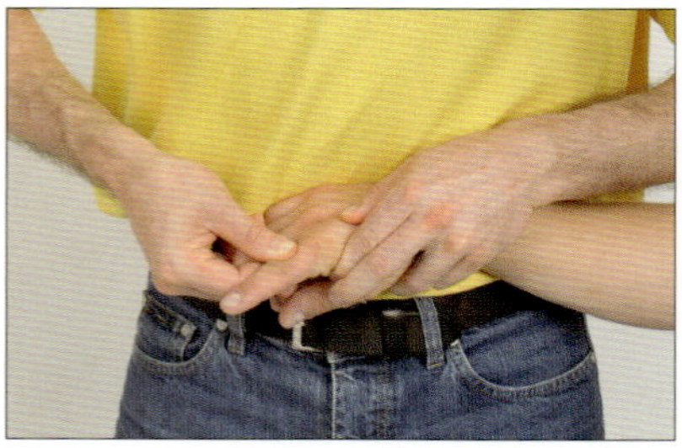　　　　　図14.151

d) ゼロポジションからの**内転**：
- セラピストは中手骨を固定し、患者に手指を自動で、手の中心の方向へ内転させるよう指示する。
- そしてセラピストは基節骨を把持し、運動がさらに他動で可能かどうか検査する。
- 最後にセラピストは、基節骨をゼロポジションから全可動域を通して他動で動かし、エンドフィールを確認する。

生理的エンドフィール：
硬く弾力性あり

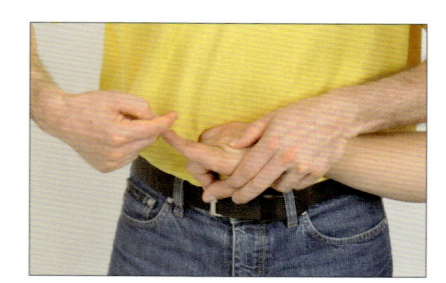

図14.152 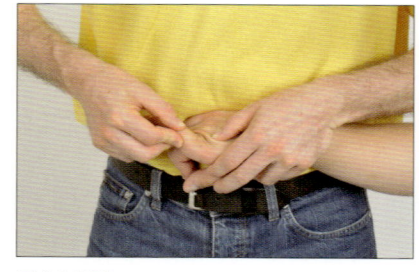　　　　　図14.153

14.10.3 並進運動検査

a) 弛緩肢位からの**牽引**：
　セラピストは中手骨を固定し、基節骨頭を把持し、治療平面から直角に引く。背側に置かれた母指は、関節腔の運動を触診する。
生理的エンドフィール：
硬く弾力性あり

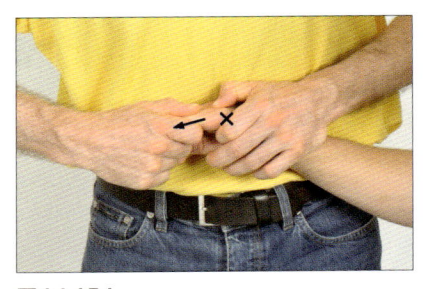

図14.154

b) 弛緩肢位からの**圧迫**：
　セラピストは中手骨を固定し、基節骨頭を把持し、治療平面に向かって直角に押す。
生理学的エンドフィール：骨性

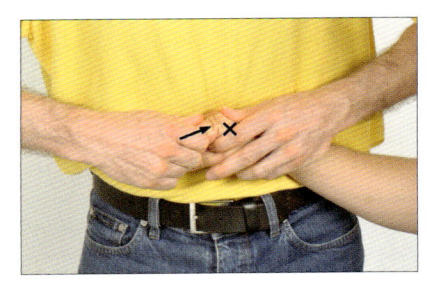

図14.155

14.10.4 関節包靭帯低可動に対する治療

　患者の前腕は台の先を向き、手背は三角台の上に置かれる。中手骨は台の先端に位置し、関節腔が角からはみ出すようにする。セラピストは近位の手の母指球で中手骨を三角台に対して固定する。セラピストは遠位の手で基節骨頭を把持し、牽引を行う。

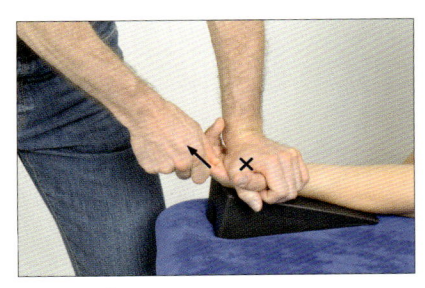

図14.156 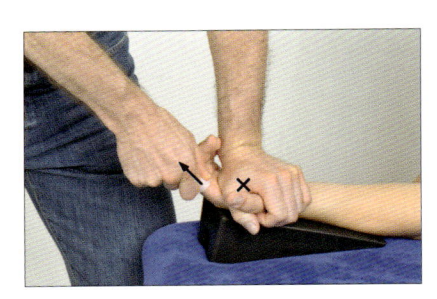　　図14.157

> ❗ 汗をかいた手指が滑るのを防ぐため、手指とセラピストの手の間にティッシュを挟むことを推奨する。

> ❗ 疼痛緩和の牽引は試験的把持でも行うことができる。

記録のヒント：練習フォーマット

中手指節関節					
症状					
症状を変化させる方向					
禁忌	神経系： その他：			
症状を変化させる関節					
隣接関節の一般的評価					
両側比較における自動運動					
個別の回旋運動検査	自動	他動でさらに	他動	エンドフィール	症状または疼痛	コメント
● 屈曲						
● 伸展						
● 外転						
● 内転						
並進運動テスト	量	質	エンドフィール	症状または疼痛	コメント
● 牽引					
● 圧迫					
総括 ポイント： ● 症状 ● 方向 ● 禁忌 ● 領域（関節） ● 低活動、過活動、または生理的に可動 ● 構造：筋肉または関節その他	テキスト：
試験的治療	
理学療法的診断	
治療目標と予後を含めた治療計画	
治療経緯	
最終検査	

記録のヒント：練習例

中手指節関節		
（右第２中手骨の骨幹骨折後の５週間にわたる固定治療後の運動制限。現在骨折は負荷に対して安定している。）		
症状	右の示指における硬い感覚	
症状を変化させる方向	伸展よりも屈曲に強い制限が認められる	
禁忌	神経系：所見なし その他：所見なし	
症状を変化させる関節	示指の中手指節関節	
隣接関節の一般的評価	右手の全ての関節が弛緩肢位と保護のためにいくらか「硬く」なり制限されている。	
両側比較における自動運動	左手に比べて右手の示指が明らかに低可動である。	

個別の回旋運動検査	自動	他動でさらに	他動	エンドフィール	症状または疼痛	コメント
● 屈曲	約60°	<5°	運動抵抗の増加	非常に硬く弾力性あり	なし、最終域でいくらか痛む	
● 伸展	約−20°	<5°	運動抵抗の増加	非常に硬く弾力性あり	なし、最終域でいくらか痛む	
● 外転	ほぼ0°	<5°	運動抵抗の増加	非常に硬く弾力性あり	なし、最終域でいくらか痛む	
● 内転	約10°	<5°	運動抵抗の増加	非常に硬く弾力性あり	なし、最終域でいくらか痛む	

並進運動テスト	量	質	エンドフィール	症状または疼痛	コメント
● 牽引	低可動2	運動抵抗の増加	非常に硬く弾力性あり		
● 圧迫	所見なし	所見なし	骨性		

総括 ポイント： ● 症状 ● 方向 ● 禁忌 ● 領域（関節） ● 低活動、過活動、または生理的に可動 ● 構造：筋肉または関節その他	テキスト： ● 示指の中手指節関節における硬い感覚 ● 全ての方向における自動と他動運動、屈曲（約60°）、伸展（約−20°）、外転（ほぼ0°）、内転（約10°） ● さらなる運動検査のための禁忌は今日において存在しない。 ● 示指の中手指節関節で発症。 ● 低可動（上記参照） ● 関節包靱帯の短縮が原因。
試験的治療	グレードⅢにおける５分にわたる牽引、その後患者はわずかに運動感覚を取り戻し、セラピストは運動抵抗の減少を確認する。
理学療法的診断	上記参照

続く▶

記録のヒント：練習例（続き）

中手指節関節
（右第2中手骨の骨幹骨折後の5週間にわたる固定治療後の運動制限。現在骨折は負荷に対して安定している。）

治療目標と予後を含めた治療計画	● グレードⅢにおける牽引治療の続行。 ● 治療目標：疼痛のない生理的可動性。 **（補足する）**検査と治療テクニックについてはさらに専門的なコースを受講のこと。）
治療経緯	
最終検査	

14.11 第2から第5中手間関節

（第2から第5中手間関節　articulationes intermetacarpales、手根中手関節 carpometacarpales Ⅱ - Ⅴ）

14.11.1 解剖学

関節タイプ：
- 遠位中手間関節：靭帯結合
  関節面：本当の関節面は存在しない
- 第2から第5近位中手間関節：半関節
  関節面：不規則な小さな湾曲、MTでは凹面と捉えられる
- 第2から第5手根中手関節：半関節
  遠位関節面：不規則な小さな湾曲、MTでは凹面と捉えられる

弛緩肢位：　記述なし
固定肢位：　記述なし
関節包パターン：記述なし、第2から第5手根中手関節においては全ての方向への制限があり得る

! 運動は常に三つ全ての関節で同時に生じる。自動運動は、手関節と手指の運動によって導かれることが多い。低可動性は長期にわたる弛緩肢位の後にのみ生じ、手の他の関節にとって大きな意味を持つ。この関節は安定していなければならない。運動可動域を拡大するためのグレードⅢにおける伸張モビリゼーションが示されることは少ない。

メ モ
治療平面は、手背に対しておよそ垂直に位置する。

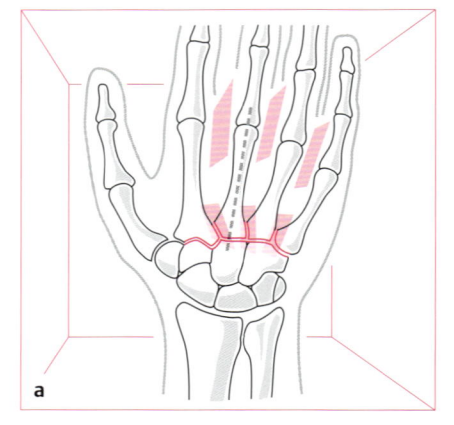

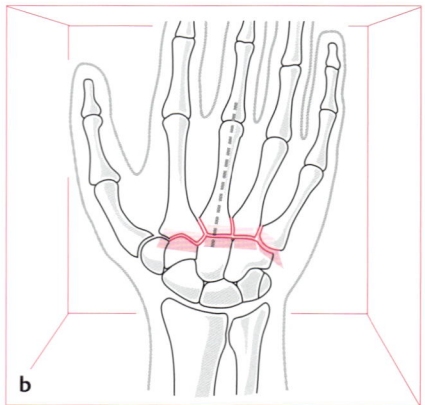

図14.158 a, b

14.11.2　回旋運動検査

■ 両側比較における自動運動

セラピストは患者に手のアーチを自動で強調するように、そして平坦にするように指示する。セラピストは運動を分かりやすくするために模範を示す。

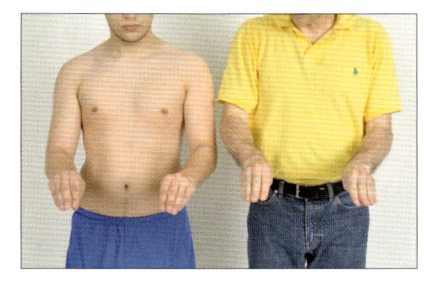

図14.159 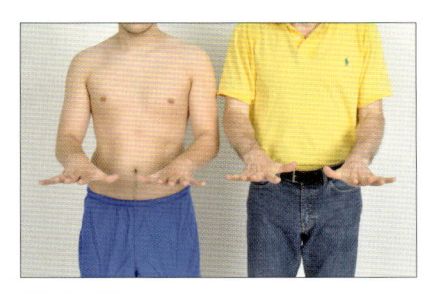　　　　　図14.160

■ 個別の自動・他動運動（量と質）

a)　手のアーチの強調：
- セラピストは患者に自動で手のアーチを強調させるよう指示する。
- そしてセラピストは、両中指で第3中手骨を掌側から支え、母指で第2・第5中手骨を背側から掌側へ押し、運動がさらに他動で可能かどうか検査する。
- 最後にセラピストは、ゼロポジションから全可動域を通して他動で手のアーチを強調できるか動かし、エンドフィールを確認する。

生理的エンドフィール：
硬く弾力性あり

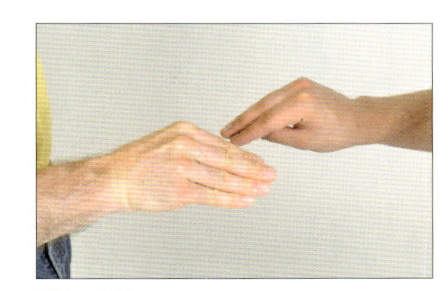

図14.161 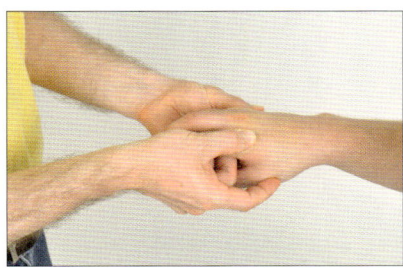　　　　　図14.162

b)　手のアーチの**平坦化**：
- セラピストは患者に自動で手のアーチを平坦にするよう指示する。
- そしてセラピストは両母指で第3中手骨を背側から支え、中指で第2・第5中手骨を掌側から背側へ押し、運動がさらに他動で可能かどうか検査する。
- 最後にセラピストは、ゼロポジションから全可動域を通して他動で手のアーチを平坦にできるか動かし、エンドフィールを確認する。

生理的エンドフィール：
硬く弾力性あり

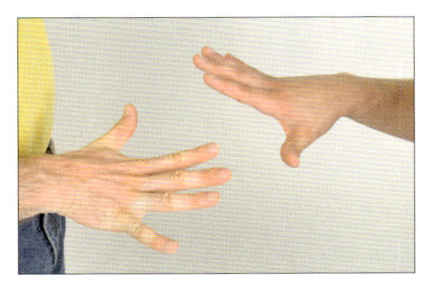

図14.163 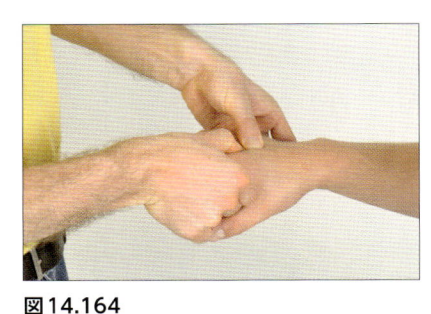　　　　　図14.164

c) 第2から第5中手骨の**個々の運動**：

　セラピストは尺側の手で第3中手骨を固定し、橈側の手で第2中手骨を掌側・背側へと他動で動かし、エンドフィールを確認する。その際、中手間関節への滑りが生じ、また手根中手関節における屈曲と伸展も起こる。第3中手骨は安定した手の長軸を形成する。そのため橈側の手は続いて第3中手骨を固定し、尺側の手が第3中手骨に対して第4中手骨を、そして第4中手骨に対して第5中手骨を動

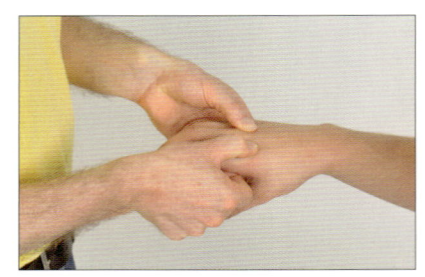

図14.165

かす。中手骨頭の遠位の把持において、特に靱帯結合が検査され、中手骨底周辺の近位の把持においては、本来の中手間関節近位が検査される。

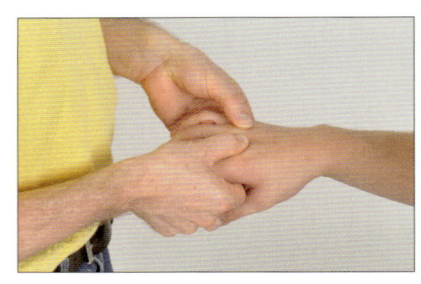

図14.166

生理的エンドフィール：
硬く弾力性あり

d) 第2から第5手根中手関節における**屈曲**と**伸展**：

　セラピストは手根骨（小菱形骨、有頭骨または有鈎骨）を固定し、相応する中手骨を掌側に向かって屈曲へ、背側に向かって伸展へ他動で動かし、エンドフィールを確認する。その際、

中手間関節の滑りが共同運動として生じる。
生理的エンドフィール：
硬く弾力性あり

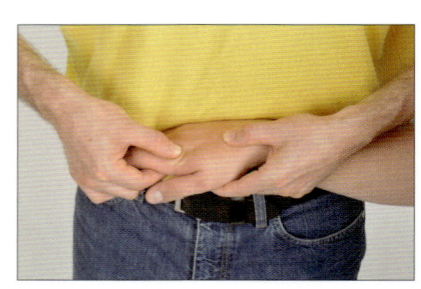

図14.167

14.11.3　並進運動検査

第2から第5中根中手関節における**牽引**：

　セラピストは近位の手の母指と示指で相応する手根骨（小菱形骨、有頭骨または有鈎骨）を固定し、遠位の母指と示指で相応する中手骨を把持し、治療平面に対して直角に引く。背側に置いた母指で、関節腔の運動を触

診することができる。
生理的エンドフィール：
硬く弾力性あり

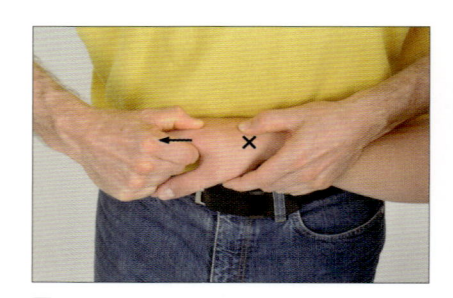

図14.168

第2から第5中根中手関節における**圧迫**：

　セラピストは近位の手の母指と示指で相応する手根骨（小菱形骨、有頭骨または有鈎骨）を固定し、遠位の母指と示指で相応する中手骨を把持し、治療平面に対して直角に押す。
生理的エンドフィール：
骨性

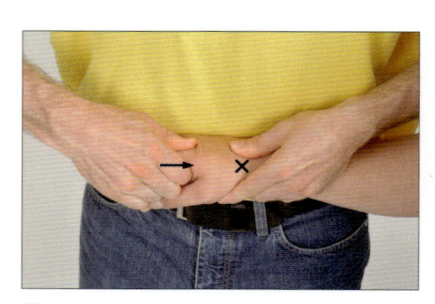

図14.169

14.11 第2から第5中手間関節

第2から第5中手間関節の圧迫：
セラピストは両手で橈側・尺側から手を把持し、第2から第5中手骨を治療平面に対して直角に押す。圧迫は中手間関節の遠位と近位で強められる。疼痛誘発においてどの箇所か正確に突き止めるために、個々の中手骨間で行うことができる。近位の中手間関節の滑りは、第2から第5中手骨の前述の運動においてともに確認することができる。

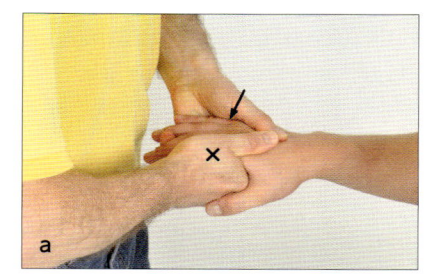

図14.170 a, b

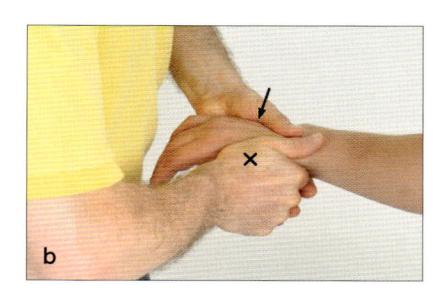

生理的エンドフィール：骨性

14.11.4 関節包靭帯低可動に対する治療

■ 第2から第5中根中手関節における牽引

患者の前腕は台の先端を向き、手掌は三角台で支えられる。固定する手根骨（小菱形骨、有頭骨または有鉤骨）は三角台の角に置かれ、手根中手関節腔が角から外へはみ出すようにする。セラピストは母指球で手根骨を三角台に対して固定する。セラピストは遠位の手の母指と示指で相応する中手骨頭を把持し、治療平面に対して直角に引く。

> ⚠ 疼痛緩和の牽引は試験的把持においても実行できる。

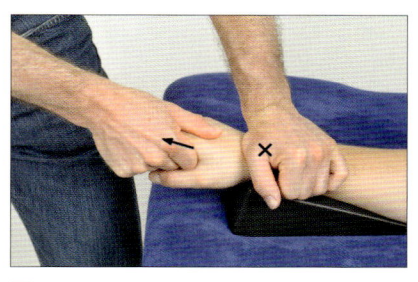

図14.171

■ 中手間関節のモビリゼーション

患者の前腕は台の先を向き、手掌は三角台で支えられる。固定すべき中手骨（例えば第3中手骨）は三角台の縁に置かれ、動かす中手骨（例えば第2中手骨）が縁から出るようにする。セラピストの尺側の手は母指球で第3中手骨を三角台に対して固定する。セラピストの橈側の手は第2中手骨を把持し、母指球の圧力で下へモビリゼーションを施す。

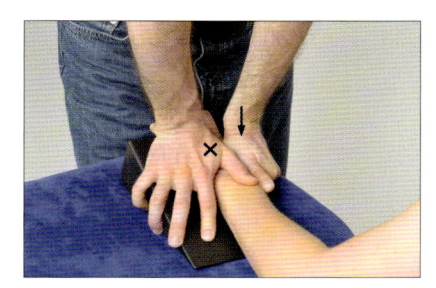

図14.172

> ⚠ 疼痛緩和のために、関節腔の緩んだ箇所の個別運動を試験的把持とともに行うことができる。

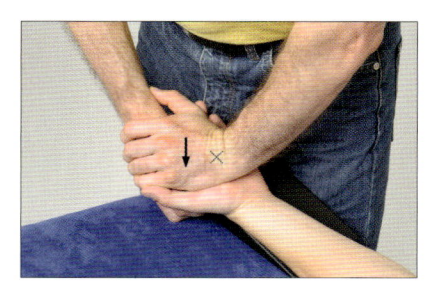

図14.173

中手間関節において、個々の骨を並進的に互いに動かすことができる。これに適したテクニックは参考文献に示されている。

> ⚠ 背側へのモビリゼーションのためには、手背が三角台の上に固定され、相応する中手骨が背側へ動かされる。近位の関節には中手骨底の高さに両母指球が置かれ、遠位の結合には中手骨頭の高さに置かれる。疑われる場合には、常にまず近位の関節をモビリゼーションすること。

記録のヒント：練習フォーマット

第2から第5中手間関節	
症 状	
症状を変化させる方向	
禁 忌	神経系： その他：
症状を変化させる関節	
隣接関節の一般的評価	
両側比較における自動運動	

個別の回旋運動検査	自動	他動で さらに	他動	エンド フィール	症状 または疼痛	コメント
● 手のアーチの強調						
● 手のアーチの平坦化						
● 中手間関節の個々の運動						
● 手根中手関節の屈曲						
● 手根中手関節の伸展						

並進運動テスト	量	質	エンドフィール	症状 または疼痛	コメント
● 手根中手関節の牽引					
● 手根中手関節の圧迫					
● 中手間関節における圧迫					

総括 ポイント： ● 症状(主に疼痛) ● 方向 ● 禁忌 ● 領域(関節) ● 低活動、過活動、または 　生理的に可動 ● 構造：筋肉または関節その他	テキスト：
試験的治療	
理学療法的診断	
治療目標と予後を含めた治療計画	

続く▶

記録のヒント：練習フォーマット（続き）

第2から第5中手間関節	
治療経緯	
最終検査	

記録のヒント：練習例

第2から第5中手間関節 （右舟状骨骨折による3週間にわたるギプス固定後の運動制限）					
症状	右手の運動制限				
症状を変化させる方向	様々な把持における手の開閉				
禁忌	神経系：所見なし その他：所見なし				
症状を変化させる関節	第2から第5手根中手関節				
隣接関節の一般的評価	右手が全体的に、特に中央部が「硬い」、中手指節関節と手関節においても同様である。				
両側比較における自動運動	右手のアーチにおける強調と平坦が制限されている。				
個別の回旋運動検査	自動	他動でさらに	他動	エンドフィール	症状または疼痛	コメント
● 手のアーチの強調	制限されている	<5°	運動抵抗の増加	非常に硬く弾力性あり		
● 手のアーチの平坦化	制限されている	<5°	運動抵抗の増加	非常に硬く弾力性あり		
● 中手間関節の個々の運動	制限されている	<5°	運動抵抗の増加	非常に硬く弾力性あり		
● 手根中手関節の屈曲	制限されている	<5°	運動抵抗の増加	非常に硬く弾力性あり		
● 手根中手関節の伸展	制限されている	<5°	運動抵抗の増加	非常に硬く弾力性あり		
並進運動テスト	量	質	エンドフィール	症状または疼痛	コメント
● 手根中手関節の牽引	低可動2	運動抵抗の増加	非常に硬く弾力性あり	所見なし	
● 手根中手関節の圧迫	所見なし	所見なし	骨性	所見なし	
● 中手間関節における圧迫	所見なし	所見なし	骨性	所見なし	

続く▶

記録のヒント：練習例（続き）

<table>
<tr><td colspan="2" align="center">第2から第5中手間関節
（右舟状骨骨折による3週間にわたるギプス固定後の運動制限）</td></tr>
<tr>
<td>総括
ポイント：
● 症状
● 方向
● 禁忌
● 領域（関節）
● 低活動、過活動、または生理的に可動
● 構造：筋肉または関節その他</td>
<td>テキスト：
● 運動制限
● 様々な把持において
● さらなる運動検査のための禁忌は今日において存在しない。
● 手のアーチの強調と平坦化において症状が起こる。
● 制限は、屈曲と伸展において低可動である第2から第5手根中手関節を原因とする。
● 関節包靭帯の制限が原因。</td>
</tr>
<tr>
<td>試験的治療</td>
<td>● 第2から第5手根中手関節に、グレードⅢで3分にわたるモビリゼーション牽引を行うと、患者は軽い運動の感覚を取り戻し、セラピストは運動抵抗の減少を確認する。</td>
</tr>
<tr>
<td>理学療法的診断</td>
<td>上記参照</td>
</tr>
<tr>
<td>治療目標と予後を含めた治療計画</td>
<td>● グレードⅢにおける第2から第5手根中手関節のモビリゼーション牽引治療の続行。
● 治療目標：疼痛のない生理的可動性。
（補足する検査と治療テクニックについてはさらに専門的なコースを受講のこと。）</td>
</tr>
<tr>
<td>治療経緯</td>
<td></td>
</tr>
<tr>
<td>最終検査</td>
<td></td>
</tr>
</table>

14.12　第1手根中手関節

（第1手根中手関節　Articulatio carpometacarpalis Ⅰ）

14.12.1　解剖学

関節タイプ：　　鞍関節、変化しない鞍形
遠位関節面：　　屈曲と伸展では凹面、外転と内転では凸面
弛緩肢位：　　　屈曲と伸展、外転と内転の中間肢位
固定肢位：　　　最大対立
関節包パターン：外転＞伸展

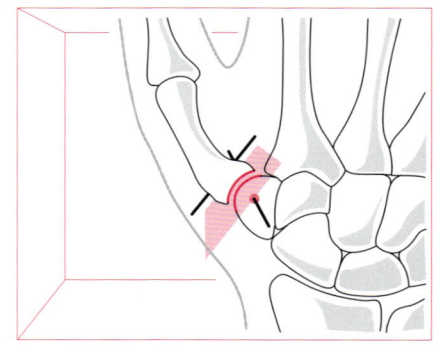

図14.174

14.12　第1手根中手関節

14.12.2　回旋運動検査

■ 両側比較における自動運動

患者は両手の母指を同時に、4つの基本動作である屈曲、伸展、外転、内転へ動かす。セラピストは運動を分かりやすくするために模範を示す。追加として、残りの指に対する母指対向（＝Opposition）、そしてこれらのポジションからの復位（＝Reposition）を検査することができる（写真掲載なし）。

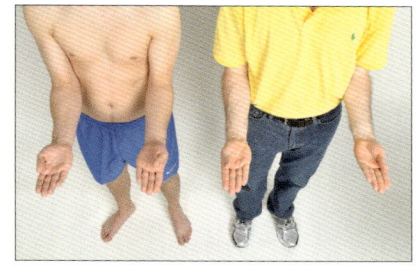

図14.175

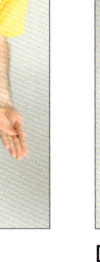

図14.176

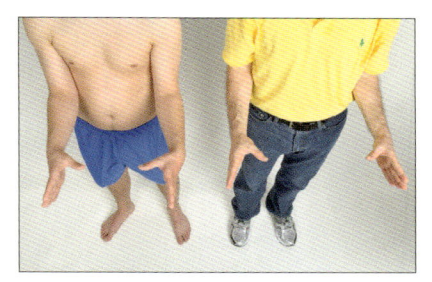

図14.177

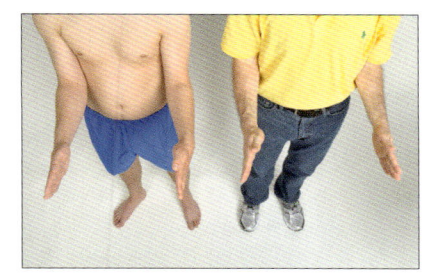

図14.178

■ 個別の自動・他動運動検査（量と質）

a)　ゼロポジションからの**屈曲**：
- セラピストは大菱形骨を固定し、患者に母指を自動で曲げるよう指示する。
- そしてセラピストは第1中手骨を把持し、運動がさらに他動で可能かどうか検査する。
- 最後にセラピストは第1中手骨をゼロポジションから全可動域を通

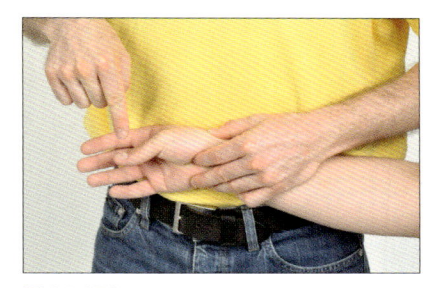

図14.179

して他動で動かし、エンドフィールを確認する。

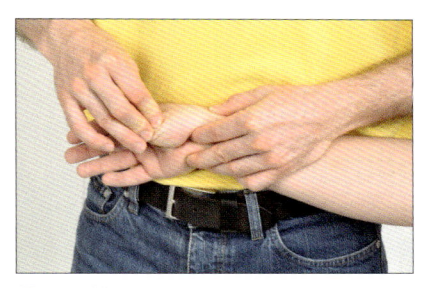

図14.180

生理的エンドフィール：
硬く弾力性あり

b)　ゼロポジションからの**伸展**：
- セラピストは大菱形骨を固定し、患者に母指を自動で伸ばすよう指示する。
- そしてセラピストは第1中手骨を把持し、運動がさらに他動で可能かどうか検査する。
- 最後にセラピストは第1中手骨をゼロポジションから全可動域を通して他動で動かし、エンドフィール

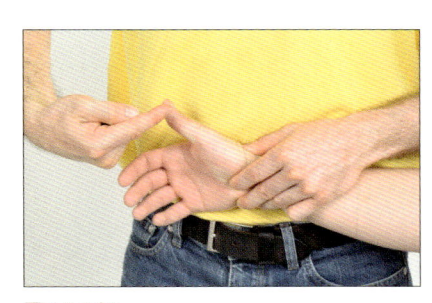

図14.181

を確認する。
生理的エンドフィール：

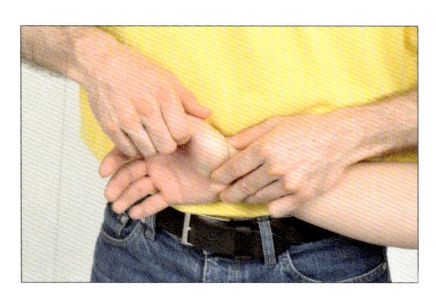

図14.182

硬く弾力性あり

c) ゼロポジションからの**外転**：
- セラピストは大菱形骨を固定し、患者に母指を自動で外転させるよう指示する。
- そしてセラピストは第1中手骨を把持し、運動がさらに他動で可能かどうか検査する。
- 最後にセラピストは第1中手骨をゼロポジションから全可動域を通して他動で動かし、エンドフィールを確認する。

生理的エンドフィール：
硬く弾力性あり

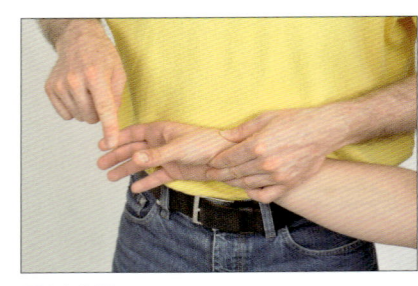

図14.183

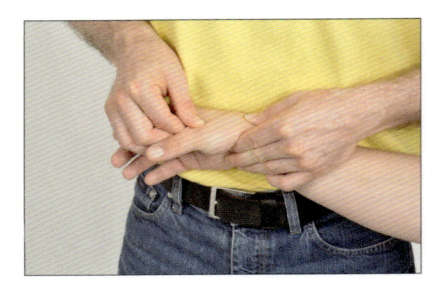

図14.184

d) ゼロポジションからの**内転**：
- セラピストは大菱形骨を固定し、患者に母指を自動で内転させるよう指示する。
- そしてセラピストは第1中手骨を把持し、運動がさらに他動で可能かどうか検査する。
- 最後にセラピストは第1中手骨をゼロポジションから全可動域を通して他動で動かし、エンドフィールを確認する。

生理的エンドフィール：
硬く弾力性あり

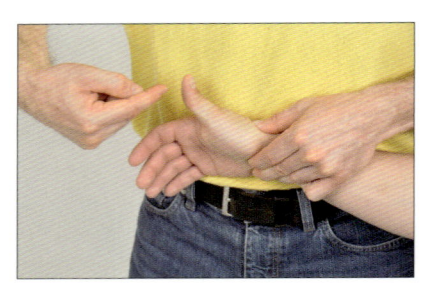

図14.185

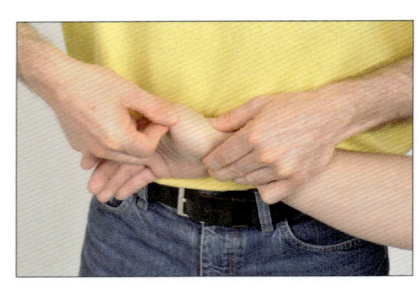

図14.186

14.12.3 並進運動検査

弛緩肢位からの**牽引**：
　セラピストは大菱形骨を固定し、第1中手骨頭を把持し、治療平面から直角に引く。近位の母指は背側における関節腔の運動を触診する。

生理的エンドフィール：
硬く弾力性あり

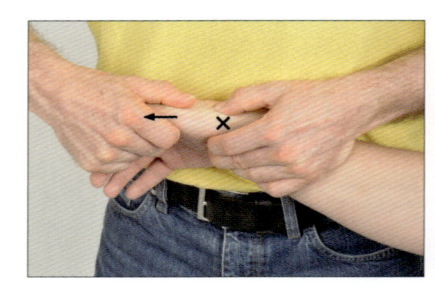

図14.187

14.12　第1手根中手関節

弛緩肢位からの**圧迫**：
　セラピストは大菱形骨を固定し、第1中手骨頭を把持し、治療平面に対して直角に押す。

生理的エンドフィール：
骨性

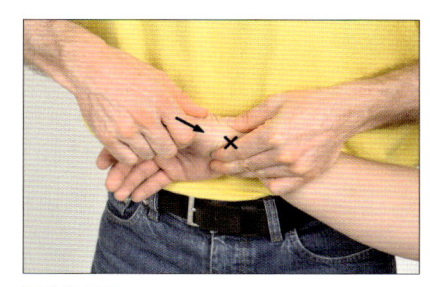

図14.188

14.12.4　関節包靭帯低可動に対する治療

　患者の前腕は台の先を向き、手は尺側の角を下にして置かれ、母指は天井の方向、上を向く。セラピストは外側の前腕を台の上で支え、中指で掌側から大菱形骨を固定する。内側の手の母指と示指、または中指で患者の第1中手骨頭を把持し、治療平面に対して直角に引く。牽引を長く持続させるために、セラピストは内側の肘で支える。

❗ 汗をかいた手指が滑るのを防ぐため、母指とセラピストの手の間にティッシュを挟むことが推奨される。

❗ 疼痛緩和の牽引は、試験的把持においても実行することができる。

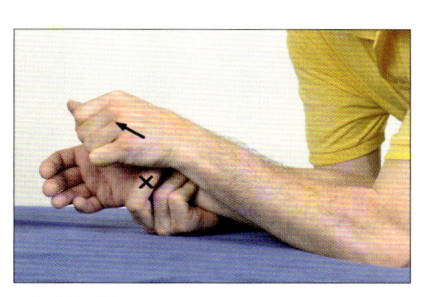

図14.189

記録のヒント：練習フォーマット

第1手根中手関節					
症 状					
症状を変化させる方向					
禁 忌	神経系： その他：				
症状を変化させる関節					
隣接関節の一般的評価					
両側比較における自動運動					
個別の回旋運動検査	自動	他動で さらに	他動	エンド フィール	症状 または疼痛	コメント
● 屈曲					
● 伸展					
● 外転					
● 内転					
並進運動テスト	量	質		エンドフィール	症状 または疼痛	コメント
● 牽引					
● 圧迫					
総括 ポイント： ● 症状（主に疼痛） ● 方向 ● 禁忌 ● 領域（関節） ● 低活動、過活動、または 　生理的に可動 ● 構造：筋肉または関節その他	テキスト：				
試験的治療					
理学療法的診断					
治療目標と予後を含めた治療計画					
治療経緯					
最終検査					

14.12 第1手根中手関節

記録のヒント：練習例

<table>
<tr><th colspan="7">第1中手間関節
（マッサージと把持の際における右母指の疼痛）</th></tr>
<tr><td>症 状</td><td colspan="6">理学療法士がマッサージや把持する際に右母指の疼痛を訴える。</td></tr>
<tr><td>症状を変化させる方向</td><td colspan="6">外転と伸展、また抵抗に対する屈曲でも疼痛が生じる。</td></tr>
<tr><td>禁 忌</td><td colspan="6">神経系：所見なし
その他：所見なし</td></tr>
<tr><td>症状を変化させる関節</td><td colspan="6">右の手根中手関節</td></tr>
<tr><td>隣接関節の一般的評価</td><td colspan="6">その他の関節は、どちらかというと非常に可動的である。</td></tr>
<tr><td>両側比較における自動運動</td><td colspan="6">軽症から始まるが、左に比べ、右の外転と伸展が明らかに制限されている。屈曲は両側とも少し減少している。</td></tr>
<tr><td>個別の回旋運動検査</td><td>自動</td><td>他動でさらに</td><td>他動</td><td>エンドフィール</td><td>症状または疼痛</td><td>コメント</td></tr>
<tr><td>● 屈曲</td><td>ほぼ50°</td><td>＜5°</td><td>運動抵抗の増加</td><td>硬く弾力性あり</td><td>最終域で少し疼痛あり</td><td></td></tr>
<tr><td>● 伸展</td><td>40°</td><td>＜5°</td><td>運動抵抗の増加</td><td>非常に硬く弾力性あり</td><td>最終域で少し疼痛あり</td><td></td></tr>
<tr><td>● 外転</td><td>ほぼ30°</td><td>＜5°</td><td>運動抵抗の増加</td><td>非常に硬く弾力性あり</td><td>最終域で少し疼痛あり</td><td></td></tr>
<tr><td>● 内転</td><td>40°</td><td>＜5°</td><td>運動抵抗の増加</td><td>硬く弾力性あり</td><td>最終域で少し疼痛あり</td><td></td></tr>
<tr><td>並進運動テスト</td><td>量</td><td>質</td><td colspan="2">エンドフィール</td><td>症状または疼痛</td><td>コメント</td></tr>
<tr><td>● 牽引</td><td>低可動2</td><td>運動抵抗の増加</td><td colspan="2">非常に硬く弾力性あり</td><td>最終域で少し疼痛あり</td><td></td></tr>
<tr><td>● 圧迫</td><td>所見なし</td><td>所見なし</td><td colspan="2">骨性</td><td></td><td></td></tr>
<tr><td>総括
ポイント：
● 症状（主に疼痛）
● 方向
● 禁忌
● 領域（関節）
● 低活動、過活動、または生理的に可動
● 構造：筋肉または関節その他</td><td colspan="6">テキスト：
● 理学療法士はマッサージと把持において右母指の疼痛を訴える。
● 特に外転と伸展で発生するが、屈曲においても発生し、内転ではあまり生じない。
● さらなる運動検査のための禁忌は今日において存在しない。
● 疼痛は手根中手関節から発生していると考えられる。
● 低可動
● 関節包靱帯全体の制限が原因（関節包パターンは陽性、母指CM関節症？）</td></tr>
<tr><td>試験的治療</td><td colspan="6">● グレードⅠ・Ⅱの範囲内における疼痛を緩和させる牽引を5分間行い、その後、患者は最終域での運動疼痛の減少を認め、セラピストは運動抵抗の減少を確認する。
● 引き続き、グレードⅢ初段階における5分にわたるモビリゼーション牽引を行うと、患者は軽い運動を認め、セラピストはエンドフィールの硬さが少し減少したように感じる。</td></tr>
<tr><td>理学療法的診断</td><td colspan="6">上記参照</td></tr>
</table>

続く▶

記録のヒント：練習例（続き）

第1中手間関節 （マッサージと把持の際における右母指の疼痛）	
治療目標と予後を含めた治療計画	● 導入的な疼痛緩和の牽引を続行し、続いてモビリゼーション牽引を行う。 ● 治療目標：疼痛のない生理的可動性。 **（補足する検査と治療テクニックについてはさらに専門的なコースを受講のこと。）**
治療経緯	
最終検査	

14.13　手関節

（手根中央関節　Articulationes mediocarpalis、橈骨手根関節　radiocarpalis、豆状骨関節　ossis pisiformisからなる手関節　Articulatio manus）

14.13.1　解剖学

関節タイプ：
- 手根中央関節：卵形関節、変化した卵形
    遠位関節面：大菱形骨と小菱形骨凹面、有頭骨と有鉤骨凸面
- 橈骨手根関節：卵形関節、変化した卵形
    遠位関節面：舟状骨、月状骨、三角骨凸面
- 豆状骨関節：滑りの関節
    遠位関節面：不規則に小さく、MTにおいては意味を有さない湾曲

弛緩肢位：　　手関節＝わずかに尺側外転したゼロポジション
固定肢位：　　手関節＝最大背屈位
関節包パターン：全ての方向に同程度の制限

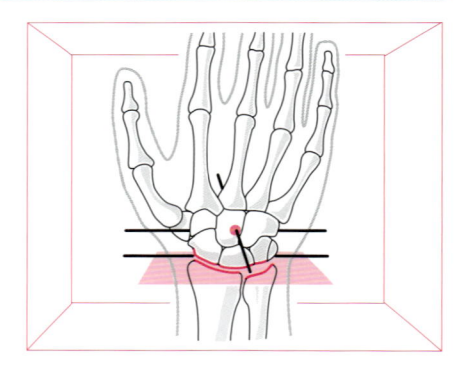

図14.190

> ❗ 豆状骨関節は荷重関節ではなく、種子骨として尺側手根屈筋に作用する。手根中央関節と橈骨手根関節においては、自動運動は常に同時に生じ、そのため手関節はここでは総括的に検査される。

14.13.2 回旋運動検査

■ 両側比較における自動運動

セラピストは患者に、両手を自動で掌屈、背屈、尺側内転、橈側外転させるよう指示する。

> **メモ**
> 患者の両前腕は治療台の上に平行におかれ、第3中手骨の運動を比較して評価できるようにする。外転と内転において、セラピストは第3中手骨の位置を自らの示指で明確にする。

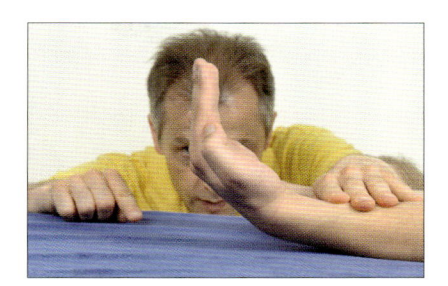

図14.191

図14.192

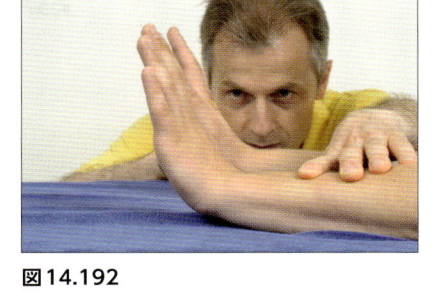

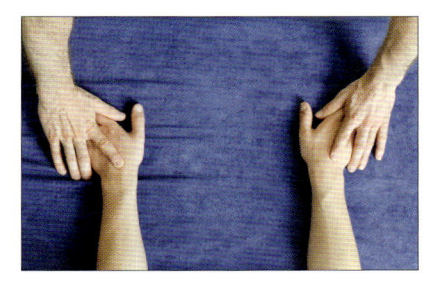

図14.193

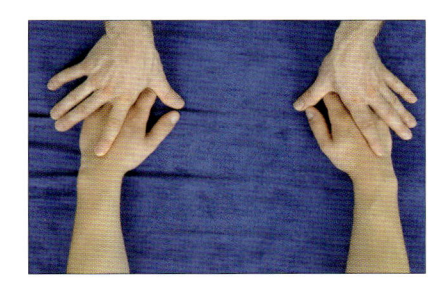

図14.194

■ 個別の自動・他動運動検査（量と質）

a) 掌屈：
- セラピストは腹部で前腕を固定し、患者に手を自動で掌屈させるよう指示する。
- そしてセラピストは背側から中央部を把持し、運動が他動でさらに可能かどうか検査する。
- 最後にセラピストは手をゼロポジションから全可動域を通して他動で動かし、エンドフィールを確認する。

生理的エンドフィール：
硬く弾力性あり

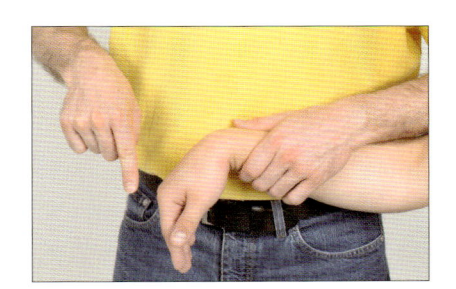

図14.195

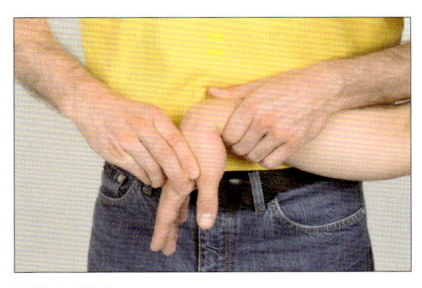

図14.196

> **メモ**
> 背屈（＝伸展）において、回旋運動可動域がわずかに制限され、運動の質と牽引が過可動、そしてエンドフィールが回旋で緩み、最後にはどちらかというと「使い古されたゴムのように」骨性で並進的であることが多く見られる。これは、関節包靭帯の緩みを原因として、手根骨または（特に第3）中手骨底が早期に遠位の橈骨の端にぶつかる、過可動の手関節を示唆している。

144　**14**　四肢関節

b) **背屈**：
- セラピストは引き続き腹部で前腕を固定し、患者に自動で背屈に動かすよう指示する。
- そしてセラピストは掌側から中央部を把持し、運動が他動でさらに可能かどうか検査する。
- 最後にセラピストは手をゼロポジションから全可動域を通して他動で動かし、エンドフィールを確認する。

生理的エンドフィール：
硬く弾力性あり

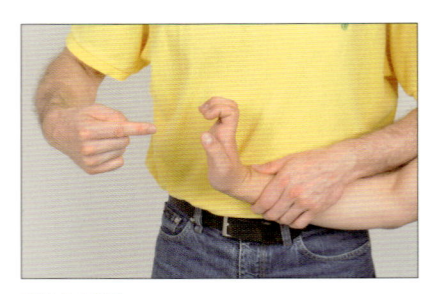

図14.197

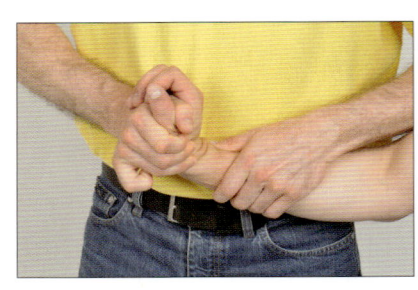

図14.198

c) **橈側外転**：
- セラピストは引き続き腹部で前腕を固定し、患者に自動で橈側外転に動かすよう指示する。
- そしてセラピストは尺側から中央部を把持し、運動が他動でさらに可能かどうか検査する。
- 最後にセラピストは手をゼロポジションから全可動域を通して他動で動かし、エンドフィールを確認する。

生理的エンドフィール：
硬く弾力性あり

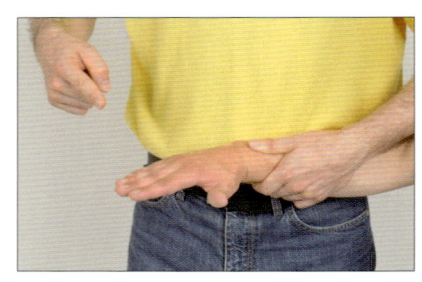

図14.199

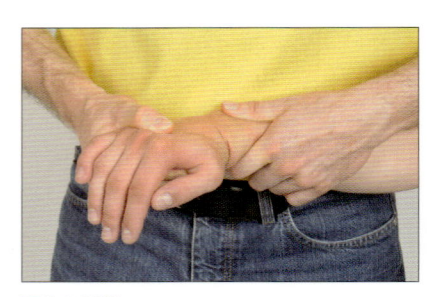

図14.200

d) **尺側内転**：
- セラピストは引き続き腹部で前腕を固定し、患者に自動で尺側内転に動かすよう指示する。
- そしてセラピストは橈側から中央部を把持し、運動が他動でさらに可能かどうか検査する。
- 最後にセラピストは手をゼロポジションから全可動域を通して他動で動かし、エンドフィールを確認する。

生理的エンドフィール：
硬く弾力性あり

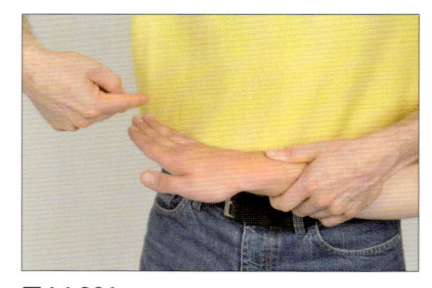

図14.201

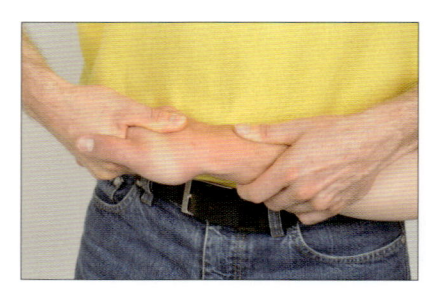

図14.202

メモ
橈側外転や尺側内転におけるエンドフィールは、靭帯によるものが優勢で、そのため屈曲・伸展よりも硬い。

14.13.3 並進運動検査

牽引：

セラピストは前腕を腹部で固定し、近位の固定している手の母指と示指で、尺側または橈側茎状突起を把持する。遠位の手は中手骨底を把持し、示指と母指が、固定する手の示指と母指の隣に位置する。そして遠位の手で中央部を治療平面に対して直角に引く。

生理的エンドフィール：
硬く弾力性あり

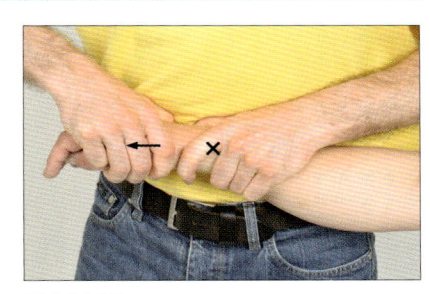

図 14.203

圧迫：

セラピストは前腕を腹部で固定し、近位の固定している手の母指と示指で、尺側または橈側茎状突起を把持する。遠位の手は中手骨を把持し、治療平面に対して直角に押す。

生理的エンドフィール： 骨性

> **メモ**
> 中央部で患者が感じる疼痛は、遠位前腕関節と関連している可能性がある。

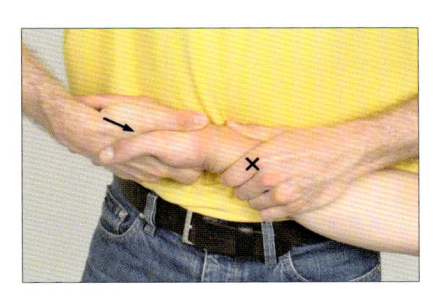

図 14.204

14.13.4 関節包靭帯低可動に対する治療

患者の前腕の遠位部は三角台の上に置かれ、関節腔が三角台の角から出るようにする。セラピストは尺側の手で前腕を固定し、橈側の手で中手骨を把持し、治療平面に対して直角に引く。中手間関節において、個々の骨を並進的に互いに動かすことも可能である。相応したテクニックは参考文献で示されている。

> ❗ 疼痛緩和の牽引は試験的把持でも実行することが可能である。

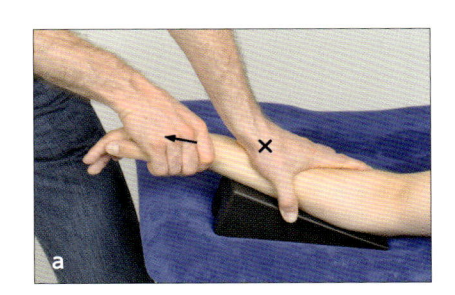

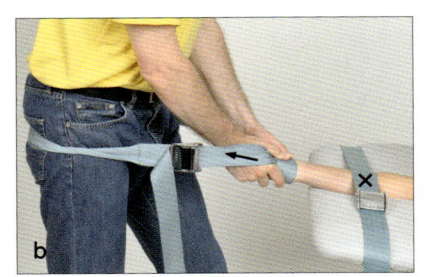

図 14.205 a, b

14　四肢関節

記録のヒント：練習フォーマット

手関節	
症状	
症状を変化させる方向	
禁忌	神経系： その他：
症状を変化させる関節	
隣接関節の一般的評価	

両側比較における自動運動						
個別の回旋運動検査	自動	他動でさらに	他動	エンドフィール	症状または疼痛	コメント
● 掌屈						
● 背屈						
● 尺側内転						
● 橈側外転						

並進運動テスト	量	質	エンドフィール	症状または疼痛	コメント
● 牽引					
● 圧迫					

総括 ポイント： ● 症状 ● 方向 ● 禁忌 ● 領域（関節） ● 低活動、過活動、または生理的に可動 ● 構造：筋肉または関節その他	テキスト：
試験的治療	
理学療法的診断	
治療目標と予後を含めた治療計画	
治療経緯	
最終検査	

記録のヒント：練習例

手関節 （「典型的な」遠位橈骨骨折を慎重に保護した2カ月後における右手の運動制限）					
症状	把持の際、右手に運動制限あり				
症状を変化させる方向	背屈と橈側外転				
禁忌	神経系：所見なし その他：所見なし				
症状を変化させる関節	手関節				
隣接関節の一般的評価	右の中央部がいくらか「硬い」				
両側比較における自動運動	右手関節における背屈と橈側外転が制限されている。				
個別の回旋運動検査	自動	他動でさらに	他動	エンドフィール	症状または疼痛	コメント
掌屈	60°	約20°	所見なし	硬く弾力性あり		
背屈	50°	<5°	運動抵抗の増加	非常に硬く弾力性あり		
尺側内転	30°	<5°	所見なし	硬く弾力性あり		
橈側外転	10°	<5°	運動抵抗の増加	非常に硬く弾力性あり		
並進運動テスト	量	質	エンドフィール	症状または疼痛	コメント
牽引	低可動2	運動抵抗の増加	非常に硬く弾力性あり		
圧迫	所見なし	所見なし	骨性		
総括 ポイント： ● 症状 ● 禁忌 ● 方向 ● 領域（関節） ● 低活動、過活動、または生理的に可動 ● 構造：筋肉または関節その他	テキスト： ● 橈骨骨折が安定し治癒した後の右手における運動制限 ● さらなる運動検査のための禁忌は今日において存在しない。 ● 背屈と橈側外転 ● 手関節 ● 低可動 ● 関節包靱帯の低可動				
試験的治療	● グレードⅢにおける10分の牽引、その後患者は軽い運動感覚を認め、セラピストは運動抵抗の減少を確認する。				
理学療法的診断	上記参照				
治療目標と予後を含めた治療計画	● グレードⅢにおけるモビリゼーション牽引の続行。 ● 治療目標：疼痛のない生理的可動性。 **（補足する検査と治療テクニックについてはさらに専門的なコースを受講のこと。）**				
治療経緯					
最終検査					

14.14 前腕関節

（下橈尺関節・上橈尺関節　Articulationes radio-ulnaris distalis and proximalis）

14.14.1 解剖学

- 下橈尺関節：
  - 関節タイプ：　車軸関節
  - 関節面：　　　尺側・橈側関節環状面：凹面
  - 弛緩肢位：　　約10°の回外位
  - 固定肢位：　　回内・回外の最大最終肢位
- 上橈尺関節：
  - 関節タイプ：　車軸関節-ピボット関節
  - 関節面：　　　橈骨頭：凸面
  - 弛緩肢位：　　肘における約70°の屈曲位で約35°の回外位
  - 固定肢位：　　回内・回外の最大最終肢位
  - 関節包パターン：肘関節が屈曲と伸展で非常に制限されている場合、回内と回外で同程度の制限

> ❗ 両関節は強制的に連結している。回内・回外において、腕橈関節における明らかな共同運動が生じ、腕尺関節ではわずかな共同運動が生じる。

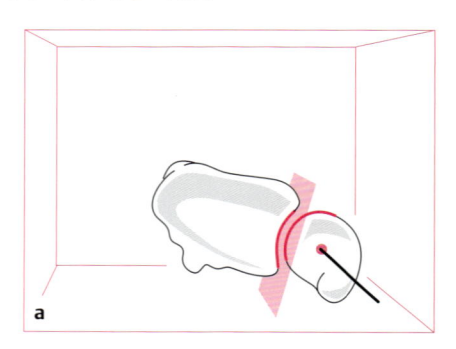

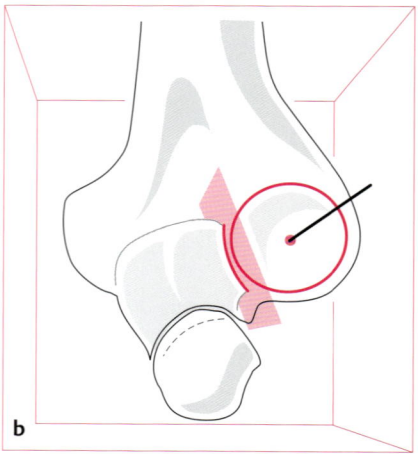

図 14.206 a, b

14.14.2 回旋運動検査

■ 両側比較における自動運動

患者は両肘を90°の屈曲位で身体側面に維持する。母指は天井を向く（＝ゼロポジション）。そして両前腕を最大限に回外、回内させる。

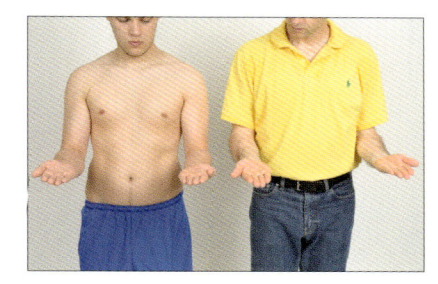

図14.207

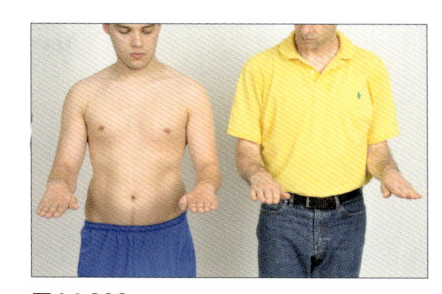

図14.208

■ 個別の自動・他動運動検査（量と質）

a) ゼロポジションからの**回外**：
- セラピストは患者の前に立ち、前腕を自動で最大に回外させるよう指示する。
- そしてセラピストは内側の手で尺骨を把持し、外側の手で、尺骨を回る橈骨の運動がさらに他動で可能かどうか検査する。ここでの尺骨のわずかな共同運動は妨げない。
- 最後にセラピストは橈骨をゼロポジションから、比較的固定された尺骨の回りを、全可動域を通して他動で動かし、エンドフィールを確認する。

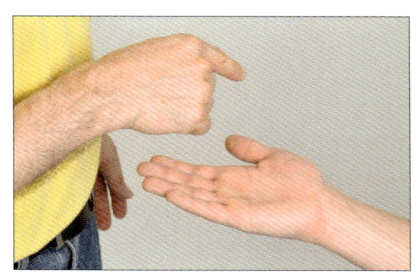

図14.209

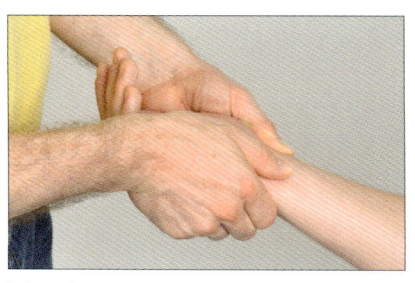

図14.210

生理的エンドフィール：
硬く弾力性あり

b) ゼロポジションからの**回内**：
- セラピストは患者の前に立ち、前腕を自動で最大に回内させるよう指示する。
- そしてセラピストは外側の手で尺骨を把持し、内側の手で、尺骨を回る橈骨の運動がさらに他動で可能かどうか検査する。ここでの尺骨のわずかな共同運動は妨げない。
- 最後にセラピストは橈骨をゼロポジションから、比較的固定された尺骨の周りを、全可動域を通して他動で動かし、エンドフィールを確認する。

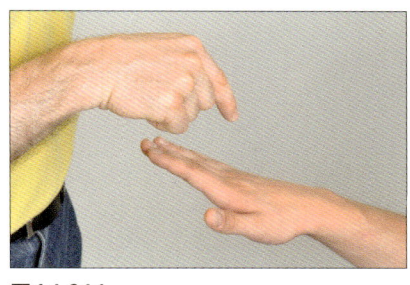

図14.211

生理的エンドフィール：
最初は硬く弾力性あり、強い圧力に従って、骨性で弾力性ありに変化する。

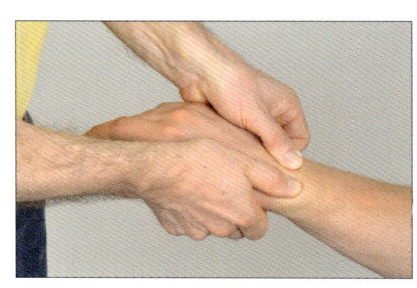

図14.212

14.14.3 並進運動検査

■ 下橈尺関節

牽引は、把持の可能性の困難さから実行不可能である。

a) 弛緩肢位からの**圧迫**：
セラピストは両手で尺骨と橈骨を把持し、橈骨を橈骨上にある治療平面に対して垂直に押す。
生理的エンドフィール：骨性

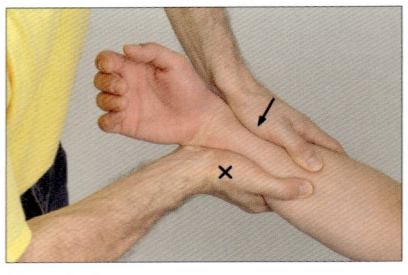

図 14.213

b) 弛緩肢位からの**滑り**：
セラピストは内側の手の橈側手指3本で尺骨の遠位部を固定し、外側の手の橈側手指3本で橈骨の遠位部を把持する。そしてこれを治療平面に対して平行に、前後へ動かす。
生理的エンドフィール：
硬く弾力性あり

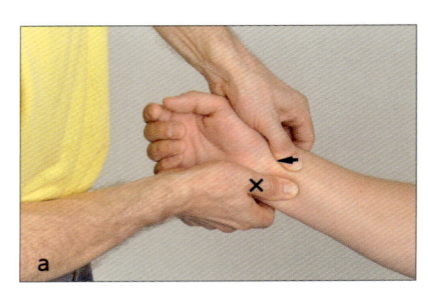

図 14.214 a, b

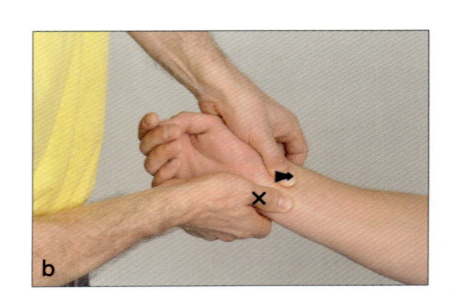

■ 上橈尺関節

牽引は、把持の可能性の困難さから実行不可能である。

a) 弛緩肢位からの**圧迫**：
セラピストは両手で尺骨と橈骨を把持し、橈骨を尺骨上にある治療平面に対して垂直に押す。尺骨は敷物によって固定される。
生理的エンドフィール：骨性

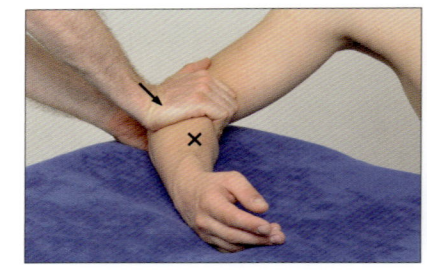

図 14.215

b) 弛緩肢位からの**滑り**：
患者の前腕は台の上で弛緩肢位に置かれる。台は、肩における外転を通して治療平面が空間の水平面に近づく高さに設定されている。セラピストは近位の手で尺骨の近位部を固定し、遠位の手で橈骨頭を把持する。そしてこれを治療平面に対して平行に、前後へ動かす。近位の手の母指で関節腔における運動を感じることができる。
生理的エンドフィール：
硬く弾力性あり

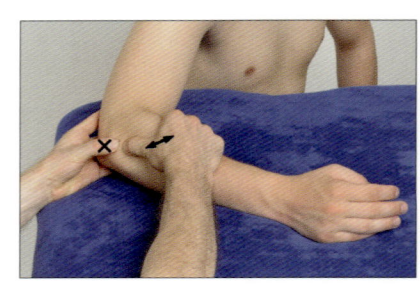

図 14.216

14.14.4 関節包靭帯低可動に対する治療

■ 下橈尺関節

a) **後方への滑り：**
　患者の前腕は台の先端を向き、セラピストは前方に立つ。内側の手は母指球と橈側手指3本を使って尺骨を固定する。外側の手は母指球と橈側手指3本を使って橈骨を把持し、治療平面に対して平行に、後方へ滑らす。それを通して制限された回外が改善される。

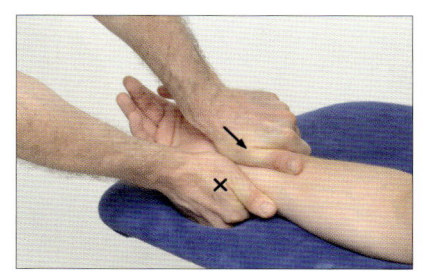

図14.217

b) **前方への滑り：**
　患者の前腕は台の先端を向き、台は肩における外転を通して治療平面が空間の水平に近づく高さに設定されている。セラピストは後ろに立つ。外側の手は、母指球と3本の橈側手指を使って尺骨を固定する。内側の手は母指球と3本の橈側手指を使って橈骨を把持し、治療平面に対して平行に、前方へ滑らす。それを通して制限された回内が改善される。

> ❗ 疼痛緩和として、グレードⅠ・Ⅱにおける間欠的な滑りは、試験的把持とともに行うことができる。

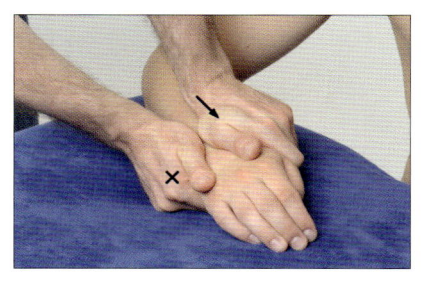

図14.218

■ 上橈尺関節

a) **後方への滑り：**
　患者の前腕は台の先端を向き、セラピストは前方に立つ。外側の手は尺骨の遠位を安定させ、台に対して固定する。内側の手は豆状骨とともに橈骨頭の前面に置かれ、治療平面に対して平行に、後方へ滑らす。それを通して制限された回内が改善される。

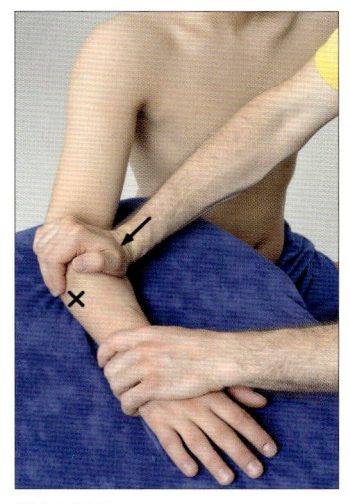

図14.219

b) **前方への滑り：**
　患者の前腕は台の先端を向き、台は肩における外転を通して治療平面が空間の水平に近づく高さに設定されている。セラピストは後ろに立つ。遠位の手は、尺骨の遠位を安定させ、台に対して固定する。近位の手は豆状骨とともに橈骨頭の後方に置かれ、治療平面に対して平行に、前方へ滑らす。それを通して制限された回外が改善される。

152　14　四肢関節

⚠ 疼痛緩和として、グレードⅠ・Ⅱにおける間歇的な滑りは、試験的把持とともに行うことができる。

⚠ 下橈尺関節と異なり、上橈尺関節において橈骨は尺骨上の輪状の関節面をほんの少ししか回転しない。そのため弛緩肢位における滑りは、関節包に非常にわずかな緊張しかもたらさない。したがって図14.219や図14.220で示すように、準最大の最終肢位における滑りのモビリゼーションが再び早期に示される。
注意：回内・回外に制限がある場合は、上橈尺関節における低可動が原因のことが多い。

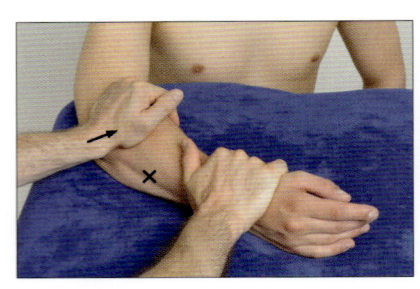

図14.220

記録のヒント：練習フォーマット

前腕関節					
症 状					
症状を変化させる方向					
禁 忌	神経系： その他：			
症状を変化させる関節					
隣接関節の一般的評価					
両側比較における自動運動					
個別の回旋運動検査	自動	他動でさらに	他動	エンドフィール	症状または疼痛	コメント
● 回外						
● 回内						
並進運動テスト	量	質	エンドフィール	症状または疼痛	コメント
下橈尺関節 ● 圧迫					
● 後方への滑り					
● 前方への滑り					
上橈尺関節 ● 圧迫					
● 後方への滑り					
● 前方への滑り					

総括 ポイント： ● 症状 ● 方向 ● 禁忌 ● 領域（関節） ● 低活動、過活動、または生理的に可動 ● 構造：筋肉または関節その他	テキスト：
試験的治療	
理学療法的診断	
治療目標と予後を含めた治療計画	
治療経緯	
最終検査	

記録のヒント：練習例

前腕関節 (大工を職業とする患者がねじを回転させるときに右前腕に疼痛を訴える)	
症状	ねじを回転させるときに右前腕における疼痛
症状を変化させる方向	回外
禁忌	神経系：所見なし その他：所見なし
症状を変化させる関節	上橈尺関節
隣接関節の一般的評価	気付きなし
両側比較における自動運動	右の回外が最終域で制限されている。

個別の回旋運動検査	自動	他動でさらに	他動	エンドフィール	症状または疼痛	コメント
● 回外	70°	<5°	運動抵抗の増加	非常に硬く弾力性あり	最終域で疼痛	訴えている疼痛を発生させる
● 回内	80°	<5°	所見なし	最後に硬く弾力性あり		

並進運動テスト	量	質	エンドフィール	症状または疼痛	コメント
下橈尺関節 ● 圧迫	所見なし	所見なし	骨性	所見なし	
● 後方への滑り	所見なし	所見なし	硬く弾力性あり	所見なし	
● 前方への滑り	所見なし		硬く弾力性あり	所見なし	
上橈尺関節 ● 圧迫	所見なし	所見なし	骨性	所見なし	
● 後方への滑り	わずかに低可動	わずかに運動抵抗が増加	硬く弾力性あり	所見なし	
● 前方への滑り	低可動2	運動抵抗の増加	非常に硬く弾力性あり	最終域で疼痛	訴えている疼痛を発生させる

総括 ポイント： ● 症状 ● 方向 ● 禁忌 ● 領域（関節） ● 低活動、過活動、または生理的に可動 ● 構造：筋肉または関節その他	テキスト： ● 前腕における疼痛 ● 回外において ● さらなる運動検査のための禁忌は今日において存在しない。 ● 上橈尺関節において症状が生じる。 ● 低可動を原因とする ● 関節包靱帯
試験的治療	● グレードⅠ・Ⅱにおける上橈尺関節への5分の間欠的な前方への滑り、その後患者は軽い運動感覚を認め、最終域での疼痛も減少したと感じる。 ● 引き続きグレードⅢでの上橈尺関節における5分間にわたる前方への滑りを行うと、主観的な運動感覚も軽くなり、最終域での運動抵抗も減少した。

続く▶

14.15 肘関節　155

記録のヒント：練習例（続き）

前腕関節 (大工を職業とする患者がねじを回転させるときに右前腕に疼痛を訴える)	
生理学的診断	上記参照
治療目標と予後を含めた治療計画	● 上橈尺関節への前方への滑りを続行、まずは導入的に疼痛緩和させ、続いてグレードⅢでモビリゼーションを行う。 ● 治療目標：疼痛のない生理的可動性。 **（補足する検査と治療テクニックについてはさらに専門的なコースを受講のこと。）**
治療経緯	
最終検査	

14.15 肘関節

（腕橈関節　Articulationes humeroradialis と腕尺関節　humero-ulnaris からなる肘関節 Articulatio cubiti）

14.15.1 解剖学

- 腕橈尺関節：
  - 関節タイプ：　　球関節
  - 遠位関節面：　　凹面
  - 弛緩肢位：　　　最大伸展・回外位
  - 固定肢位：　　　前腕における90°の屈曲位と5°の回外位
- 腕尺関節：
  - 関節タイプ：　　鞍関節（多くの解剖学書では簡単に蝶番関節として記載される）
  - 遠位関節面：　　屈曲と伸展には凹面、回内における尺骨の外転運動において、また回外における尺骨の内転運動においては凸面
  - 弛緩肢位：　　　前腕における70°の屈曲位と10°の回外位
  - 固定肢位：　　　最大伸展・回外位
  - 関節包パターン：屈曲＞伸展（90°の屈曲における制限ではおよそ10°の伸展制限となる）

! 自動屈曲と伸展は両関節において同時に起こる。前腕の回外と回内において、腕橈関節では回転運動が、そして腕尺関節では小さな側方運動が生じ、それは回内では外転を意味し、回外では内転を意味する。

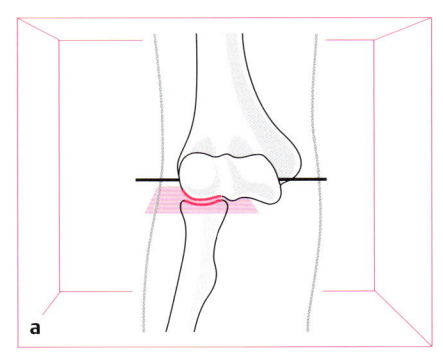

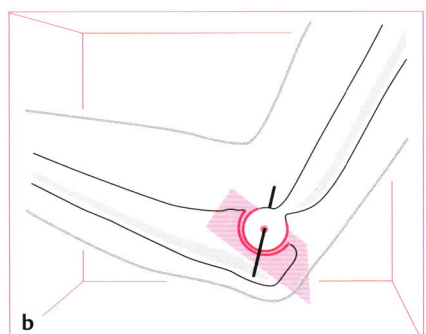

図 14.221 a, b

156　14　四肢関節

14.15.2　回旋運動検査

■ **両側比較における自動運動**

セラピストは患者に両肘を最大に曲げ、そして伸ばすよう指示する。屈曲の範囲は、肩峰と前腕遠位の間隔を触診し評価する。

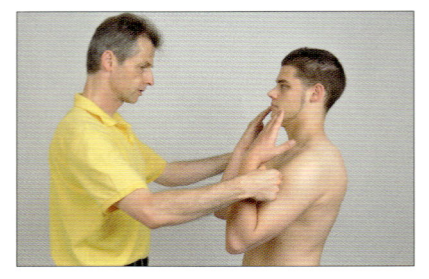

図14.222

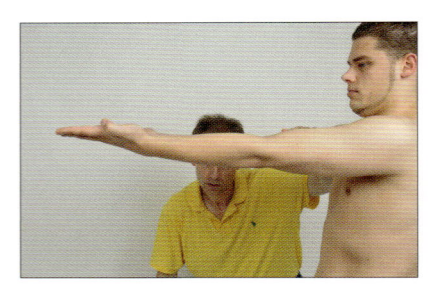

図14.223

■ **個別の自動・他動運動（量と質）**

a) **屈曲**：
- セラピストは上腕骨を固定し、肘を自動で曲げるよう指示する。
- そしてセラピストは前腕遠位を把持し、運動がさらに他動で可能かどうか検査する。
- 最後にセラピストは前腕をゼロポジションから全可動域を通して他動で動かし、エンドフィールを確認する。

生理的エンドフィール：
骨性で弾力性あり

❗ 腕尺関節は尺骨遠位へ、腕橈関節は橈骨遠位への超過圧力によって強調することができる。

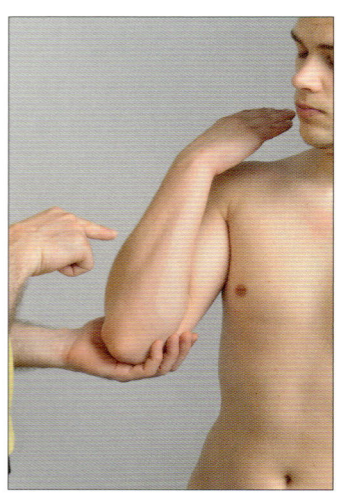

図14.224

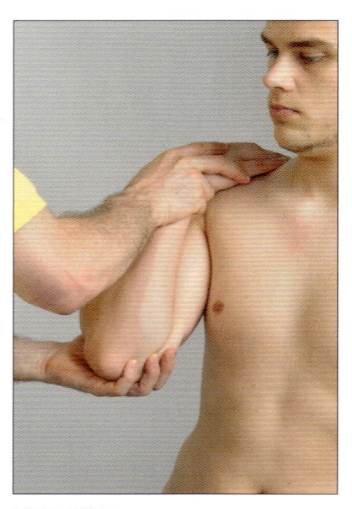

図14.225

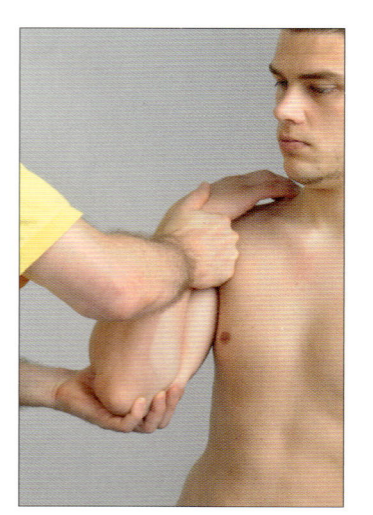

図14.226

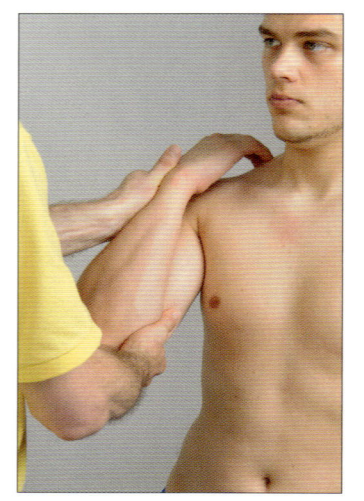

図14.227

14.15 肘関節

b) **伸展**：

- セラピストは上腕骨を固定し、患者に肘を自動で伸ばすよう指示する。
- そしてセラピストは前腕遠位を把持し、運動がさらに他動で可能かどうか検査する。
- 最後にセラピストは前腕をゼロポジションから全可動域を通して他動で動かし、エンドフィールを確認する。

生理的エンドフィール：
骨性で弾力性あり

! 腕尺関節は尺骨遠位へ、腕橈関節は橈骨遠位への超過圧力によって強調することができる。

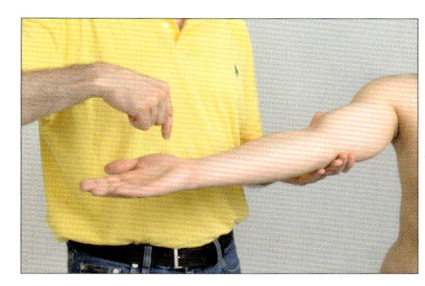

図14.228

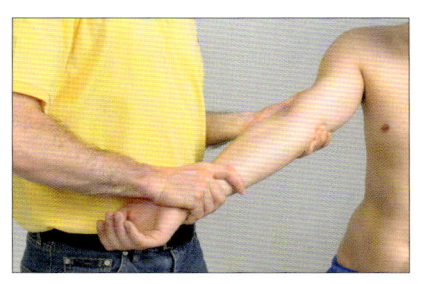

図14.229

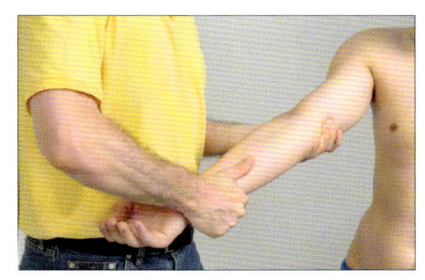

図14.230

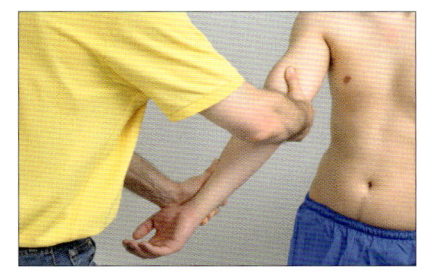

図14.231

c) **正中安定性**：

セラピストは側方に立ち、遠位の手で尺骨遠位を内側から把持する。近位の手で上腕骨外側上顆を外側から把持する。そのようにして肘関節はゼロポジションに維持される。そしてセラピストは自身の体幹を回転させ、正中が開くようにする。その際、運動振幅の量とエンドフィールの質、疼痛にも留意する。主に腕尺関節を検査するが、腕橈関節の共同運動も生じる。

生理的エンドフィール：
硬く弾力性あり

d) **側方安定性**：

セラピストは正中に立ち、遠位の手で尺骨遠位を外側から把持する。近位の手で上腕骨内側上顆を内側から把持する。そのようにして肘関節はゼロポジションに維持される。そしてセラピストは自身の体幹を回転させ、外側が開くようにする。その際、運動振幅の量とエンドフィールの質、疼痛にも留意する。主に腕尺関節を検査するが、腕橈関節の共同運動も生じる。

生理的エンドフィール：
硬く弾力性あり

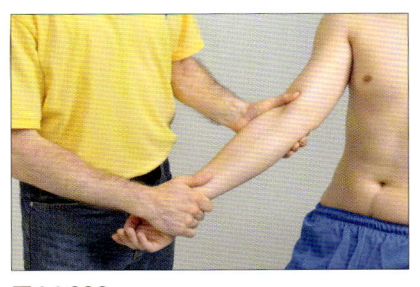

図14.232

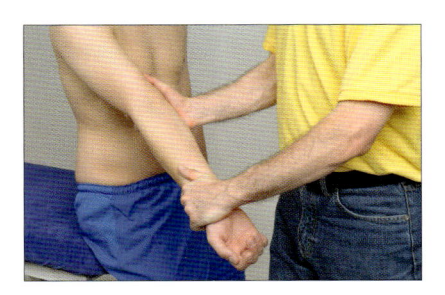

図14.233

14.15.3 並進運動検査

■ 腕尺関節

a) 牽引：
　セラピストは外側の手で上腕骨を後方から固定する。この手を静止させるために、自らの身体で安定させる。内側の手は小指球で内側から尺骨近位を把持し、患者の前腕遠位は、セラピストの肩の内側で支えられる。そして尺骨を治療平面から直角に引く。

生理的エンドフィール：
硬く弾力性あり

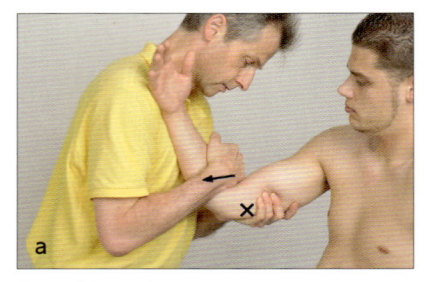

図14.234 a, b

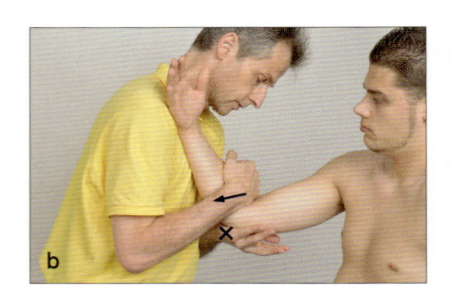

!　牽引における運動可動域は非常に小さい。感じ取ることを容易にするために、肘頭を固定し尺骨へ引くことを通して感覚を「測定」する（図14.234b）。そこでは関節の運動は感じず、軟部組織の変化のみ感じ取ることができる。続いて上腕骨を再び固定し、尺骨の牽引を実行する。その際に、以前よりより感じることができるのは、おそらく関節運動によるものだと考えられる。

b) 圧迫：
　セラピストは外側の手で上腕骨を固定し、内側の手で尺骨近位を治療平面へ直角に、上腕骨に対して押す。患者が前腕の上で支え、上腕骨を尺骨に対し押すことで圧迫をより強めることもできる。

生理的エンドフィール：骨性

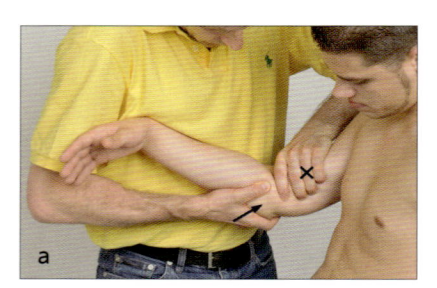

図14.235 a, b

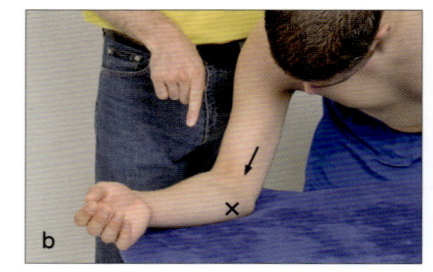

■ 腕橈関節

a) 牽引：
　患者は背臥位、または台の横で座り、上腕を台にのせる。セラピストは近位の手の尺側の縁で上腕骨遠位を固定し、示指が腕橈関節腔を容易に触診できるようにする。遠位の手で橈骨遠位の太くなっている骨端を把持する。そこで体を回転し、橈骨を治療平面から直角に引く。

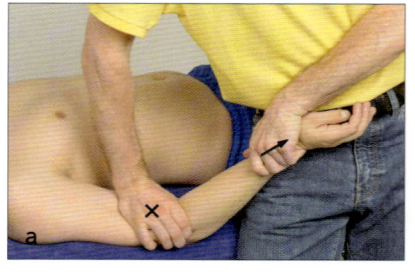

図14.236 a, b

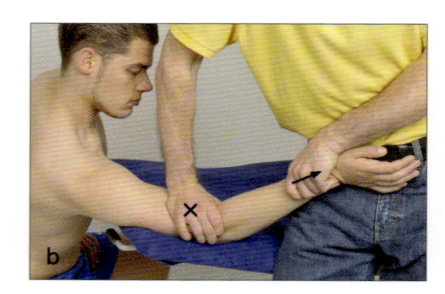

14.15 肘関節

b) 圧迫：
患者は背臥位、または台の横で座る。セラピストは近位の手の尺側の縁で上腕骨遠位を固定し、遠位の手で橈骨遠位の太くなっている骨端を把持する。そこで、自らの体重で圧力をサポートしながら、橈骨を治療平面に対して直角に押す。

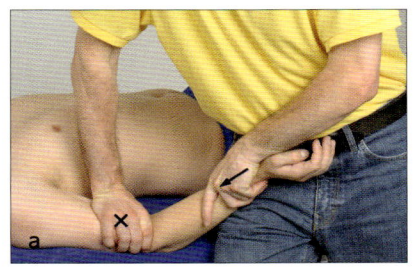

図14.237 a, b

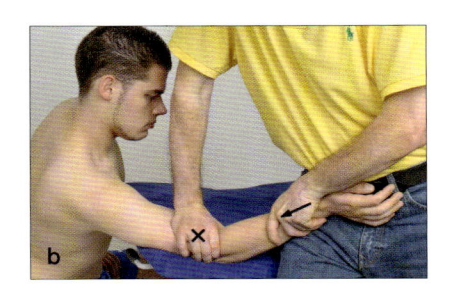

❗ 腕橈関節は牽引と圧迫の際、例外的に解剖学的弛緩肢位ではなく、わずかな屈曲位にある。なぜなら上腕骨は伸展と最大回外において、橈骨の長方向の引き、または圧力に対して固定することが困難であるからだ。

14.15.4　関節包靭帯低可動に対する治療

■ 腕尺関節

弛緩肢位における牽引

患者は側臥位で、近位の上腕骨は患者の上半身を通して台に対して固定され、上顆は台の角に位置し、砂袋が敷かれる。肘頭は台の角から突き出る。セラピストは側方に立ち、外側の手で尺骨遠位を把持する。内側の手の母指球は尺骨近位部に位置し、治療平面から離すように直角に押す。

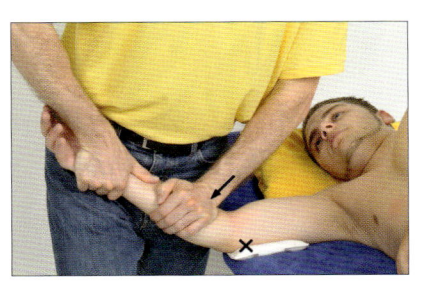

図14.238

■ 腕橈関節

弛緩肢位における牽引

患者は背臥位となる。セラピストは前腕の内側に立ち、近位の手の尺側の縁、またはベルトで上腕骨を固定する。遠位の手で橈骨遠位の太くなっている骨端を把持する。そして身体を回転し、橈骨を治療平面から直角に引く。ベルトでの固定においては、内側の手で外側の手を助けることができる。

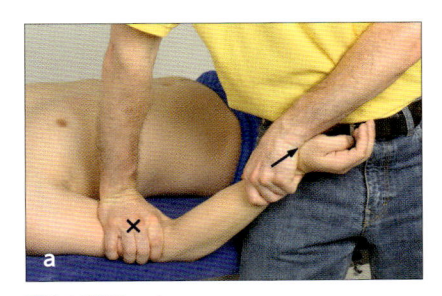

図14.239 a, b

❗ 疼痛緩和の牽引は検査テクニックでも実行することができる。

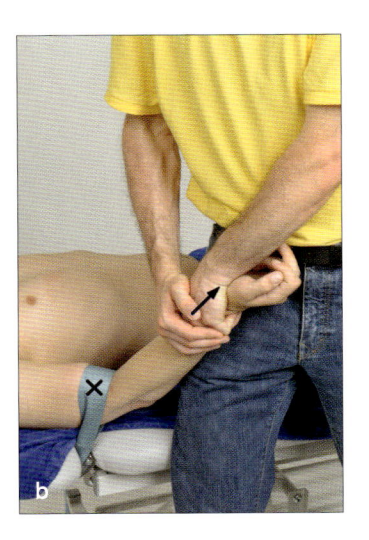

❗ 検査の項目で述べたように、腕橈関節は例外的に解剖学的弛緩肢位ではない。

記録のヒント：練習フォーマット

肘関節	
症 状	
症状を変化させる方向	
禁 忌	神経系： その他：
症状を変化させる関節	
隣接関節の一般的評価	

両側比較における自動運動						
個別の回旋運動検査	自動	他動でさらに	他動	エンドフィール	症状または疼痛	コメント
腕尺関節 ● 屈曲						
● 伸展						
腕橈関節 ● 屈曲						
● 伸展						

安定性検査	量	質	エンドフィール	症状または疼痛	コメント
● 橈側の開き					
● 尺側の開き					

並進運動検査	量	質	エンドフィール	症状または疼痛	コメント
腕尺関節 ● 牽引					
● 圧迫					
腕橈関節 ● 牽引					
● 圧迫					

総括 ポイント： ● 症状 ● 方向 ● 禁忌 ● 領域（関節） ● 低活動、過活動、または生理的に可動 ● 構造：筋肉または関節その他	テキスト：

続く▶

記録のヒント：練習フォーマット（続き）

試験的治療	
理学療法的診断	
治療目標と予後を含めた治療計画	
治療経緯	
最終検査	

記録のヒント：練習例

肘関節 (上腕骨滑車の骨折を7週間保護した後の疼痛をともなう運動制限)	
症状	肘の屈曲と伸展における、疼痛をともなう制限
症状を変化させる方向	屈曲と伸展
禁忌	神経系：所見なし その他：所見なし
症状を変化させる関節	肘関節
隣接関節の一般的評価	右の手関節における軽い制限
両側比較における自動運動	右の肘に疼痛があり、明らかに制限されている（屈曲・伸展/0°-50°-ほぼ90°）

個別の回旋運動検査	自動	他動でさらに	他動	エンドフィール	症状または疼痛	コメント
腕尺関節 ● 屈曲	ほぼ90°	<5°	運動抵抗の増加	空虚感、少し硬く弾力性あり	最終域で疼痛	
● 伸展	ほぼ50°	<5°	筋肉による運動抵抗の増加	空虚感、少し硬く弾力性あり	最終域で内側に疼痛	
腕橈関節 ● 屈曲	ほぼ90°	腕尺関節のようには動かない	筋肉による運動抵抗の増加	空虚感、少し硬く弾力性あり	最終域で外側に疼痛	
● 伸展	ほぼ50°	腕尺関節のようには動かない	筋肉による運動抵抗の増加	空虚感、少し硬く弾力性あり	最終域で前方に疼痛	

安定性検査	量	質	エンドフィール	症状または疼痛	コメント
● 橈側の開き	?	?	?	?	強い疼痛と指摘がないことからまだ検査せず
● 尺側の開き	?	?	?	?	同上

続く ▶

162　14　四肢関節

記録のヒント：練習例（続き）

<table>
<tr><th colspan="6">肘関節
（上腕骨滑車の骨折を7週間保護した後の疼痛をともなう運動制限）</th></tr>
<tr><th>並進運動検査</th><th>量</th><th>質</th><th>エンドフィール</th><th>症状
または疼痛</th><th>コメント</th></tr>
<tr><td>**腕尺関節**
● 牽引</td><td>低可動1-2</td><td>運動抵抗の増加</td><td>非常に硬く弾力性あり</td><td></td><td>グレードⅢを開始すると明らかな伸張感覚が促進される</td></tr>
<tr><td>● 圧迫</td><td>所見なし</td><td>所見なし</td><td>骨性で弾力性あり</td><td>顆上に疼痛あり</td><td>軟部組織マッサージを通して疼痛が和らぐ</td></tr>
<tr><td>**腕橈関節**
● 牽引</td><td>低可動2</td><td>運動抵抗の増加</td><td>非常に硬く弾力性あり</td><td></td><td>グレードⅢを開始すると明らかな伸張感覚が促進される</td></tr>
<tr><td>● 圧迫</td><td>所見なし</td><td>所見なし</td><td>骨性で弾力性あり</td><td></td><td></td></tr>
</table>

総括 ポイント： ● 症状 ● 方向 ● 禁忌 ● 領域（関節） ● 低活動、過活動、または生理的に可動 ● 構造：筋肉または関節その他	テキスト： ● 疼痛をともなう運動制限 ● 屈曲（ほぼ90°）と伸展（50°） ● さらなる運動検査のための禁忌は今日において存在しない。 ● 腕尺関節および腕橈関節両方の肘関節で症状が生じる。 ● 低可動を原因とする ● 固定後の関節包靱帯の短縮を原因とする。腕橈関節では外側への屈曲、腕尺関節では特に内側への伸展で訴えられる疼痛が誘発される。
試験的治療	● グレードⅠ・Ⅱにおける腕橈関節と腕尺関節への5分の疼痛緩和の牽引を行うと、その後患者は疼痛の緩和を認め、運動抵抗もいくらか減少する。 ● 引き続きグレードⅢ初期での腕橈関節と腕尺関節における5分間にわたるモビリゼーション牽引を行うと、患者はさらなる疼痛の緩和を認め、最終域には少ない抵抗で達することができる。
理学療法的診断	上記参照
治療目標と予後を含めた治療計画	● 引き続き、導入的に疼痛緩和の牽引を行い、続いて腕橈関節と腕尺関節にモビリゼーション牽引を行う。 ● 治療目標：疼痛のない生理的可動性。 **（補足する検査と治療テクニックについてはさらに専門的なコースを受講のこと**
治療経緯	
最終検査	

14.16 肩と肩甲帯

上腕骨の自動運動は、話し言葉では「肩で」生じるとされるが、解剖学的には5つの結合で生じる。それは、肩関節、肩鎖関節、胸鎖関節、肩峰下滑液包、肩甲胸郭関節の5つである。患者が「肩」の不調を訴えると、セラピストはこの5つの結合のうちどこが問題を生じさせているのか、個別の関節検査で見つけ出さなければならない。

これまでは、検査と疼痛・低可動治療が関節で示されると、患者の関節における問題箇所が突き止められたと考えられてきた。個別の検査テクニックを習得するためのこの簡素化は、セラピストが患者でまず成し遂げることを前提としている。患者における**症状局在診断**には様々な可能性がある。基礎的な枠の中で、我々は、症状を誘発する運動に参加する、全ての関節を個別に最終域まで動かすという簡単な原則を用いる。その際、どの関節を通して症状を変化できるのかということに注意する。

「肩疼痛」においては、まず不調の種類を患者に質問することが重要である。患者は疼痛を訴えるのか、多過ぎる、または少なすぎる可動性、コントロール困難な可動性といった機能障害を訴えるのか。その場合、セラピストはどの運動方向がこの症状を発生させるのか、既往症を通して、日常運動の検査を通して、そして自動運動を行わせることを通して見つけ出さなくてはならない。

その際、疼痛を生じさせる上肢の運動は、頸椎または胸椎の運動と同時に生じるのかどうか、患者が相応する脊柱髄節をさらにその方向を動かすと不調がよりはっきりとするのかどうか観察しなければならない。もしそうであれば、頸椎または胸椎が疼痛発生に関与していると考えなければならない。脊柱の章で紹介しているような関連する検査は、訴えられる「肩疼痛」に属することになる。

自動運動で症状を変化させる方向がはっきりとしない場合に初めて、セラピストは全ての運動方向を他動で、これから紹介する通常の手順に従って検査する。もし症状を変化させる運動方向が判明すると、関与する関節は全て、できるだけ個別にその方向へ動かし、どの関節が症状を変化させるのか見つけ出す。そして、症状と関連する関節を、低可動、過可動、または生理的に可動なのか、紹介している手順で検査する。その際に、エンドフィールを用いた運動の質と並進検査が、どの組織が運動を変化させるのかヒントを見つけ出す。

次に、症状を変化させる運動方向を突き止め、肩甲帯全体の可動性の一般的評価のために、運動検査が示される。肩関節と、肩鎖関節と胸鎖関節とともに肩甲帯を個別に検査することは、症状局在診断や、個別の可動性と運動を変化させる組織の評価を容易にする。関節包靭帯による疼痛と低可動の治療は通常通り行われる。

肩関節の運動に常に参加する肩峰下関節の個別の検査に関しては、さらなる上級コースで説明される。詳細な症状局在診断についても同様である。

> **メモ**
> **症状局在診断の簡易手順**
> どの疼痛または機能障害(=**症状**)を患者は訴えるか。
> どの**運動方向**において生じるか。
> どの**関節**を通して個別の運動検査は変化するか。
> 原因となる関節は**低可動、過可動、または生理的に可動**か。
> 運動を変化させるどの**組織**がエンドフィールを用いた運動の質を示すか。

この簡易手順を前述の関節に応用することができる。患者が例えば膝関節の屈曲(=**運動方向**)で疼痛(=**症状**)を呈している場合、膝と股関節における最終域の運動を通して症状を変化させるよう試みる。もし膝運動が痛みを伴うのであれば、並進検査における膝蓋または脛骨の最終域での運動を通して、疼痛がどちらかというと膝蓋大腿関節、または脛骨大腿関節と関係しているのか検査する。近位脛腓関節の個別の運動では、この部位の機能障害を患者が「膝痛」(=**関節**)として認識することを留意しなければならない。そして可動性(=**低可動、過可動、または生理的に可動**)に関して相応する関節が評価され、どの組織が運動を制限しているのか(=**組織**)運動の質について検査する。

14.17 肩甲帯

（肩関節　Articulationes humeri,、肩鎖関節　acromioclavicularis、胸鎖関節 sternoclavicularis、肩峰下関節 subakromiales、肩甲胸郭関節　skapulo-thoracal）

14.17.1 解剖学

5つの関節による連結の複合体だが、そのうち3つは真の関節、2つは機能的関節である。

真の関節は
- 肩甲上腕関節
- 肩鎖関節
- 胸鎖関節、

機能的関節は
- 肩峰下滑液包と三角筋下滑液包
- 肩甲胸郭関節

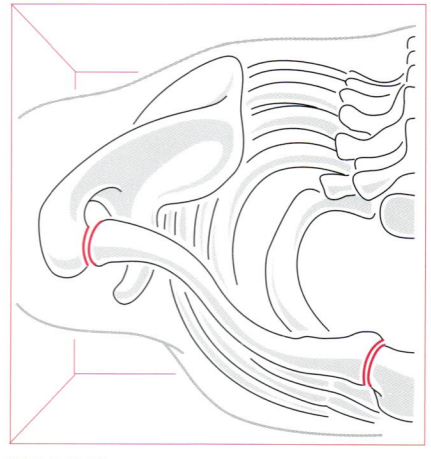

図 14.240

14.17.2 回旋運動検査

■ 両側比較における自動運動

患者はスツールの上に座り、両上肢を同時に最大の
- 屈曲挙上と伸展

へ動かす。

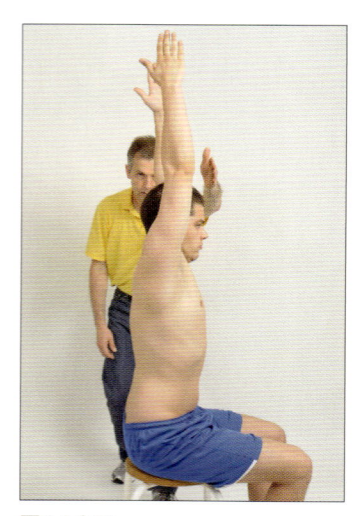

図 14.241 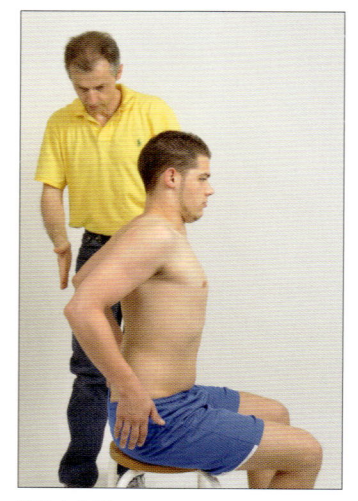　　図 14.242

14.17 肩甲帯

同様に、自動で両側の
- 外転挙上と内転
- 外旋と内旋

に動かす。

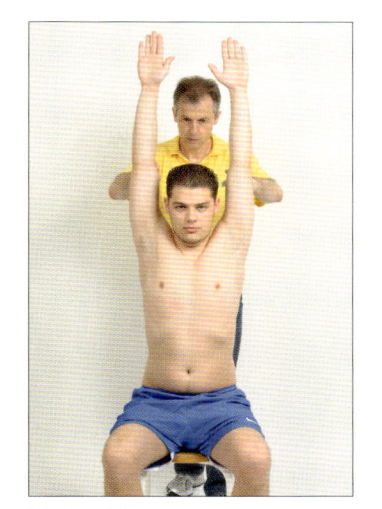

図 14.243

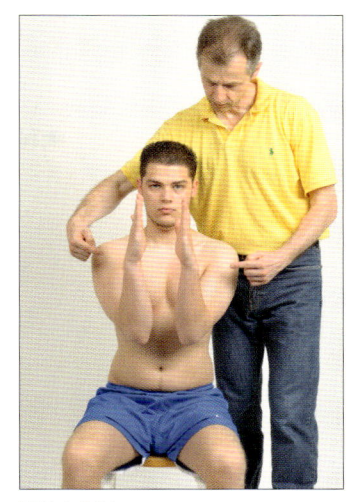

図 14.244

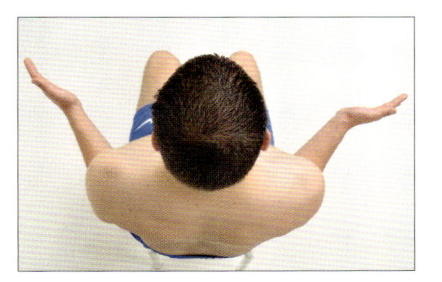

図 14.245

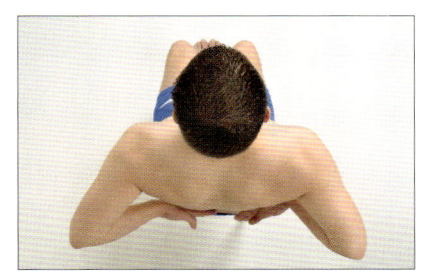

図 14.246

■ 個別の自動・他動運動検査（量と質）

a) ゼロポジションからの**屈曲挙上**：
- セラピストは患者の後ろに立ち、上肢を自動で水平面を超えて最大に屈曲させるよう指示する。
- そしてセラピストは、頭側から肋骨上部の反対側と母指でTh1の棘突起を固定することで胸椎を安定させる。さらに自身の身体で患者の背中を支えることもできる。そして上肢を把持し、運動がさらに他動で可能かどうか検査する。
- 最後にセラピストは上肢をゼロポジションから全可動域を通して他動で動かし、エンドフィールを確認する。

生理的エンドフィール：
いくつもの関節が動くため、柔らかく弾力性あり

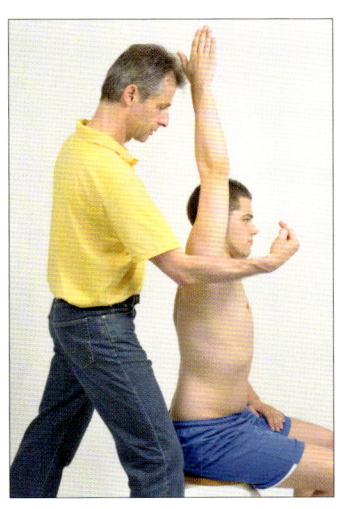

図 14.247

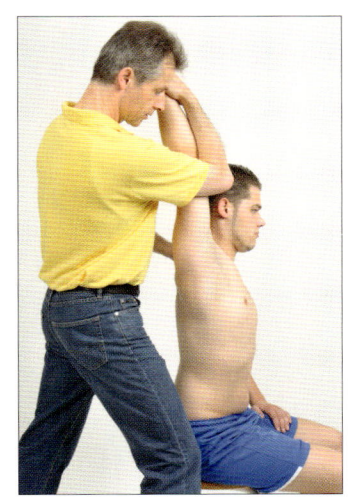

図 14.248

b) ゼロポジションからの**伸展**：
- セラピストは患者の後ろに立ち、肘を曲げた上肢を自動で最大に伸展させるよう指示する。
- そしてセラピストは前述のように内側の手で胸椎を安定させ、上肢を把持し、運動がさらに他動で可能かどうか検査する。
- 最後にセラピストは上肢をゼロポジションから全可動域を通して他動で動かし、エンドフィールを確認する。

生理的エンドフィール：
いくつもの関節が動くため、柔らかく弾力性あり

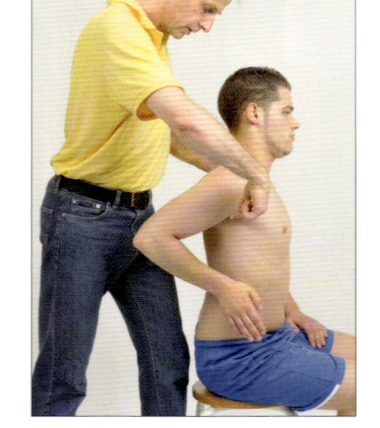

図14.249

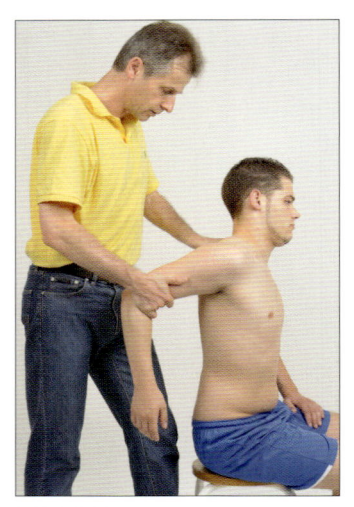

図14.250

c) ゼロポジションからの**外転挙上**：
- セラピストは患者の後ろに立ち、患者に上肢を自動で最大に水平面を超えて外転させるよう指示する。
- そしてセラピストは再び、頭側から肋骨上部の反対側から母指でTh1の棘突起を固定することで、内側の手で胸椎を安定させる。さらに、自身の身体で患者の背中を支えることもできる。そして上肢を把持し、運動がさらに他動で可能かどうか検査する。
- 最後にセラピストは上肢をゼロポジションから全可動域を通して他動で動かし、エンドフィールを確認する。

生理的エンドフィール：
いくつもの関節が動くため、柔らかく弾力性あり

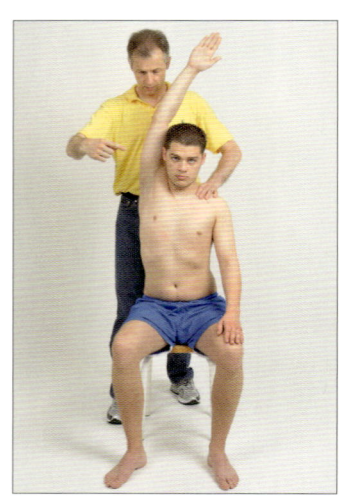

図14.251

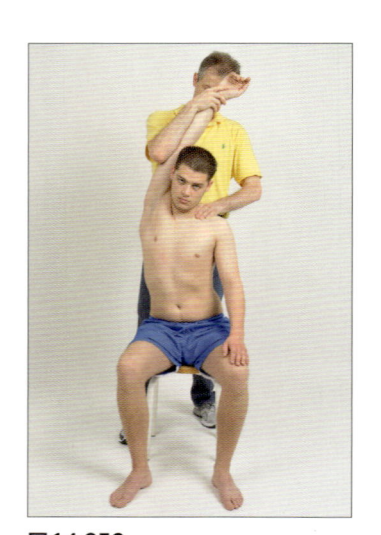

図14.252

d) ゼロポジションからの**内転**：
- セラピストは患者の後ろに立ち、肘をおよそ90°曲げたまま、上肢を自動で腹部の前で最大に内転させるよう指示する。

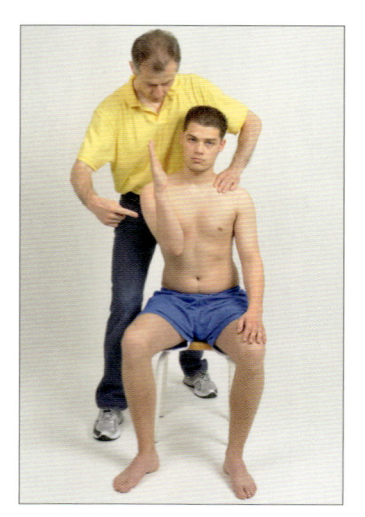

図14.253

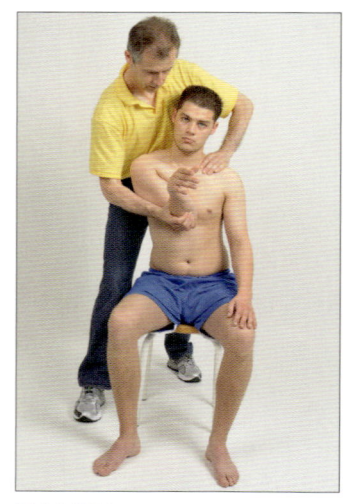

図14.254

- そしてセラピストは内側の手指で鎖骨を、母指で肋骨上部を安定させる。さらに、自身の身体で患者の背中を支えることもできる。そして上肢を把持し、運動がさらに他動で可能かどうか検査する。
- 最後にセラピストは上肢をゼロポジションから全可動域を通して他動で動かし、エンドフィールを確認する。

生理的エンドフィール：
いくつもの関節が動くため、柔らかく弾力性あり

! 同様の把持で、水平外転と内転を検査することもできる。

e) ゼロポジションからの**外旋**：
- セラピストは患者の後ろに立ち、肘をおよそ90°曲げたまま、上肢を自動で外側へ最大に回転させるよう指示する。
- そしてセラピストは前述のように安定させ、上肢を把持し、運動がさらに他動で可能かどうか検査する。
- 最後にセラピストは上肢をゼロポジションから全可動域を通して他動で動かし、エンドフィールを確認する。

生理的エンドフィール：
いくつもの関節が動くため、柔らかく弾力性あり

図14.255

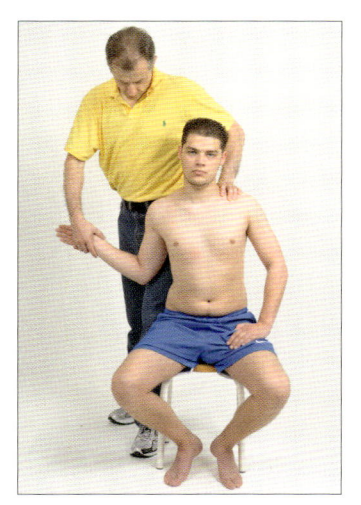

図14.256

f) ゼロポジションからの**内旋**：
- セラピストは患者の後ろに立ち、母指と示指で上腕骨上顆をゼロポジションで触診する。そして患者に、肘を伸ばしたまま、自動で最大に内側へ回転させるよう指示する。上顆の母指と示指は運動を誘導し、最終位での運動可動域を推測する。
- そしてセラピストは前述のように安定させ、上顆を把持し、運動がさらに他動で可能かどうか検査する。
- 最後にセラピストは上肢をゼロポジションから全可動域を通して他動で動かし、エンドフィールを確認する。

生理的エンドフィール：
いくつもの関節が動くため、柔らかく弾力性あり

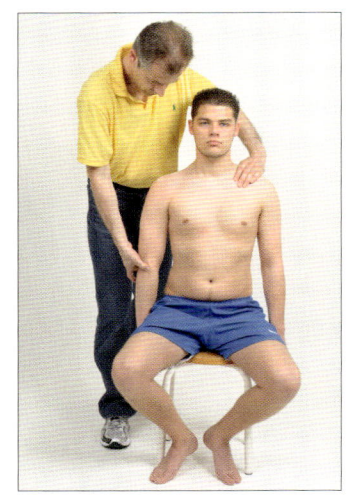

図14.257

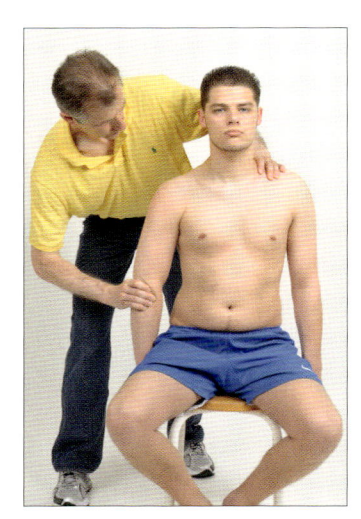

図14.258

記録のヒント：練習フォーマット

肩甲帯						
症 状						
症状を変化させる方向						
禁 忌	神経系： その他：					
症状を変化させる関節						
隣接関節の一般的評価						
両側比較における自動運動						
個別の回旋運動検査	自動	他動で さらに	他動	エンド フィール	症状 または疼痛	コメント
● 屈曲挙上						
● 一般的な伸展						
● 外転挙上						
● 一般的な内転						
● 一般的な外旋						
● 一般的な内旋						
総括 ポイント： ● 症状 ● 方向 ● 禁忌 ● 低活動、過活動、または 　生理的に可動	テキスト：					
さらに検査する関節						

14.17 肩甲帯

記録のヒント：練習例

<table>
<tr><td colspan="7" align="center">肩甲帯
（右の肩における疼痛を伴う外転挙上）</td></tr>
<tr><td>症 状</td><td colspan="6">右肩において側方への挙上の際に疼痛が生じる</td></tr>
<tr><td>症状を変化させる方向</td><td colspan="6">外転挙上</td></tr>
<tr><td>禁 忌</td><td colspan="6">神経系：所見なし
その他：所見なし</td></tr>
<tr><td>症状を変化させる関節</td><td colspan="6">右肩甲帯</td></tr>
<tr><td>隣接関節の一般的評価</td><td colspan="6">気付きなし</td></tr>
<tr><td>両側比較における自動運動</td><td colspan="6">右の外転挙上が制限され、最終域では疼痛を伴う</td></tr>
<tr><td>個別の回旋運動検査</td><td>自動</td><td>他動でさらに</td><td>他動</td><td>エンドフィール</td><td>症状または疼痛</td><td>コメント</td></tr>
<tr><td>● 屈曲挙上</td><td>約160°</td><td>約10°</td><td>わずかに増加した運動抵抗</td><td>伸展よりいくらか硬い</td><td></td><td></td></tr>
<tr><td>● 一般的な伸展</td><td>約50°</td><td>約30°</td><td>所見なし</td><td>柔らかく弾力性ありから、硬く弾力性あり</td><td></td><td></td></tr>
<tr><td>● 外転挙上</td><td>約150°</td><td><5°、疼痛あり</td><td>運動抵抗の増加</td><td>硬く弾力性あり</td><td>最終域で疼痛</td><td>外旋における逸脱運動</td></tr>
<tr><td>● 一般的な内転</td><td>約30°</td><td>約15°</td><td>所見なし</td><td>柔らかく弾力性ありから、硬く弾力性あり</td><td></td><td></td></tr>
<tr><td>● 一般的な外旋</td><td>約50°</td><td>約10°</td><td>運動抵抗の増加</td><td>硬く弾力性あり</td><td>最終域で疼痛</td><td></td></tr>
<tr><td>● 一般的な内旋</td><td>約100°</td><td>約20°</td><td>わずかに増加した運動抵抗</td><td>柔らかく弾力性ありから、硬く弾力性あり</td><td></td><td></td></tr>
<tr><td>**総括**
ポイント：
● 症状
● 方向
● 禁忌
● 低活動、過活動、または生理的に可動</td><td colspan="6">テキスト：
● 右肩の疼痛
● 側方挙上
● さらなる運動検査のための禁忌は今日において存在しない。
● 外転挙上は制限され（自動で約150°）、最終域では疼痛あり、同様に一般的な外旋（自動で約50°）でもわずかに最終域で疼痛あり。内旋は自動で約100°でほんの少し制限されている。</td></tr>
<tr><td>さらに検査する関節</td><td colspan="6">肩関節、肩鎖関節、胸鎖関節、肩甲胸郭関節</td></tr>
</table>

170　14　四肢関節

14.18　肩関節

（肩関節　Articulatio humeri）

14.18.1　解剖学

関節タイプ：　　球関節、変化しない卵形関節（P.19参照）
遠位関節面：　　上腕骨頭は凸面
弛緩肢位：　　　55°の外転位、30°の水平内転位（肩甲棘の延長上に上腕骨が位置するように）、前腕は水平面において約90°肘関節を屈曲させる
固定肢位：　　　最大外転・外旋
関節包パターン：外旋→外転→内旋

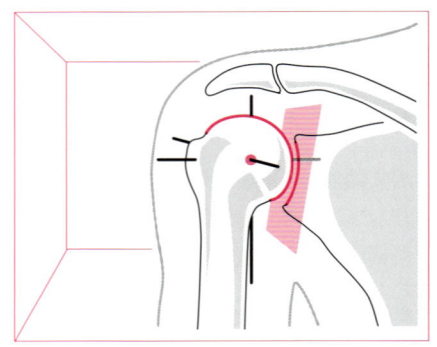

図 14.259

14.18.2　回旋運動検査

■ 両側比較における自動運動

　上腕の自動運動を肩関節において独立させて行うことは不可能である。そのため、自動運動検査は肩甲帯領域の両側比較において行う。特定の運動指示を通して肩関節を強調させることができる。これは外転時に機能するが、その際、患者は肘を曲げ、前腕を常に正面へ向けることによって、外転挙上の際に自動的に生じる外旋を禁じる。外旋においては、肘を体幹で維持させ、肩を後方へ動かさないよう指示する。内旋では、肩を前方へ動かしてはならない。他の運動については、肩関節において自動で強調させることは難しい。そのため、これらの両側比較で事足りることがほとんどである。

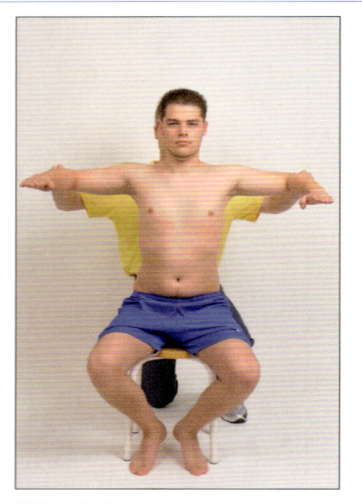

図 14.260

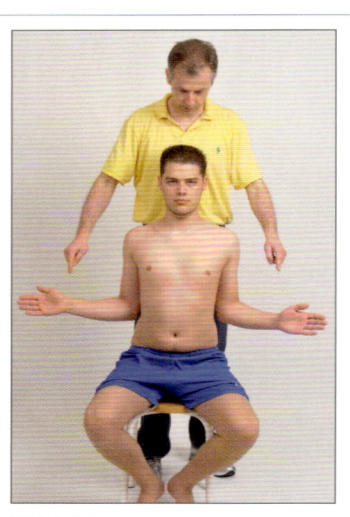

図 14.261

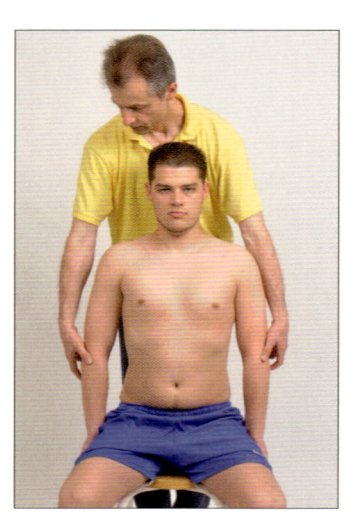

図 14.262

14.18 肩関節

■ 個別の自動・他動運動検査（量と質）

a) ゼロポジションからの**屈曲**：
- セラピストは座位の患者の後ろに立ち、内側の手で上から肩甲骨を固定し、外側の手で補強する。手指は烏口突起を固定する。患者は自動で上肢を前方へ持ち上げるよう指示され、さらに持ち上げることができず、烏口突起を固定する手指が不快に感じられるところまで、またはセラピストが患者の力に対抗して固定することができなくなり「ストップ！」と言うまで行われる。
- そして、セラピストは外側の手を固定から解放し、前腕近位を把持し、運動が他動でさらに可能かどうか検査する。
- 最後にセラピストは上肢をゼロポジションから最大屈曲へ他動で動かし、エンドフィールを確認する。

生理的エンドフィール：
硬く弾力性あり

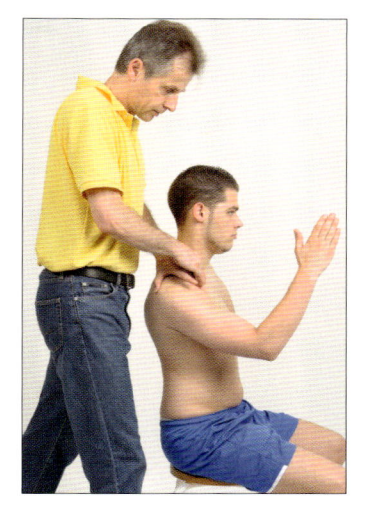

図14.263 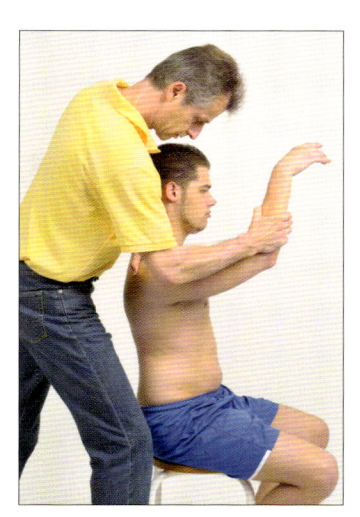　　　図14.264

b) ゼロポジションからの**伸展**：
- セラピストは引き続き内側の手で肩甲骨を固定し、その背側の固定圧力は外側の手で強めることができる。患者は、自動で肘を曲げた上肢（上腕二頭筋の弛緩）を後方へ伸ばすよう指示され、さらに伸ばすことができなくなるまで、またはセラピストが患者の力に対抗して固定することができなくなり「ストップ！」と言うまで行われる。
- そして、セラピストは外側の手を固定から解放し、上腕遠位を把持し、運動が他動でさらに可能かどうか検査する。
- 最後にセラピストは上肢をゼロポジションから最大伸展へ他動で動かし、エンドフィールを確認する。

生理的エンドフィール：
硬く弾力性あり

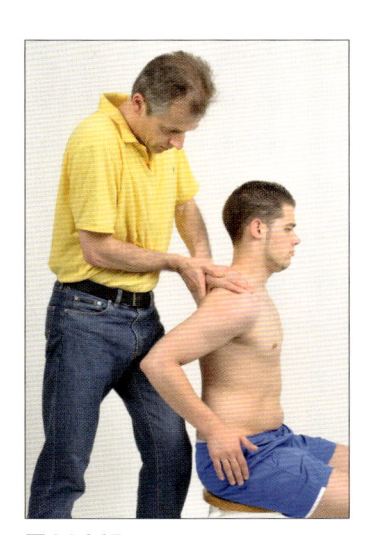

図14.265 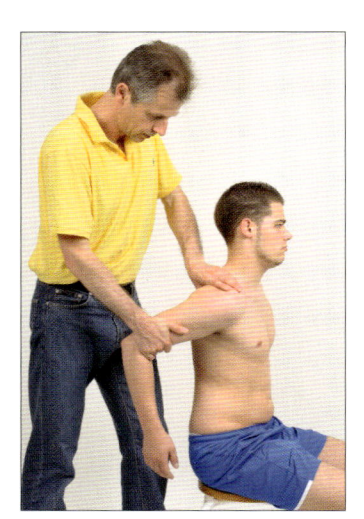　　　図14.266

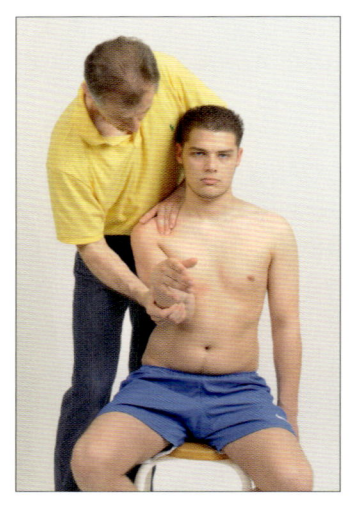

c) **ゼロポジションからの外転**：
- セラピストは内側の手で肩甲骨を上から固定し、場合によっては外側の手で補強する。患者は、自動で肘を曲げた上肢を側方へ挙上させるよう指示され、それはさらに持ち上げることができなくなるまで、またはセラピストが患者の力に対抗して固定することができなくなり「ストップ！」と言うまで行われる。
- そしてセラピストは外側の手を固定から解放し、前腕近位を把持し、運動が他動でさらに可能かどうか検査する。
- 最後にセラピストは上肢をゼロポジションから最大外転へ他動で動かし、エンドフィールを確認する。

生理的エンドフィール：
硬く弾力性あり

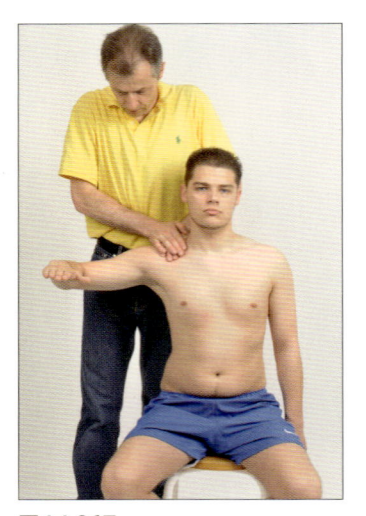

図 14.267

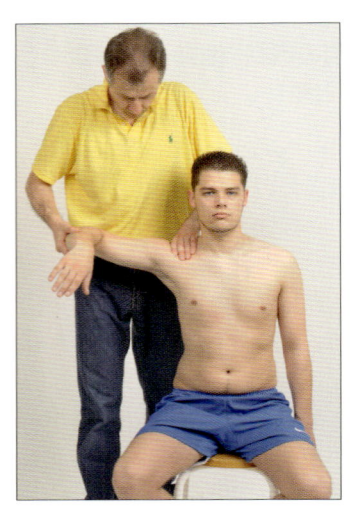

図 14.268

⚠ 外転におけるエンドフィールは、異常に硬いため骨性で弾力性ありのことが多い。それは、緩んだ過可動の関節または「硬い」低可動の関節における肩峰下の挟み込み（インピンジメント）を理由とする。

d) **ゼロポジションからの内転**：
- セラピストは座位の患者の後ろに立ち、内側の手で肩甲骨を上から固定し、外側の手で補強する。手指は烏口突起を固定する。患者は、自動で肘を曲げた上肢を腹部の前で内転させるよう指示され、それはさらに動かすことができなくなり、烏口突起を固定する手指が不快に感じられるまで、またはセラピストが患者の力に対抗して固定することができなくなり「ストップ！」と言うまで行われる。その際、前腕は矢状面に位置しなければならない。
- そしてセラピストは外側の手を固定から解放し、前腕近位と肘を把持し、運動が他動でさらに可能かどうか検査する。
- 最後にセラピストは上肢をゼロポジションから最大屈曲へ他動で動かし、エンドフィールを確認する。

生理的エンドフィール：
硬く弾力性あり

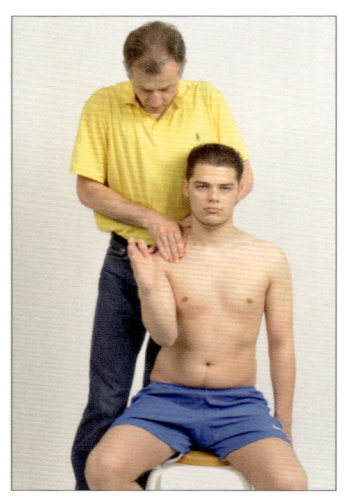

図 14.269

図 14.270

14.18 肩関節

e) ゼロポジションからの**外旋**：
- セラピストは引き続き内側の手で肩甲骨を上から固定する。上腿で患者の前腕を支え、肘が体幹との接触を維持できるようにする。患者は、肘を約90°に曲げた上肢を外側へ回転させるよう指示され、それはさらに動かすことができなくなり、固定する手の圧力が不快に感じられるまで、またはセラピストが患者の力に対抗して固定することができなくなり「ストップ！」と言うまで行われる。
- そしてセラピストは外側の手で、前腕遠位を把持し、運動が他動でさらに可動かどうか検査する。
- 最後にセラピストは上肢をゼロポジションから最大外旋へ他動で動かし、エンドフィールを確認する。

生理的エンドフィール：
硬く弾力性あり

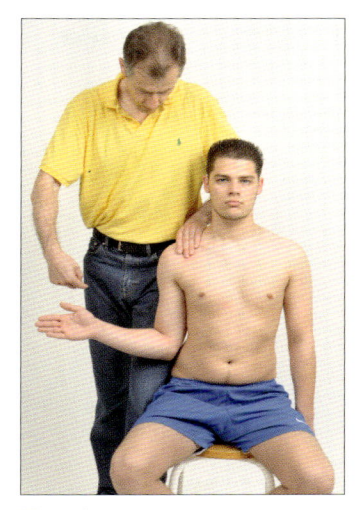

図14.271 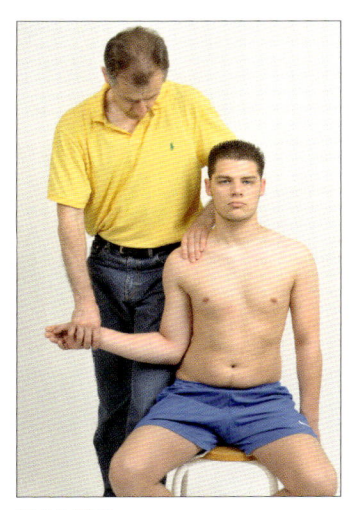　　図14.272

f) ゼロポジションからの**内旋**：
- セラピストは引き続き内側の手で肩甲骨を上から固定する。患者の肘は伸ばされる。患者は自動で伸ばした上肢を内側に回転させるよう指示され、それはさらに動かすことができず、固定している手の圧力が不快に感じられるまで、またはセラピストが患者の力に対抗して固定することができなくなり「ストップ！」と言うまで行われる。
- そしてセラピストは外側の手で上腕骨上顆を把持し、運動が他動でさらに可能かどうか検査する。
- 最後にセラピストは上肢をゼロポジションから最大内旋へ他動で動かし、エンドフィールを確認する。

生理的エンドフィール：
硬く弾力性あり

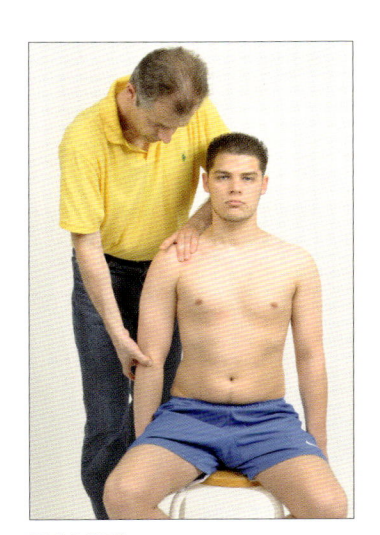

図14.273 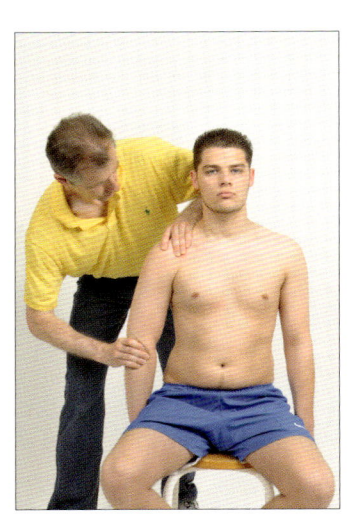　　図14.274

174　14　四肢関節

角度測定には、ニュートラル・ゼロ・メソッドによる開始肢位が適応される。同様の方法で水平外転と内転（写真掲載なし）、そして90°の外転における外旋と内旋を検査することができる。そして運動が検査される肢位を指示しなければならない。運動検査は、ニュートラル・ゼロ・測定メソッドで生じる再現可能な運動可能域を確定しなければならない。他方、通常患者が症状を感じる開始肢位を適用し、患者は検者に症状を変化させる関節とメカニズムを伝えなければならない。

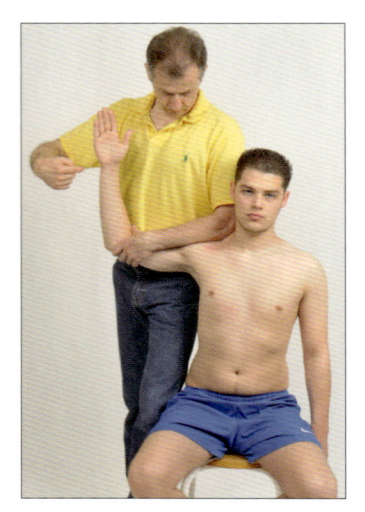

図14.275

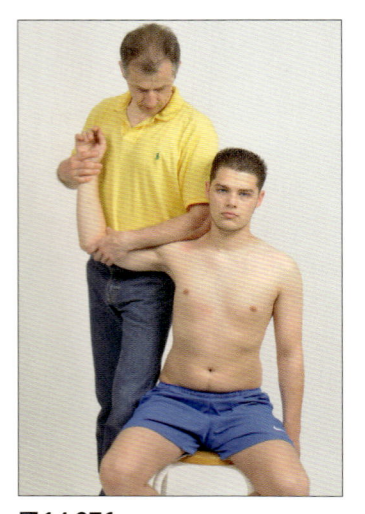

図14.276

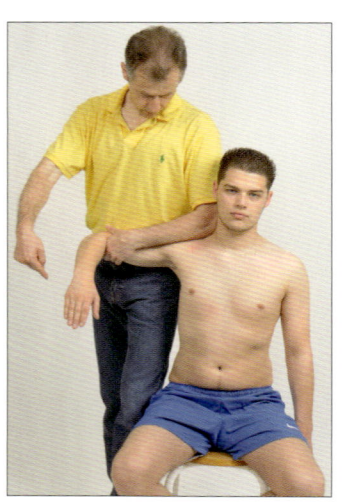

図14.277

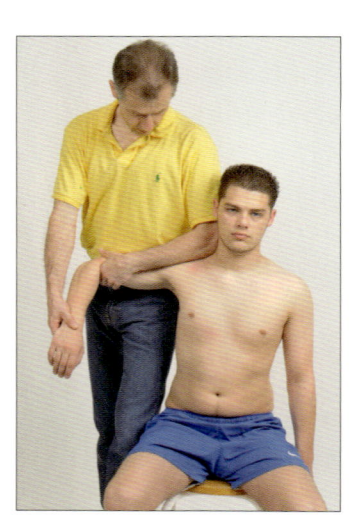

図14.278

14.18.3　並進運動検査

弛緩肢位における牽引：
　患者は治療台の端に座る。セラピストは背側の手で頭側から肩甲骨を固定し、腹側の手で腋窩深くにおいて、上腕骨頭を把持する。そして上腕骨頭を治療平面から直角に引く。背側の母指で後方の肩峰角と上腕骨頭の間の運動可動域を触診する。

生理的エンドフィール：
硬く弾力性あり

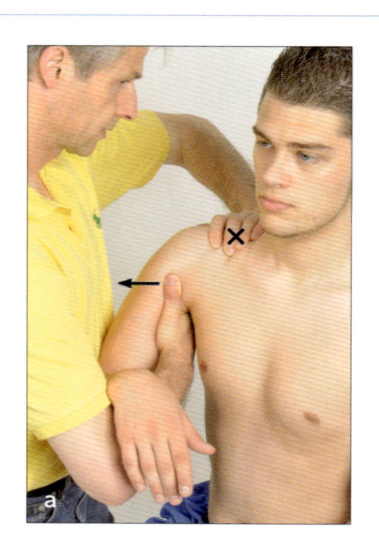

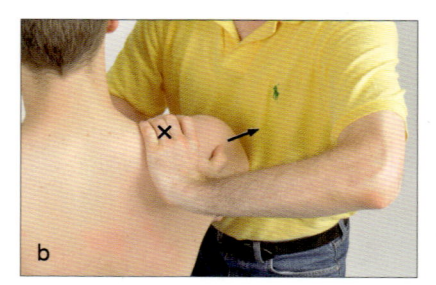

図14.279 a, b

14.18 肩関節

圧迫：

　セラピストは背側・側方に立ち、内側の手の尺側の縁で内側縁を固定する。外側の手で上腕骨頭を治療平面に対して直角に押す。

> ❗ 圧迫は弛緩肢位で行うこともできる。肩関節筋組織の抵抗検査がこの肢位で行われるため、関節はゼロポジションにある。どの抵抗テストの前にも関節は疼痛のない圧迫で検査されなければならない。

生理的エンドフィール：骨性

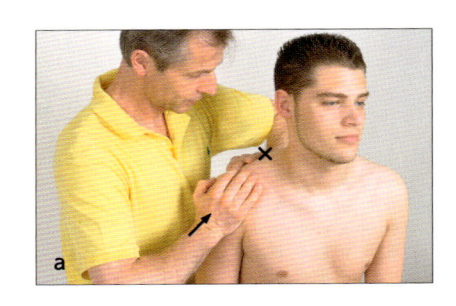

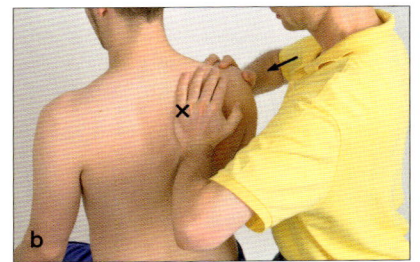

図 14.280 a, b

14.18.4　関節包靱帯低可動に対する治療

　患者は背臥位となる。ベルトを胸郭に巻き、肩甲骨をこれで固定する。ベルト自体は台の反対側で固定される。セラピストは側方に立ち、関節をその時点の弛緩肢位に位置させ、両手を上腕骨頭に置く。患者の肘はセラピストの体幹に当てられ、セラピストは体重を後方へ移動させ、上腕骨頭を治療平面から直角に離すよう動かす。

　選択肢として、セラピストは遠位の手で患者の肘を把持し、肩関節の弛緩肢位に上肢を維持させる。患者の前腕は胸の上に軽く置かれる。近位の手は上腕骨頭のできるだけ近くに置かれる。ベルトは手背の上とセラピストの骨盤に巻きつけられる。骨盤を後ろに移動させることで、牽引モビリゼーションを行う。このベルトを用いたテクニックは、グレードⅢにおける牽引を、力をセーブしながら長時間維持させることを可能にする。

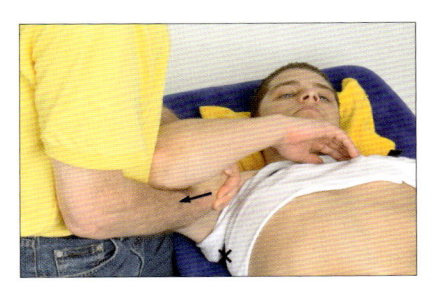

図 14.281

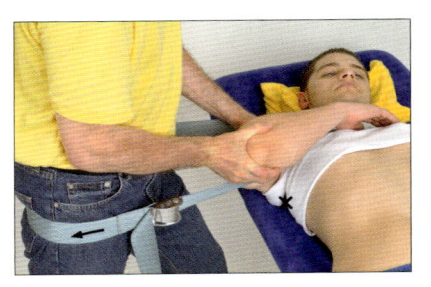

図 14.282

> ❗ 疼痛緩和のために、間歇的な牽引は試験的把持とともに行うことができる。

記録のヒント：練習フォーマット

肩関節	
症状	
症状を変化させる方向	
禁忌	神経系： その他：
症状を変化させる関節	
隣接関節の一般的評価	

両側比較における自動運動						
個別の回旋運動検査	自動	他動でさらに	他動	エンドフィール	症状または疼痛	コメント
● 屈曲						
● 伸展						
● 外転						
● 内転						
● 水平外転						
● 水平内転						
● 外旋						
● 内旋						
● 90°の外転における外旋						
● 90°の外転における内旋						

並進運動テスト	量	質	エンドフィール	症状または疼痛	コメント
● 牽引					
● 圧迫					

総括
ポイント：
- 症状
- 方向
- 禁忌
- 領域（関節）
- 低活動、過活動、または生理的に可動
- 構造：筋肉または関節その他

テキスト：

続く ▶

記録のヒント：練習フォーマット（続き）

肩関節	
試験的治療	
理学療法的診断	
治療目標と予後を含めた治療計画	
治療経緯	
最終検査	

記録のヒント：練習例

肩関節 （右上腕骨頭下骨折12週間後の疼痛を伴う外転最終域の制限）	
症状	右上肢の側方挙上における最終域での疼痛
症状を変化させる方向	外転
禁忌	神経系：所見なし その他：所見なし
症状を変化させる関節	右肩関節
隣接関節の一般的評価	右の肩鎖関節はどちらかというと過可動に見える。
両側比較における自動運動	右の外転がいくらか制限されている。

個別の回旋運動検査	自動	他動でさらに	他動	エンドフィール	症状または疼痛	コメント
● 屈曲	約65°	約30°	所見なし	硬く弾力性あり		
● 伸展	約35°	約15°	所見なし	硬く弾力性あり		
● 外転	約70°	約10°	運動抵抗の増加	非常に硬く弾力性あり、最後にはほとんど骨性	最終域で疼痛あり	
● 内転	約10°	約10°	所見なし	硬く弾力性あり		
● 水平外転	検査せず	検査せず	検査せず			
● 水平内転	検査せず	検査せず	検査せず			
● 外旋	約40°	<5°	運動抵抗の増加	非常に硬く弾力性あり		

続く▶

記録のヒント：練習例（続き）

肩関節 （右上腕骨頭下骨折12週間後の疼痛を伴う外転最終域の制限）					
● 内旋	約80°	<5°	わずかに増加した運動抵抗	硬く弾力性あり	
● 90°の外転における外旋	検査せず	検査せず	検査せず		
● 90°の外転における内旋	検査せず	検査せず	検査せず		

並進運動テスト	量	質	エンドフィール	症状または疼痛	コメント
● 牽引	低可動2	運動抵抗の増加	非常に硬く弾力性あり	疼痛は生じない	
● 圧迫	所見なし	所見なし	骨性	所見なし	

総括 ポイント： ● 症状 ● 方向 ● 禁忌 ● 領域（関節） ● 低活動、過活動、または生理的に可動 ● 構造：筋肉または関節その他	テキスト： ● 疼痛 ● 最終域での外転 ● さらなる運動検査のための禁忌は今日において存在しない。 ● 疼痛は肩関節と関係している。 ● 低可動 ● 関節包靱帯の短縮（関節包パターンは陽性）を原因とする。外転の終わりのいくらか骨性のエンドフィールは、肩峰下のインピンジメント症状を推測させる。
試験的治療	● グレードⅠ・Ⅱにおける5分間にわたる間歇的な牽引を行うと、その後関節は軽く、疼痛が消えたように感じられ、運動抵抗もわずかに減少する。 ● 続いて、グレードⅢにおける5分間にわたる牽引を行うと、最終域の運動抵抗が減少し、患者は軽い運動感覚を認める。
理学療法的診断	上記参照
治療目標と予後を含めた治療計画	● 引き続き短く導入的な、疼痛緩和の牽引をグレードⅢで行い、モビリゼーションする。 ● 治療目標：疼痛のない生理的可動性。 **（補足する検査と治療テクニックについてはさらに専門的なコースを受講のこと。）**
治療経緯	
最終検査	

14.19 肩甲帯関節

（肩鎖関節　Articulatio acromioclavicularis、胸鎖関節　Articulatio sternoclavicularis、肩甲胸郭関節　skapulothoracal）

14.19.1 解剖学

■ 肩鎖関節

関節タイプ：　　平面関節、変化しない卵形
遠位関節面：　　肩峰　凹面
弛緩肢位：　　　肩甲帯の生理的肢位
固定肢位：　　　肩関節における上肢の90°の外転位
関節包パターン：記述なし

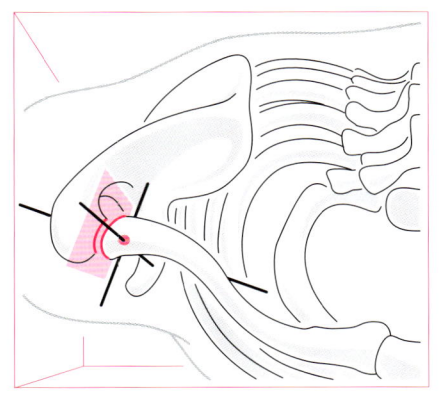

図14.283

■ 胸鎖関節

関節タイプ：　　鞍関節、変化しない鞍形
遠位関節面：　　鎖骨端は挙上と下制には凸面、前方突出と後退では凹面
弛緩肢位：　　　肩甲帯の生理的肢位
固定肢位：　　　上肢の完全な挙上
関節包パターン：記述なし

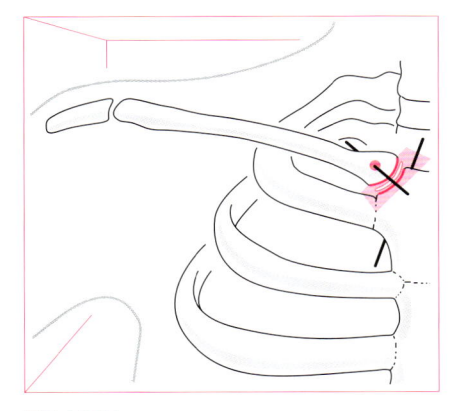

図14.284

■ 肩甲胸郭関節

関節タイプ：　　胸郭壁と前鋸筋の間、および前鋸筋と肩甲下筋を通して覆われた肩甲骨面の間の「滑りの関節」
遠位関節面：　　肩甲骨　凹面
弛緩肢位：　　　肩甲帯の生理的肢位
固定肢位：　　　記述なし
関節包パターン：記述なし

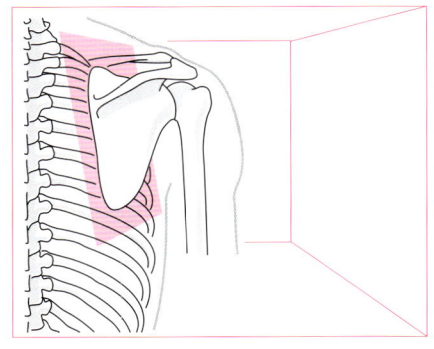

図14.285

14.19.2 回旋運動検査

■ **両側比較における自動運動**

患者は座位で、両肩を耳に向けて高く持ち上げ、床へ向かって下げ、前方と後方へ動かす。セラピストはまず前方または後方から観察し、最後は上から観察する。

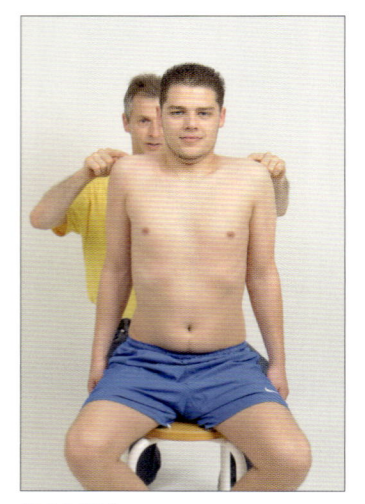

図 14.286

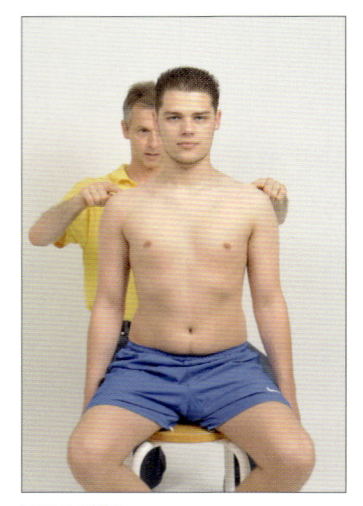

図 14.287

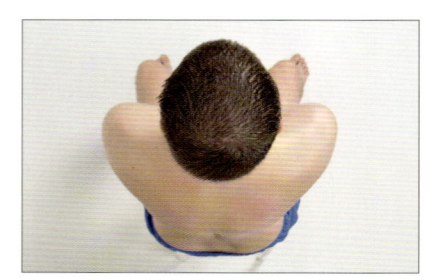

図 14.288

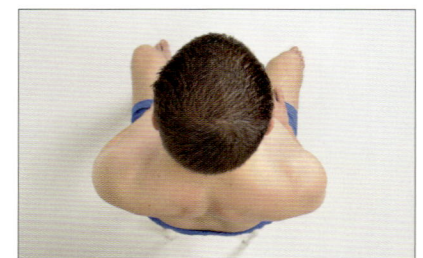

図 14.289

■ **個別の自動・他動運動検査（量と質）**

a) ゼロポジションからの**挙上**：
- セラピストは座位の患者の後ろに立ち、反対側の手で向かい側にある胸郭を頭側から固定する。母指はおよそTh1の棘突起に対して固定する。患者は肩を自動で持ち上げるよう指示される。
- そしてセラピストは上腕近位の外側、または腋の高さの肩甲骨を掴むことによって肩甲帯を把持する。そして運動が他動でさらに可能かどうか検査する。

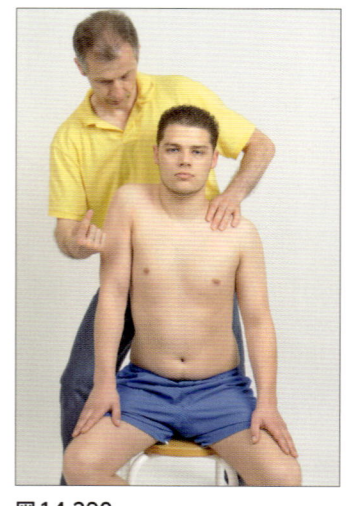

図 14.290

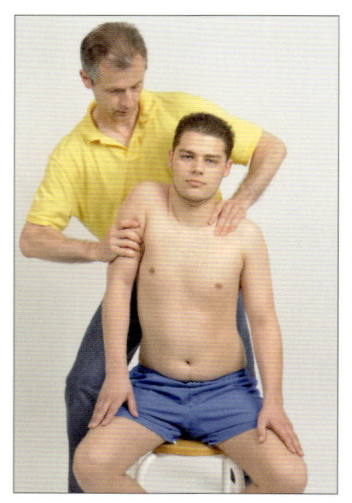

図 14.291

- 最後にセラピストはゼロポジションから全可動域を通して他動で最大挙上へ動かし、エンドフィールを確認する。

生理的エンドフィール：
硬く弾力性ありから、柔らかく弾力性あり

b) ゼロポジションからの**下制**：
- セラピストは同様の把持で固定し、患者に肩を自動で下へ押し付けるよう指示する。
- そしてセラピストは手を肩甲帯に当て、運動がさらに他動で可能かどうか検査する。
- 最後にゼロポジションから全可動域を通して他動で最大下制に動かし、エンドフィールを確認する。

生理的エンドフィール：
硬く弾力性ありから、柔らかく弾力性あり

c) ゼロポジションからの**前方突出**：
- セラピストは引き続き座位の患者の後ろに立ち、手指で腹側から胸骨を固定し、母指を肋骨上部に位置させる。そして患者は、肩を自動で前方へ引くよう指示される。
- そしてセラピストは肩甲帯の肩甲棘と肩峰を背側から把持し、運動がさらに他動で可能かどうか検査する。
- 最後にゼロポジションから全可動域を通して他動で最大前方突出へ動かし、エンドフィールを確認する。

生理的エンドフィール：
硬く弾力性ありから、柔らかく弾力性あり

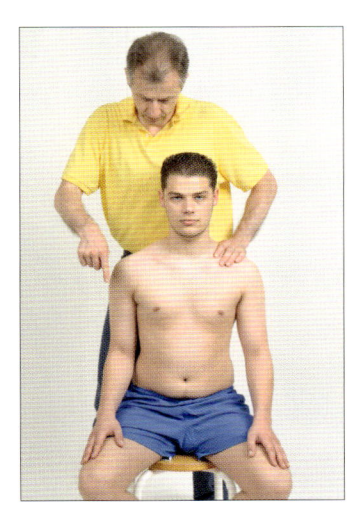

図14.292

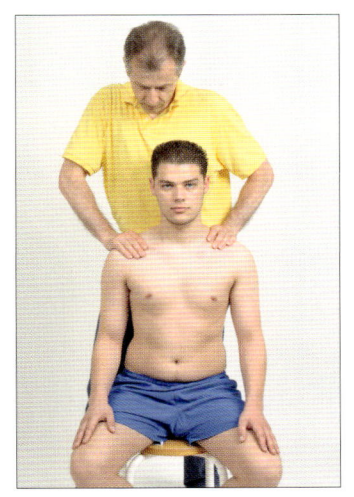

図14.293

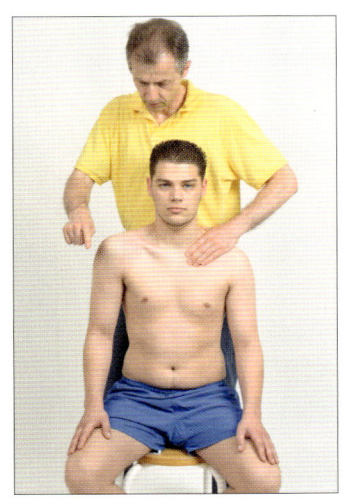

図14.294

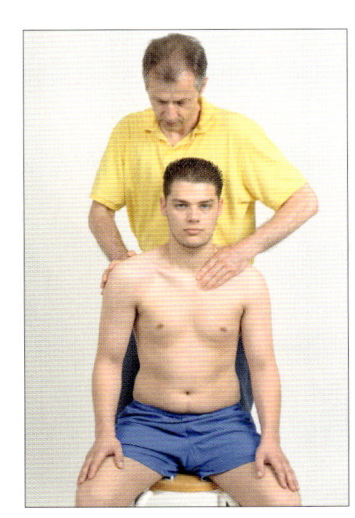

図14.295

d) ゼロポジションからの**後退**：
- セラピストは反対側の手で再び向かい側の胸郭を頭側から固定する。母指はおよそTh1の棘突起に対して固定する。そして患者は肩を自動で後ろへ引くよう指示される。
- セラピストは肩甲帯の肩峰と烏口突起を腹側から把持し、運動がさらに他動で可能かどうか検査する。
- 最後にゼロポジションから全可動域を通して他動で最大後退へ動かし、エンドフィールを確認する。

生理的エンドフィール：
硬く弾力性ありから、柔らかく弾力性あり

図14.296

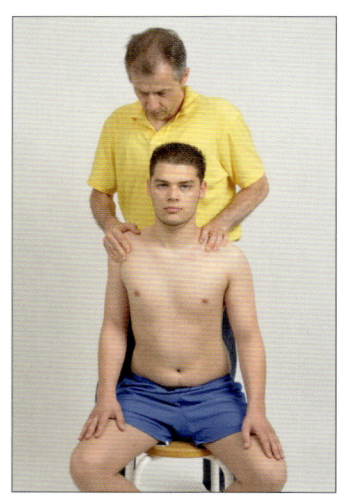

図14.297

e) 肩甲骨の**外旋**：
　患者は側臥位となる。セラピストは胸郭の高さで腹側に立つ。患者の上肢はセラピストの尾側の前腕の上に置かれ、セラピストはその手指または尺側の縁で肩甲骨の下角を把持する。頭側の手は腹側と頭側から肩峰を把持する。
　この個別の運動は自動で行うことができないため、セラピストは肩甲骨の外旋を他動でのみ検査する。もしその際、鎖骨を安定させたまま維持すると、肩鎖関節へ最大の負荷を与えることになる。もし鎖骨の共同運動を許すと、胸鎖関節も負荷を受ける。

生理的エンドフィール：
硬く弾力性ありから、柔らかく弾力性あり

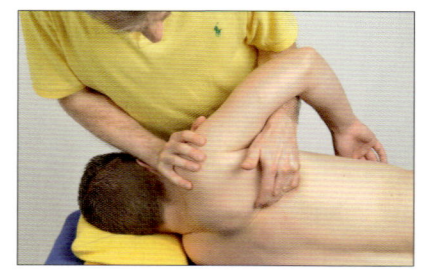

図14.298

f) 肩甲骨の**内旋**：
　患者は側臥位となる。セラピストは同様の把持で、肩甲骨を他動で内旋へ回転させる。
　この個別の運動も自動で行うことはできない。もしセラピストが肩甲骨の運動の際に、鎖骨を安定させたまま維持すると、肩鎖関節へ最大の負荷を与えることになる。もし鎖骨の共同運動を許すと、胸鎖関節も負荷を受ける。

生理的エンドフィール：
硬く弾力性ありから、柔らかく弾力性あり

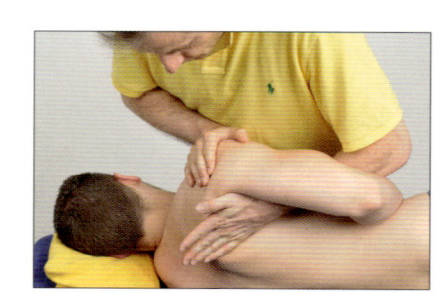

図14.299

14.19.3 並進運動検査

■ 肩鎖関節

弛緩肢位からの**牽引**：
　セラピストは座位の患者の後ろに立ち、外側の手の母指と示指で背側と腹側から肩峰を把持する。内側の手は中指と母指で肩峰端を固定し、肩鎖関節腔を示指で触診する。セラピストは腹部または骨盤で、上前腸骨棘を使って肩甲骨の内側縁に対して押し、外側へずらす。外側の手で、肩峰を治療平面から直角に動かす。
生理的エンドフィール：
硬く弾力性あり

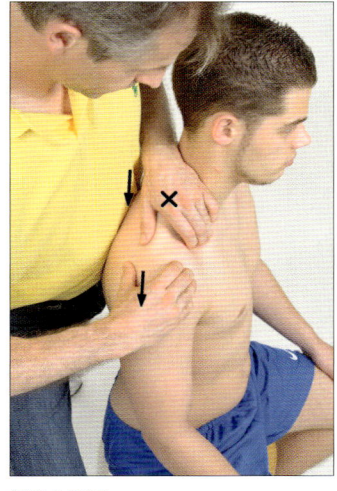

図 14.300

弛緩肢位からの**圧迫**：
　セラピストは引き続き座位の患者の後ろに立ち、自身の身体で患者の背部を支え、内側の手で胸骨を腹側から固定する。外側の手で外側縁を押し、肩峰を治療平面に対して直角に動かす。その際、胸鎖関節への圧迫も同時に生じる。
生理的エンドフィール：骨性

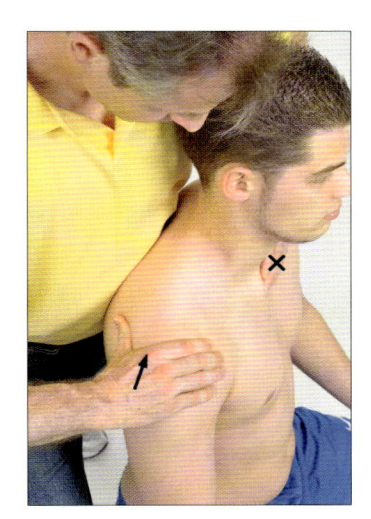

図 14.301

■ 胸鎖関節

弛緩肢位からの**牽引**：
　座位の患者の後ろに立つセラピストは、自身の身体で患者の背部を支え、内側の手で胸骨を支え、示指が胸鎖関節腔を腹側から緩く触診できるようにする。腹側を向いた鎖骨外側の凹面に外側の手の母指球を置き、この把持で外側と背側へ引く。その際、鎖骨は治療平面から直角に動かされる。

生理的エンドフィール：
硬く弾力性あり

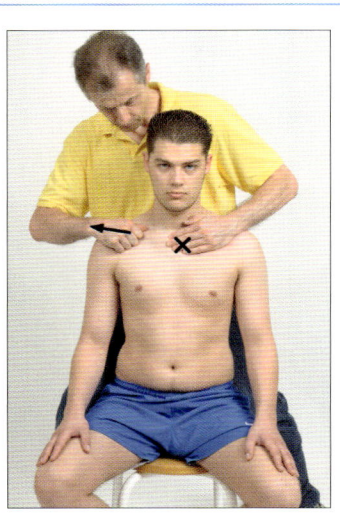

図 14.302

弛緩肢位からの圧迫：
　肩鎖関節と胸鎖関節はともに圧迫されるので、ここでは肩鎖関節への圧迫と同じテクニックで行われる。
生理的エンドフィール： 骨性

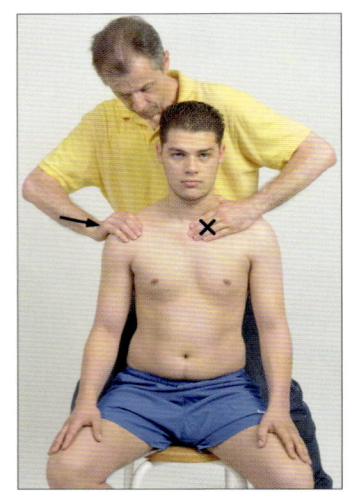

図 14.303

■ 肩甲胸郭関節

胸郭から肩甲骨を持ち上げる：
　患者は側臥位となる。セラピストは胸郭の高さで腹側に立つ。患者の上肢はセラピストの尾側前腕の上に置かれ、セラピストの手は肩甲骨の下角を把持し、手指か尺側の縁で肩甲骨の内側縁を把持する。頭側の手は肩峰を腹側と頭側から把持する。このようにして、セラピストは肩甲骨を胸郭から垂直に持ち上げる。

❗ このテストは腹臥位で行うこともできる。

生理的エンドフィール：
柔らかく弾力性あり

❗ この持ち上げるための把持を用いて、肩甲骨の回旋運動を他動で行うことができる。

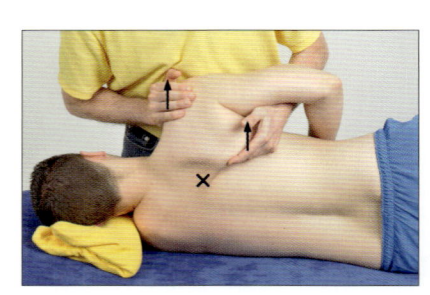

図 14.304

胸郭に対して肩甲骨を押す：
　患者は腹臥位となる。セラピストは胸郭の高さで腹側に立つ。患者の上肢はセラピストの尾側前腕の上に置かれ、セラピストの手は肩甲骨の背側下方面に置かれる。頭側の手は肩峰を頭側から把持する。このようにして、セラピストは肩甲骨を胸郭に対し垂直に押す。

❗ このテストは腹臥位で行うこともできる。

生理的エンドフィール：
骨性で弾力性あり

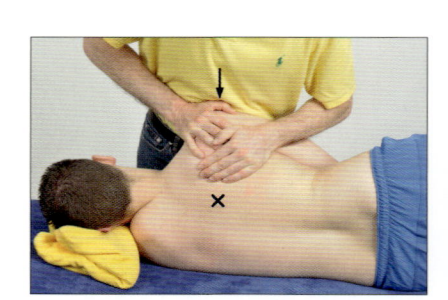

図 14.305

14.19.4 関節包靭帯低可動に対する治療

■ 肩鎖関節

ここでは検査と同様のテクニックが用いられる。時間はモビリゼーション治療に応じて延長される。

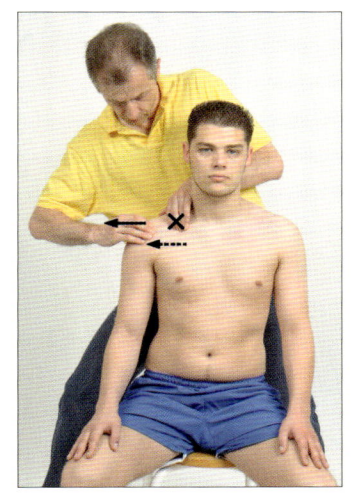

図 14.306

■ 胸鎖関節

セラピストは座位の患者の後ろに立ち、自身の身体で患者の背部を支え、内側の手で胸骨を固定する。外側の手は尺側の縁と手指で腹側を向いた鎖骨外側の凹面に置かれる。患者の上肢はセラピストの肘と治療台の上で安定する。肩鎖関節は上肢の90°の外転位でブロックされ、セラピストがさらに外側の手で肩峰との接触を保てるようにする。そしてセラピストはこの把持で治療平面から直角に鎖骨を引く。セラピストはモビリゼーションする上肢の肘を台の上で支え、牽引を長く持続させることができる。

❗ 疼痛緩和の牽引は試験的把持でも行うことができる。

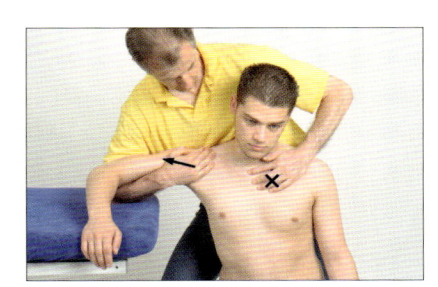

図 14.307

■ 肩甲胸郭関節

ここでは検査と同様のテクニックが用いられる。時間はモビリゼーション治療に応じて延長される。

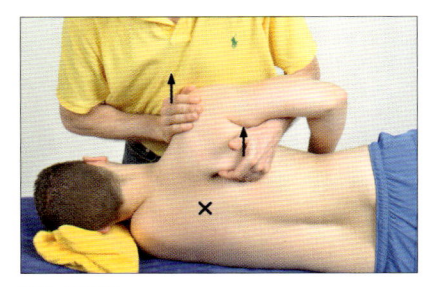

図 14.308

記録のヒント：練習フォーマット

肩甲帯関節	
症状	
症状を変化させる方向	
禁忌	神経系： その他：
症状を変化させる関節	
隣接関節の一般的評価	

両側比較における自動運動						
個別の回旋運動検査	自動	他動でさらに	他動	エンドフィール	症状または疼痛	コメント
● 挙上						
● 下制						
● 前方突出						
● 後退						
● 肩甲骨の外旋						
● 肩甲骨の内旋						

並進運動検査	量	質	エンドフィール	症状または疼痛	コメント
肩鎖関節 ● 牽引					
● 圧迫					
胸鎖関節 ● 牽引					
● 圧迫					
肩甲胸郭関節 ● 牽引					
● 圧迫					

総括
ポイント：
- 症状
- 方向
- 禁忌
- 領域（関節）
- 低活動、過活動、または生理的に可動
- 構造：筋肉または関節その他

テキスト：

続く▶

記録のヒント：練習フォーマット（続き）

	肩甲帯関節
試験的治療	
理学療法的診断	
治療目標と予後を含めた治療計画	
治療経緯	
最終検査	

記録のヒント：練習例1

	肩甲帯関節 （ハンドボールの際に右肩に疼痛が生じる）					
症状	右腕でハンドボールを投げようと構えると最終域で疼痛が生じる。					
症状を変化させる方向	外転と外旋					
禁忌	神経系：所見なし その他：所見なし					
症状を変化させる関節	肩甲帯関節、肩関節は該当しない					
隣接関節の一般的評価	記述なし					
両側比較における自動運動	右の外転と水平外旋が左より大きく、最終域で訴えられる疼痛が誘発される。					
個別の回旋運動検査	自動	他動でさらに	他動	エンドフィール	症状または疼痛	コメント
● 挙上	右>左	>10°	わずかな運動抵抗	柔らかいから硬く弾力性あり		
● 下制	所見なし	<5°	所見なし	硬く弾力性あり		
● 前方突出	所見なし	<5°	所見なし	硬く弾力性あり		
● 後退	所見なし	<5°	所見なし	柔らかいから硬く弾力性あり		
● 肩甲骨の外旋	不可能	不可能	右>左、わずかな運動抵抗	柔らかいから硬く弾力性あり	最終域で疼痛あり	訴えられる疼痛が誘発される
● 肩甲骨の内旋	不可能	不可能	所見なし	硬く弾力性あり		

続く▶

記録のヒント：練習例1（続き）

肩甲帯関節
（ハンドボールの際に右肩に疼痛が生じる）

並進運動検査	量	質	エンドフィール	症状または疼痛	コメント
肩鎖関節 ● 牽引	過可動4	わずかな運動抵抗	柔らかいから硬く弾力性あり	訴えられる疼痛が誘発される	
● 圧迫	所見なし	所見なし	骨性		
胸鎖関節 ● 牽引	所見なし	所見なし	硬く弾力性あり	所見なし	
● 圧迫	所見なし	所見なし	骨性で弾力性あり	所見なし	
肩甲胸郭関節 ● 牽引	所見なし	所見なし	柔らかいから硬く弾力性あり	所見なし	
● 圧迫	所見なし	所見なし	骨性で弾力性あり	所見なし	

総括 ポイント： ● 症状 ● 方向 ● 禁忌 ● 領域(関節) ● 低活動、過活動、または生理的に可動 ● 構造：筋肉または関節その他	テキスト： ● 右肩に疼痛 ● 右上肢の最終域における外転と外旋 ● さらなる運動検査のための禁忌は今日において存在しない。 ● 疼痛は右の肩鎖関節で生じる。 ● 過可動 ● 緩い関節包靱帯を原因とする。
試験的治療	グレードⅠ・Ⅱにおける5分間にわたる間欠的な牽引、その後患者は最終域での運動疼痛が減少したことを認める。
理学療法的診断	上記参照
治療目標と予後を含めた治療計画	● 引き続き、疼痛緩和の牽引。グレードⅢにおける牽引モビリゼーションへの禁忌。 ● 治療目標：疼痛緩和。 **（補足する検査と治療テクニックについてはさらに専門的なコースを受講のこと。）**
治療経緯	
最終検査	

記録のヒント：練習例2

肩甲帯関節
（鎖骨骨折のため8週間保護した後の右鎖骨における最終域での運動疼痛）

症状	最終域の上肢挙上運動および肩の最終域の運動時の疼痛
症状を変化させる方向	上肢と肩甲帯の全ての方向への運動が疼痛を伴う

続く▶

記録のヒント：練習例2（続き）

肩甲帯関節
（鎖骨骨折のため8週間保護した後の右鎖骨における最終域での運動疼痛）

禁忌	神経系：所見なし その他：所見なし
症状を変化させる関節	肩甲帯関節、肩関節は該当しない
隣接関節の一般的評価	気付きなし
両側比較における自動運動	右の一般的な上肢運動全て、また肩運動は左よりも減少している。

個別の回旋運動検査	自動	他動でさらに	他動	エンドフィール	症状または疼痛	コメント
● 挙上	右<左	<5°	増加した運動抵抗	より硬く弾力性あり	最終域でわずかにひきつるような疼痛あり	
● 下制	右がわずかに<左	<5°	所見なし	硬く弾力性あり		
● 前方突出	右がわずかに<左	<5°	増加した運動抵抗	より硬く弾力性あり	最終域でわずかにひきつるような疼痛あり	
● 後退	右<左	<5°	増加した運動抵抗	より硬く弾力性あり	最終域でわずかにひきつるような疼痛あり	
● 肩甲骨の外旋	右<左	<5°	所見なし	硬く弾力性あり		
● 肩甲骨の内旋	右<左	<5°	所見なし	硬く弾力性あり		

並進運動検査	量	質	エンドフィール	症状または疼痛	コメント
肩鎖関節 ● 牽引	わずかに低可動	わずかに増加した運動抵抗	硬く弾力性あり		
● 圧迫	所見なし	所見なし	骨性		
胸鎖関節 ● 牽引	低可動2	増加した運動抵抗	非常に硬く弾力性あり	訴えられる疼痛が最終域で誘発される	
● 圧迫	所見なし	所見なし	骨性	所見なし	
肩甲胸郭関節 ● 牽引	わずかに制限あり	わずかに増加した運動抵抗	柔らかく弾力性ありから、硬く弾力性あり	所見なし	
● 圧迫	所見なし	所見なし	骨性	所見なし	

続く▶

記録のヒント：練習例2（続き）

肩甲帯関節
（鎖骨骨折のため8週間保護した後の右鎖骨における最終域での運動疼痛）

総括 ポイント： ● 症状 ● 方向 ● 禁忌 ● 領域（関節） ● 低活動、過活動、または生理的に可動 ● 構造：筋肉または関節その他	テキスト： ● 上肢と肩の最終域の運動における疼痛 ● 全ての方向 ● さらなる運動検査のための禁忌は今日において存在しない。 ● 疼痛は主に胸鎖関節と関係している。 ● 低可動 ● 関節包靭帯の短縮を原因とする。
試験的治療	● グレードⅠ・Ⅱにおける5分間にわたる疼痛緩和の牽引、その後患者は最終域での運動疼痛が減少したことを認める。 ● 続いて、グレードⅢにおけるモビリゼーション牽引を5分間行うと、患者は軽い運動感覚を認め、最終域での運動抵抗も減少する。
理学療法的診断	上記参照
治療目標と予後を含めた治療計画	● 引き続き、疼痛緩和の牽引、そしてグレードⅢにおける牽引モビリゼーションを行う。 ● 治療目標：疼痛のない、生理的な可動性。 **（補足する検査と治療テクニックについてはさらに専門的なコースを受講のこと。）**
治療経緯	
最終検査	

15 脊柱

15.1 導入部

　脊柱は、後頭骨と尾骨の間にある76の関節による結合から成り立っている。密接な機能関係性から、仙腸関節と恥骨結合、肋骨、顎関節は脊柱とともに述べられる。

　MTにとって四肢と脊柱関節の基本的相違は、神経系の存在である。その障害は重大で、一部修復不可能な結果を伴うことがあるので、特に注意して検査と治療を行わなければならない。そのため、理学療法士は、詳細な運動検査と集中的な運動治療のための重要な**禁忌**を認識する状態にならなければならない。

　運動検査の最初の目的は、**症状を変化させる方向**を見つけることにある。そのために、基本的に運動検査は、症状がもっとも軽くリスクが少なく、そして変化させることができる開始肢位にて行う。患者の多くが脊柱の不調を臥位よりも立位または座位にて認めるので、次に紹介する検査もこの開始肢位で述べられる。

　四肢と同様、患者はまず全ての運動を**自動**で行うよう指示される。もし自動運動で症状が引き起こされ、その疼痛が激しいものであれば、他動によるさらなる運動はまず控えられる。この場合、すぐにさらなる運動検査のための**禁忌**の可能性を考えなければならない。

　これは特に神経系に関係するので、本来の運動検査の前に、インパルス伝導の生理的機能が大まかに検査される。この点については参考文献や相応する講義を参照いただきたい。神経組織の早期の圧迫のサインは、機械的可動性の制限を意味する。この観点の検査は詳細に述べられる。ここでは、1864年にパリでErnest-Charles Lasègueによって証明された事実、つまり坐骨神経またはその神経根か脊柱管の硬膜が圧迫または刺激されていると、坐骨神経の可動性が制限されることを考慮する。この原則に従って、下肢と上肢の大きな神経と、硬膜の可動性が検査される。

　椎間板ヘルニアなどの原因による神経系の圧迫症状は、牽引によって減少、また圧迫によって悪化し、そのため両者の検査措置が用いられる。圧迫検査は骨折、強度の炎症、不安定性などでも陽性となることがある。

　困難なのは頸椎の検査で、その脊柱管上部には延髄があり、そこには生存にとって重要な神経中枢が存在する。いわゆる「**安全性検査**」は、ここにおいては大きな他動運動の前に必ず行わなければならない。この部位の重要な靭帯（環椎横靭帯や翼状靭帯）の安定性や骨組織の安定性は、頭部を伴う大きな他動運動の前に検査されなくてはならない。椎骨動脈が脊柱を通って脳へつながる血液供給の重要な部分であることから、事前に運動最終域における中枢神経系の血行も検査されなければならない。

　もし自動運動において症状を変化させる方向が見つからず、さらなる運動検査の禁忌が除外されると、体幹に負荷を与えることを通して他動で運動を行うことができる。矢状面と前頭面での運動において、重力が脊柱にどちらかというと運動方向で他動に働き、拮抗筋がブレーキをかけるよう働くので、他動運動においては症状の悪化を計算しておかなければならない。そのため相応する注意を払わなければならない。

　全可動域を通した**他動運動**は、腰椎と胸椎においては体幹の重量のため立位と座位では非常に困難、または患者とセラピストの身長の対比によっては不可能といえる。回旋運動や頸椎の運動は、全可動域を通して主に他動で行われる。運動抵抗とエンドフィールを通して運動の質を感じることは、症状の重度と運動を制限する組織に関して有益となる。

　症状を変化させる運動方向が確定されると、個々の脊柱部位を強調させて動かすことで**症状を変化させる領域**を突き止める。症状を変化させる髄節を見つけることを可能にする、このテクニックを洗練させたものは専門コースで説明される。

　そしてこの領域が**低可動、過可動、または正常な動き**なのか判断される。

　脊柱は髄節において決して独自に自動で動くことはなく、運動連鎖として働くことから、**隣接する髄節または脊柱領域、そして「根幹となる関節」の評価**（四肢の「根幹」：股関節と肩甲帯関節）が重要となる。一つの領域の低可動は、隣接領域における（疼痛を伴う）過可動という結果をもたらすことが多い。そのようにして、例えば伸展に低可動の股関節において、伸展に過可動な腰椎を認めることがある。低可動の胸椎は、腰椎下部と頸椎下部に機構的過負荷を作用させること

が多く、それらは過可動となることがある。

運動の**量**を評価することは、判断指標のための生理的標準値と両側比較（側方傾斜と左右への回旋）だけではなく、個々の脊柱部位の調和した湾曲分布にも役立つ。

そのため、腰椎と頸椎における前屈と後屈は、胸椎におけるものより大きいものとなる。側方傾斜は回旋と同様、頸椎と胸椎下部ではっきりと現れる。より可動的な脊柱部位からより動きの少ない脊柱部位への移行が、突然またはゆっくりと生じるかどうかも重要な意義を有す。非常に可動的な脊柱部位と明らかに可動性が少ない部位が接する領域では、機構的な負荷が高まったゾーンが存在する。このいわゆる移行ゾーンは従って症状を変化させることが多い。腰仙椎移行部、胸腰椎移行部、頸胸椎移行部、頭蓋脊椎移行部がある。

さらに運動の**質**に関する視点も存在する。患者は慎重に、またはためらわず運動を行うか、ゆっくりとまたは速く、「エレガント」に、または唐突に、そして運動の指示に応じて行うか、または逸脱運動を行うか観察する。それを通して我々は症状の重度および患者の協調能力の情報を得る。

Junghansによる脊柱の運動髄節は、二つの隣接する椎体とその間の全ての組織からなる。個々の脊柱髄節を動かそうとすると、運動を制限する**組織**について情報を与える、髄節の**エンドフィール**に近いものを得ることができる。このテクニックは非常に難しく、我々は本著においては個々の脊柱部位の運動に限定して述べる。その際、前述のように回旋と頸椎の運動で特にエンドフィールを触診する。矢状面と前頭面における腰椎と胸椎運動の過負荷は運動停止の印象を与え、制限された組織についての情報をもたらす。

その際、関節群、つまりいくつもの関節を同時に動かすので、個別のエンドフィールを正確に感知することは非常に困難である。ただし、患者の筋抵抗緊張、筋弛緩能力の欠如や、「硬い」運動制限は認識しやすい。これら他動の過負荷または立位と座位における他動運動は、患者の不調が（もしも）悪化することがあれば省略される。これは日常の診療ではよく生じている。それでもなお、適応の場合に、セラピストはこのテクニックを有している必要がある。臥位での他動運動検査に関しては、専門のコースを受講いただきたい。

脊柱の検査は、その構成や機能と同様、複雑である。この点に関し全て論じることは、本著の枠を超えてしまう。ここに挙げるMTの基本事項については、セラピストは能力を有していなければならない。

- 脊柱の運動検査と治療に対する禁忌を認識することができる。
- 神経系の急性圧迫に対し牽引、弛緩肢位、保護と鎮痛措置を行うことができる。
- 症状を変化させる運動方向と、症状を変化させる脊柱部位をおおよそ見つけることができる。
- 個々の脊柱部位の一般的な可動性を評価できる。
- 疼痛のある脊柱髄節、特に椎間関節、仙腸関節、肋骨関節、顎関節を疼痛緩和牽引または疼痛緩和の滑り（仙腸関節）を用いて治療できる。
- 低可動の脊柱髄節に牽引を用いてモビリゼーションすることができる。

メモ

症状
↓
方向

主に自動、必要な場合にのみさらに他動で動かす

↓

大きな運動への禁忌？

神経系の圧迫、骨折、不安定性（特に環椎横靱帯や翼状靱帯）、血行（特に椎骨動脈）

↓

脊柱部位または髄節領域？

できる限り限定する

↓

低可動、過可動、または生理的に可動？隣接する関節または脊柱部位も評価する

↓

組織？

筋肉の抵抗緊張または関節による制限を原因とした、神経系の関与を疑う疼痛を伴う制限の低可動

15.2 恥骨結合と仙腸関節

（恥骨結合　Symphysis pubica、仙腸関節　Articulatio sacro-iliaca）

15.2.1 解剖学

■ 恥骨結合

関節タイプ：　　結合（線維軟骨によって結ばれた軟骨結合）、両恥骨はヒア
　　　　　　　　リン軟骨によって覆われている）
遠位関節面：　　両恥骨は凸面、恥骨間円板は凹面
弛緩肢位：　　　記述なし
固定肢位：　　　記述なし
関節包パターン：記述なし

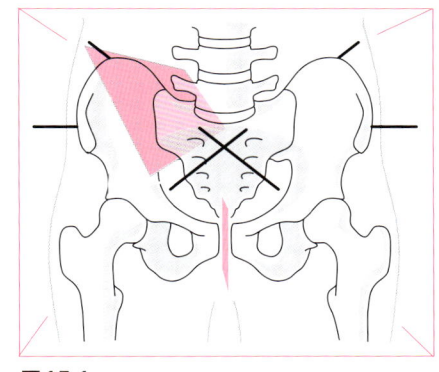

図 15.1

■ 仙腸関節

関節タイプ：　　半関節
遠位関節面：　　腸骨はMTにおいては凹面とみなされる
弛緩肢位：　　　記述なし
固定肢位：　　　記述なし
関節包パターン：記述なし

15.2.2 回旋運動検査

■ 両側比較における自動運動

仙腸関節において、意識して自動運動を行うことは不可能である。股関節において腰椎が頭側へ、または下肢が尾側へ動くと、「弾力のある」共同運動が生じる。半関節の少ない可動性を原因として、この共同運動は両側比較において目視で評価することはできない。歩行分析において、立脚の疼痛を伴う負荷のような生理的歩行像からの逸脱が観察されると、それは仙腸関節の運動障害の可能性を示唆していることもある。特に仙腸関節は安定していなければならない。閉鎖位と閉鎖力に関する基本的概念は参考文献を参照いただきたい。

恥骨結合においても目的を定めた自動運動は不可能である。ここでも仙腸関節とともに、遊脚相と立脚相の交替における弾力性のある共同運動が生じる。妊娠最終期では恥骨結合と仙腸関節の可動性は増加し、出産を容易にする。

学習者には自身の歩行において、この少ない可動性を感じ取ることを勧める。そのために片手の中指で結合腔を頭側から触診する。仙腸関節においては、両手の中指を正中仙骨稜に、示指を上後腸骨棘に当て、仙骨に対する運動を感じ取るようにする。その際、筋肉の変化する収縮が、骨の基準点の触診を混乱させることがあるので、筋肉との接触を避けるようにする。

■ 恥骨結合

患者は背臥位となり、踵部を交互に遠位へ押し出す。セラピストはこの運動を、片手を患者の上腿に置いて導く。これを通して股関節において交互の外転と内転が生じる。この運動は恥骨結合にも影響を与え、下肢が遠位へ押される側の恥骨も同様に尾側へ動く。セラピストはこの運動を、手指で頭側から、恥骨結合腔で触診できる。

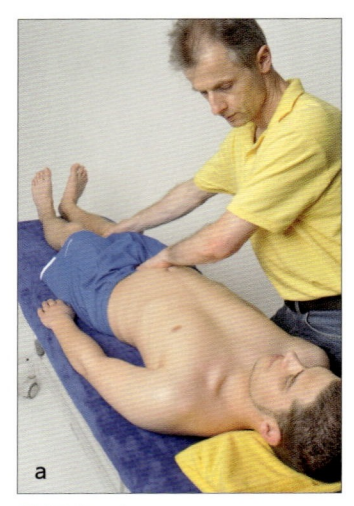

図15.2 a, b

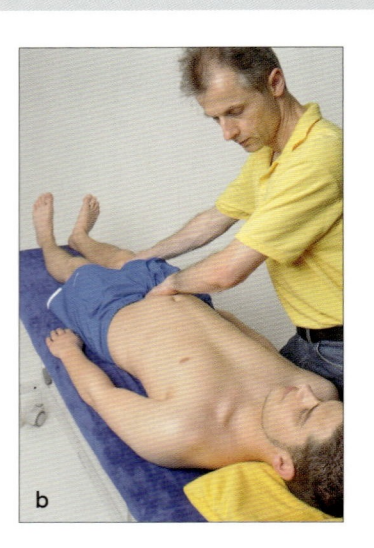

> ❗ セラピストが、検査において恥骨結合の可動性をほとんど、または全く感じなければ、それは安定している。それはグレードⅢにおける伸張モビリゼーションのための適応ではない。このテストはどちらかというと過可動性を探すものである。

■ 仙腸関節

a) 遊脚と立脚の交替：

セラピストは腰幅に足部を開いた患者の後ろに座り、または片膝立ち位となり、両母指で上後腸骨棘を触診する。手指でセラピストは骨盤を左右へ導き、患者が交互に右下肢と左下肢に負荷をかけるようにする。その際、セラピストは両側比較における上後腸骨棘の運動の可動域に注意する。もし非対称が認められると、右母指は右上後腸骨棘に留まり、左母指は仙骨を触診して右の仙腸関節の運動を感じ、また今度は左の仙腸関節における運動を感じるようにする。

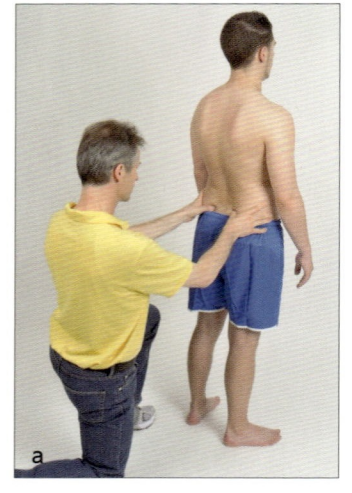

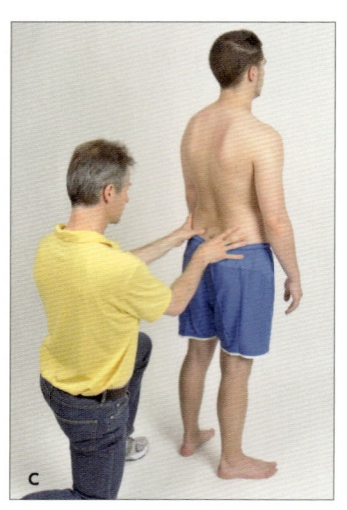

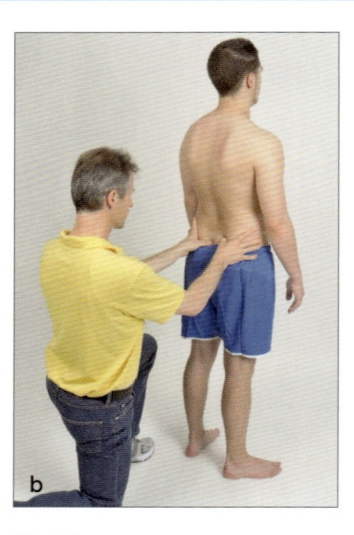

図15.3 a-c

b）前方傾斜現象

セラピストは引き続き立位の患者の後ろで、上半身から回転させ前屈するよう指示する。セラピストは再び母指で両上後腸骨棘を触診し、両者が同時にまたは時間差で前方へ動くかどうか注意する。生理的な運動推移においては、まず前屈で腰椎が最初に動き、そしてそれが仙骨を動かし、それは同時に両仙腸関節にニューテーション（うなずき運動）を作用させ、最後に両股関節が屈曲する。片方の仙腸関節がより少ない可動性を示す側は、仙骨は同側の上後腸骨棘を早期に腹側・尾側へ引く。セラピストはこの側の上後腸骨棘が早く「前へ移動する」ことを感じる。

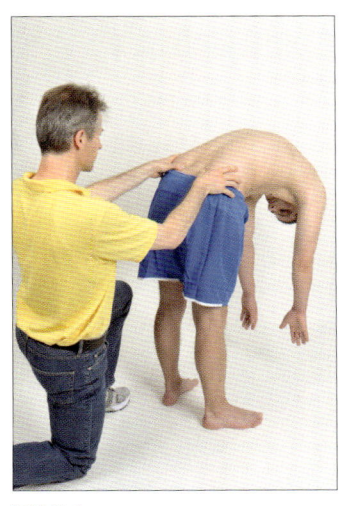

図15.4

c）後方傾斜現象：

セラピストは患者の後ろに立ち、同じように上後腸骨棘の前で触診する。患者は片手で固定したまま右下肢をゆっくりと持ち上げ、股関節に屈曲が生じるようにする。そして左下肢を持ち上げる。生理的な運動推移では、まず股関節が屈曲し、そして寛骨に運動が生じ、腸骨（腸骨稜から観察する）が背側へ動く。その後腸骨は仙骨を引く。最後に腰椎の前屈が生じる。セラピストは両側の上後腸骨棘の運動感覚を比較する。片方の上後腸骨棘が他方より早期に背側へ動くと、この側に股関節の低可動が生じていることが分かる。右母指は右上後腸骨棘の上に留まり、左母指は仙骨を触診し、右上後腸骨棘の運動を感じ、そして今度は左上後腸骨棘における運動を感じるようにする。仙腸関節の低可動においては、上後腸骨棘と仙骨はほぼ同時に背側へ動く。

こうして、どちらの仙腸関節がより可動性が少ないか印象を得る。しかし、そこでも動きの少ない側が低可動で、反対側が生理的に可動なのか、それとも動きの少ない側が生理的に可動で、反対側が過可動なのかという問いが生じる。運動振幅の少なさと、正確な測定テクニックの欠如から、この問いにこの検査で答えることはできない。立位におけるこの検査の確実性（＝信頼性）は少ない。そのためこのためには短時間のみ割き、非常に明確な非対称性を探すことに限る。引き続き腹臥位で、どの仙腸関節がニューテーションまたはカウンター・ニューテーションで疼痛が生じ変化するか確認するために、個別に仙腸関節を最終域で動かす。

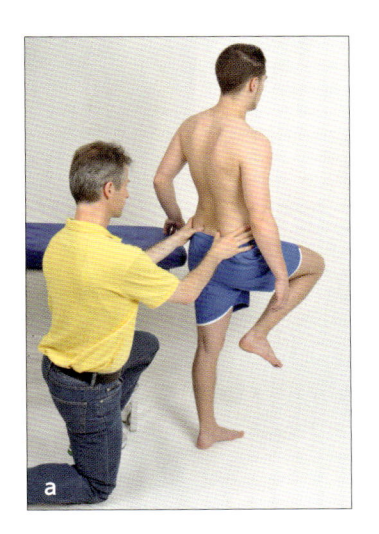

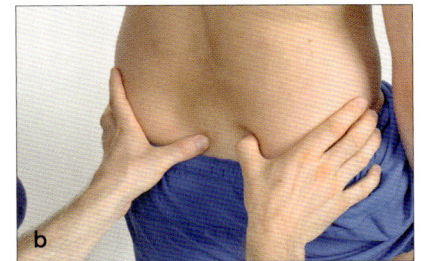

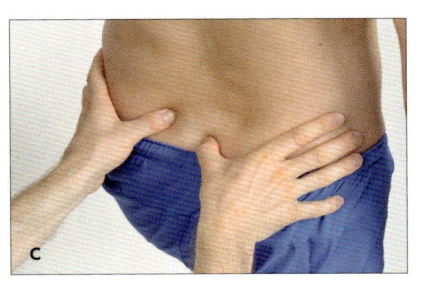

図15.5 a-c

■ 個別の他動運動検査（量と質）

恥骨結合における他動運動は、運動の量と質を評価するためには技術的にほとんど実行不可能である。最終域での運動負荷は、背臥位で両寛骨を互いに、そして同時に押すことで実行でき、それを通して仙腸関節も負荷を受ける。我々はここでは仙腸関節の他動運動に限定し、そこでは恥骨結合もいくらか共同運動を行う。

a) 症状誘発検査としてのニューテーション：

患者は腹臥位となる。安定したクッションを腰椎の腹側に敷き、背屈における共同運動を減少させる。検査する側の上前腸骨棘の下には砂袋かクッションマットを敷き、寛骨の腹側への運動を防ぐようにする。セラピストは側方に立ち、尾側の手の母指を、検査する側とは反対側の仙骨底に置く。頭側の手は尺側縁で母指の爪の上に置かれ、腹側といくらか尾側に圧力をかけ、仙骨をニューテーションへ動かす。セラピストは可動域、エンドフィールの質、そして特に運動の疼痛に注意する。

生理的エンドフィール：
硬く弾力性あり

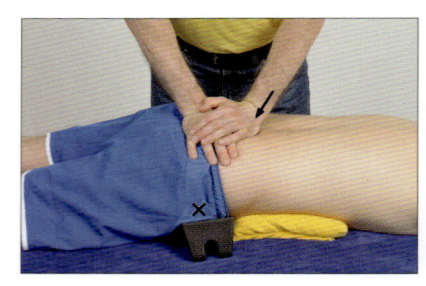

図15.6

b) 症状誘発検査としてのカウンター・ニューテーション：

安定したクッションが患者の腰椎を引き続き支え、患者は腹臥位となる。上前腸骨棘の下の砂袋、またはクッションマットは除去され、上前腸骨棘が空間に自由に存在する。セラピストは側方に立ち、尾側の手の尺側縁で仙骨尖を同側で固定する。頭側の手の尺側縁は、反対側の腸骨稜の上に置かれ、腸骨を腹側に押す。そのようにして、セラピストの反対側の仙腸関節におけるカウンター・ニューテーションの方向に負荷がかかる。セラピストは再び、可動域、エンドフィールの質、そして特に運動の疼痛に注意する。頭側の手は、手指を上後腸骨棘と正中仙骨稜の間に置いて運動を感じることもできる。

生理的エンドフィール：
硬く弾力性あり

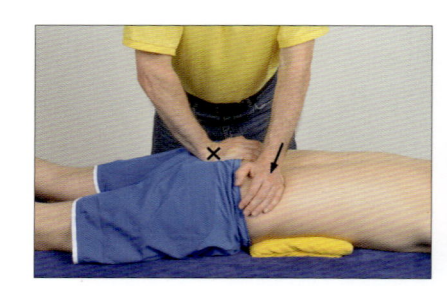

図15.7

> ❗ ニューテーションとカウンター・ニューテーションは固定することなく反復することができるが、その場合は仙腸関節よりも腰椎により負荷がかかる。それによって、症状局在診断を仙腸関節または腰椎に特定して、より正確に行うことができる。

可動性検査としてのニューテーション（「持ち上げ検査」）：

患者はカウンター・ニューテーションと同様の開始肢位となる。セラピストは尾側の手で反対側の上前腸骨棘を把持し、腸骨をわずかな力で背側、軽く内側へ持ち上げ、その後再び滑らせて戻す。この運動はゆっくりと最終域で、または速く「揺らすような運動」で行うことも可能である。頭側の手の中央の3本の指先は上後腸骨棘に置かれ、手指の掌側で正中仙骨稜と接触する。この手指で、セラピストは仙腸関節の仙骨に対する上後腸骨棘の運動を触診できる。セラピストは運動可動域と質、つまり運動抵抗に注意する。

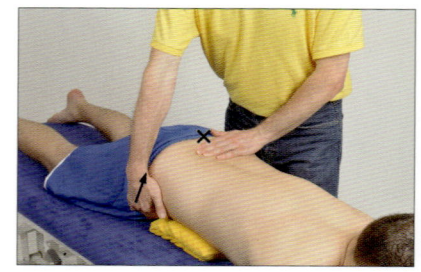

図15.8 a

15.2　恥骨結合と仙腸関節

可動性検査としてのカウンター・ニューテーション：

患者は腹臥位のままで、セラピストの頭側の手が同様に、反対側の正中仙骨稜と上後腸骨棘の間を触診する。尾側の手は小指球をセラピストに近い側の仙骨尖に置き、これを腹側とわずかに頭側へ動かす。運動は再びゆっくりと最終域で、または速く「揺らすような運動」で行うことが可能である。通常、カウンター・ニューテーションの運動可動域は、ニューテーションよりも明らかに少ない。

> ❗ このニューテーションとカウンター・ニューテーションの運動は運動軸の周りを回旋する。このテストにおけるエンドフィールを検査することはできるが、症状を誘発させる検査よりも、ニューテーションとカウンター・ニューテーションのテクニックにおいてより明らかに感じることができる。

> ❗ 立位における検査が、可動性に関する第一印象をもたらし、他動運動検査が症状を変化させる方向と関係する関節を示すと、この持ち上げ検査とカウンター・ニューテーション検査は、該当する仙腸関節がどちらかというと低可動、過可動、生理的に可動なのかというさらなる情報を与える。しかし、仙腸関節における可動性検査の確実性（＝信頼性）は少ない。そのため結果は慎重に解釈しなくてはならない。

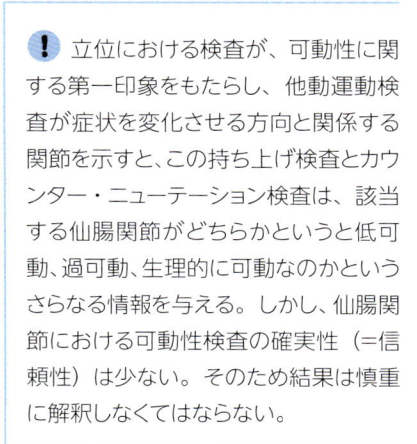

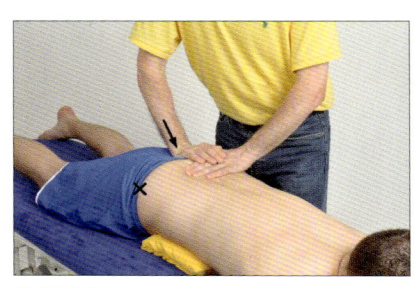

図 15.8 b

15.2.3　並進運動検査

直線的並進運動検査は仙腸関節において他動で行うことはできない。ニューテーションとカウンター・ニューテーションにおいて、骨は治療平面に対してほぼ平行に動かされるが、運動軸の周りであるため回旋的となる。そのため、この運動は検査で使われる。

15.2.4　関節包靭帯低可動に対する治療

仙腸関節の可動性検査は、統計上では特に説得力のあるものとしてはみなされてはいないが（Pescioli and Kool 1997）、試験的治療の決定をするためにも行わなければならない。

これは、生理的に可動だが疼痛を伴う関節において、例えば持ち上げ検査を通して疼痛緩和させる運動から成り立つ。これは、例えば軽い捻挫として関節包靭帯が炎症した刺激が推定される。過可動と考えられる関節においては、疼痛緩和の試験的治療は最終域での運動ではなく、仙腸関節を弛緩肢位にするために安定した骨盤ベルトを用いた（試験的）治療からなる。

明らかに低可動な仙腸関節では、残された可動域における疼痛緩和の運動による試験的治療と、モビリゼーションからなる試験的治療が行われる。

恥骨結合との関連では、低可動性において臨床的症状は示されない。この結合における不調は、明らかに過可動性においてのみ生じ、それは安定させるために骨盤ベルトで固定される。

制限されたニューテーションにおけるモビリゼーション：

検査と同様のテクニックを用いることができる。開始肢位と手の肢位は同様で、グレードⅢにおける圧力の長さのみ延長される。

選択肢として次のテクニックを用いることができる。患者は治療台の端で背臥位となり、仙骨が治療台の角で砂袋の上に位置し、腸骨が外側にはみ出すようにする。セラピストは尾側に立ち、股関節と膝関節を曲げた患者の下肢を内側の上肢と体幹で支える。内側の手は腹側から上前腸骨棘を把持し、ここから腸骨を背側に押し、それは台の上で固定される仙骨にニューテーションを生じさせる。外側の手の手指は上後腸骨棘と仙骨の間の運動を触診する。内側の上腿は、安全のため患者の骨盤を支える。

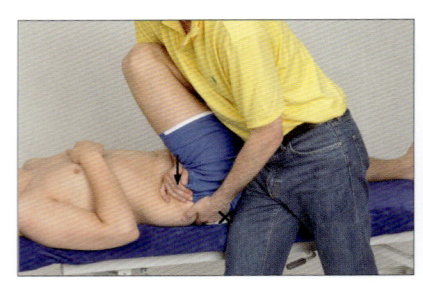

図15.9

制限されたカウンター・ニューテーションのモビリゼーション：

ここでもモビリゼーションへの試験的把持が適している。開始肢位と手の肢位は同様である。強さを高めるために、固定する手を仙骨尖の上に置き、セラピストに近い下肢を最大の股関節屈曲で床の上に置くことで支えることができる。そして、治療台を高く設置し、反対側の股関節に最大伸展を生じさせることによって、モビリゼーションを行う手の押しを強めることができる。

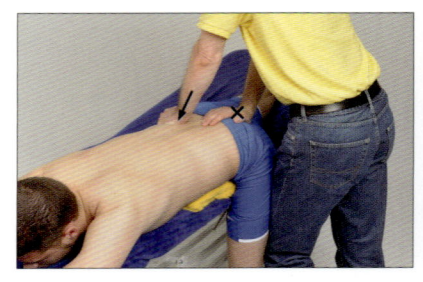

図15.10

記録のヒント：練習フォーマット

<table>
<tr><th colspan="7">恥骨結合と仙腸関節</th></tr>
<tr><td>症状</td><td colspan="6"></td></tr>
<tr><td>症状を変化させる方向</td><td colspan="6"></td></tr>
<tr><td>禁忌</td><td colspan="6">神経系：
その他：</td></tr>
<tr><td>症状を変化させる関節</td><td colspan="6"></td></tr>
<tr><td>隣接関節の一般的評価</td><td colspan="6"></td></tr>
<tr><td>個別の回旋運動検査</td><td>自動</td><td>他動でさらに</td><td>他動</td><td>エンドフィール</td><td>症状または疼痛</td><td>コメント</td></tr>
<tr><td>恥骨結合（股関節の外転と内転時）</td><td></td><td></td><td></td><td></td><td></td><td></td></tr>
<tr><td>仙腸関節：
● 遊脚と立脚の交替</td><td></td><td></td><td></td><td></td><td></td><td></td></tr>
<tr><td>● 前方傾斜現象</td><td></td><td></td><td></td><td></td><td></td><td></td></tr>
<tr><td>● 後方傾斜現象</td><td></td><td></td><td></td><td></td><td></td><td></td></tr>
<tr><td>● 症状誘発検査としてのニューテーション</td><td></td><td></td><td></td><td></td><td></td><td></td></tr>
<tr><td>● 症状誘発検査としてのカウンター・ニューテーション</td><td></td><td></td><td></td><td></td><td></td><td></td></tr>
<tr><td>並進運動検査</td><td>量</td><td colspan="2">質</td><td>エンドフィール</td><td>症状または疼痛</td><td>コメント</td></tr>
<tr><td>● 可動性検査としてのニューテーション</td><td></td><td colspan="2"></td><td></td><td></td><td></td></tr>
<tr><td>● 可動性検査としてのカウンター・ニューテーション</td><td></td><td colspan="2"></td><td></td><td></td><td></td></tr>
<tr><td>総括
ポイント：
● 症状
● 方向
● 禁忌
● 領域（関節）
● 低活動、過活動、または生理的に可動
● 構造：筋肉または関節その他</td><td colspan="6">テキスト：</td></tr>
<tr><td>試験的治療</td><td colspan="6"></td></tr>
<tr><td>理学療法的診断</td><td colspan="6"></td></tr>
<tr><td>治療目標と予後を含めた治療計画</td><td colspan="6"></td></tr>
<tr><td>治療経緯</td><td colspan="6"></td></tr>
<tr><td>最終検査</td><td colspan="6"></td></tr>
</table>

記録のヒント：練習例

<table>
<tr><th colspan="7">恥骨結合と仙腸関節
(伸展した下肢に転倒した後の右仙腸関節における疼痛)</th></tr>
<tr><td>症状</td><td colspan="6">膝関節を伸ばした下肢に転倒した後に、立脚相で右の背下部と臀部の疼痛</td></tr>
<tr><td>症状を変化させる方向</td><td colspan="6">右の立脚相</td></tr>
<tr><td>禁忌</td><td colspan="6">神経系：所見なし
その他：所見なし</td></tr>
<tr><td>症状を変化させる関節</td><td colspan="6">右の仙腸関節</td></tr>
<tr><td>隣接関節の一般的評価</td><td colspan="6">歩行の際、右の立脚相の時間が短縮していることに気付き、それは訴えられる疼痛と、体幹の反対側への逸脱と関連する。</td></tr>
<tr><th>個別の回旋運動検査</th><th>自動</th><th>他動でさらに</th><th>他動</th><th>エンドフィール</th><th>症状または疼痛</th><th>コメント</th></tr>
<tr><td>恥骨結合（股関節の外転と内転時）</td><td>所見なし</td><td></td><td></td><td></td><td>所見なし</td><td></td></tr>
<tr><td>仙腸関節：
● 遊脚と立脚の交替</td><td>右が左よりも少ない</td><td></td><td></td><td></td><td>右の立脚において訴えられる疼痛</td><td></td></tr>
<tr><td>● 前方傾斜現象</td><td>左よりも右で陽性(=より少ない可動性)</td><td></td><td></td><td></td><td>なし</td><td></td></tr>
<tr><td>● 後方傾斜現象</td><td>左よりも右で陽性(=より少ない可動性)</td><td></td><td></td><td></td><td>なし</td><td></td></tr>
<tr><td>● 症状誘発検査としてのニューテーション</td><td></td><td></td><td>右で増加した運動抵抗</td><td>空虚</td><td>右で訴えられる疼痛を誘発する</td><td></td></tr>
<tr><td>● 症状誘発検査としてのカウンター・ニューテーション</td><td></td><td></td><td>右が左よりも少ない</td><td>非常に硬く弾力性あり</td><td>所見なし</td><td>どちらかというと疼痛を緩和させる</td></tr>
<tr><th>並進運動検査</th><th>量</th><th>質</th><th colspan="1">エンドフィール</th><th>症状または疼痛</th><th colspan="2">コメント</th></tr>
<tr><td>● 可動性検査としてのニューテーション</td><td>右が左よりも少ない</td><td>増加した運動抵抗</td><td>腸骨を背側へ、非常に硬く弾力性あり</td><td>なし</td><td colspan="2">どちらかというとグレードI-IIにおいては疼痛を緩和するようリズミカルに行われ、グレードIIIで腸骨を背側に動かすと疼痛を誘発する。</td></tr>
<tr><td>● 可動性検査としてのカウンター・ニューテーション</td><td>所見なし</td><td>所見なし</td><td>硬く弾力性あり</td><td>なし</td><td colspan="2"></td></tr>
</table>

続く▶

記録のヒント：練習例（続き）

<table>
<tr><th colspan="2">恥骨結合と仙腸関節
（伸展した下肢に転倒した後の右仙腸関節における疼痛）</th></tr>
<tr><td>総括
ポイント：
● 症状
● 方向
● 禁忌
● 領域（関節）
● 低活動、過活動、または生理的に可動
● 構造：筋肉または関節その他</td><td>テキスト：
● 右の背部と臀部に立脚相の間疼痛が生じる。
● ニューテーションにおいて
● さらなる運動検査のための禁忌は今日において存在しない。
● 右の仙腸関節
● 低可動

● 関節包靭帯を原因とする。ニューテーションにおける疼痛は、関節包靭帯の捻挫外傷によって説明できる。</td></tr>
<tr><td>試験的治療</td><td>● 右の仙腸関節に持ち上げ検査を通して（グレードⅠ・Ⅱにおける）5分間にわたる疼痛緩和の運動を行うと、その後患者は歩行時の疼痛が減少したことを認める。
● 引き続きグレードⅢにおけるカウンター・ニューテーションの方向へ5分間のモビリゼーションを行い、その後症状は明らかに少なくなり、持ち上げ検査における増加した運動抵抗も減少する。</td></tr>
<tr><td>理学療法的診断</td><td>上記参照</td></tr>
<tr><td>治療目標と予後を含めた治療計画</td><td>● 引き続き、グレードⅢにおけるカウンター・ニューテーションの方向への疼痛緩和の導入的運動をモビリゼーションする。
● 治療目標：疼痛のない生理的可動性。
（補足する）検査と治療テクニックについてはさらに専門的なコースを受講のこと。）</td></tr>
<tr><td>治療経緯</td><td></td></tr>
<tr><td>最終検査</td><td></td></tr>
</table>

15.3 仙尾関節

（仙尾関節　Articulatio sacrococcygea）

15.3.1 解剖学

関節タイプ：　　軟骨結合（薄い椎間板）
遠位関節面：　　尾骨　凹面
弛緩肢位：　　　記述なし
固定肢位：　　　記述なし
関節包パターン：記述なし

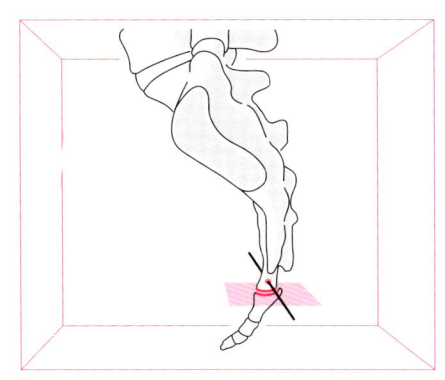

図15.11

15.3.2 回旋運動検査

この関節における自動運動は不可能である。共同運動は主に出産時に生じる。このほとんど動かない関節はそのため非常に硬く、モビリゼーションを必要としない。大臀筋が尾骨の背側面に起始部を有し、それを通して骨を背側に引く能力を持つ。尾骨の側方と腹側とつながる会陰筋（腹側肛門挙筋と外側尾骨筋の一部としての恥骨尾骨筋）は尾骨を腹側に引く。

仙尾連結のわずかな可動性とその位置から、目視による運動評価は難しい。

臀部への落下や長時間にわたる尾骨上の「だらしない」姿勢での座位は、尾骨を腹側へ非生理的に大きく動かす、捻挫を意味する損傷をもたらすことがある。そうすると手指で尾骨上に腹側へ訴えられる疼痛を誘発する圧力をかける。それが位置する場所を考慮して、セラピストはまず患者に自ら行ってみるよう指示する。学習者においては、仙尾連結の可動性を自らの身体で触診してみることを勧める。セラピストとしては、まず事前に説明の後、検査運動はタオルまたは患者の下着を通して行う。その際、触診する手の中指を尾骨に置き、もう片方の手の中指によって圧力を強める。この

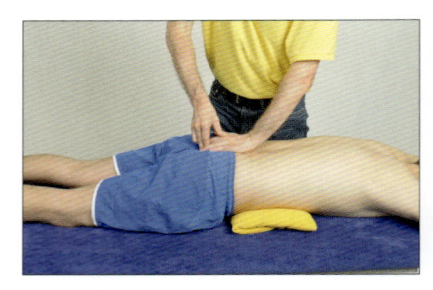

図15.12

個別の運動が訴えられる疼痛を緩和できると、おそらく仙尾連結がこの疼痛と関連していたと考えられる。

生理的エンドフィール：
非常に硬く弾力性あり

15.3.3 並進運動検査

徒手による把持の困難さから、理論上では可能な並進運動は、実践ではほとんど実施不可能である。

15.3.4 関節包靭帯低可動に対する治療

この場合の治療として、尾骨を背側へ引くために、大臀筋の等尺性収縮を試すことができる。そのために、患者は両臀部を緊張させ、セラピストによる手の圧力を通しても互いに離さないよう努める。

このテクニックが十分でなければ、尾骨の背側への徒手によるモビリゼーションが必要となる。これは適した説明の後、可能であれば患者は自宅において、一人で試みる。もしこれがまだ不十分であれば、セラピストは患者に事前に説明をして、他の同僚の同席の元で行い、肛門部への把持を要求するテクニックの誤解釈を法的に防ぐようにする。このテクニックの詳細は参考文献を参照いただきたい。

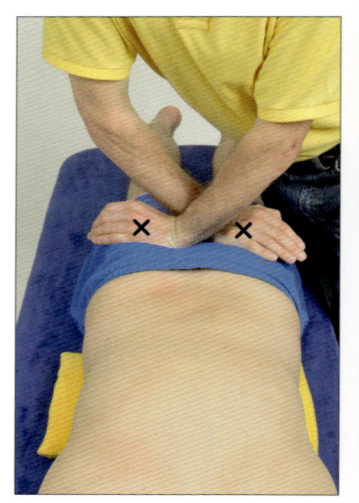

図15.13

記録のヒント：練習フォーマット

仙尾関節					
症 状					
症状を変化させる方向					
禁 忌	神経系： その他：				
症状を変化させる関節					
隣接関節の一般的評価					
個別の回旋運動検査	自動	他動で さらに	他動	エンド フィール	症状 または疼痛	コメント
● 尾骨を腹側へ						
並進運動検査					
総括 ポイント： ● 症状 ● 方向 ● 禁忌 ● 領域(関節) ● 低活動、過活動、または 　生理的に可動 ● 構造：筋肉または関節その他	テキスト：				
試験的治療					
理学療法的診断					
治療目標と予後を含めた治療計画					
治療経緯					
最終検査					

記録のヒント：練習例

仙尾関節					
症状	立位の高さから臀部へ転倒した後の臀部における疼痛				
症状を変化させる方向	座位				
禁忌	神経系：所見なし その他：所見なし				
症状を変化させる関節	仙尾関節				
隣接関節の一般的評価	気付きなし				
個別の回旋運動検査	自動	他動でさらに	他動	エンドフィール	症状または疼痛	コメント
● 尾骨を腹側へ			ほとんど検査不可能	空虚感	訴えられる疼痛を誘発する	
並進運動検査	検査せず				
総括 ポイント： ● 症状 ● 方向 ● 禁忌 ● 領域（関節） ● 低活動、過活動、または生理的に可動 ● 構造：筋肉または関節その他	テキスト： ● 臀部下部に疼痛 ● 座位 ● 今日は運動への禁忌は存在しない。 ● 仙尾関節は症状と関係し、前屈において疼痛が発生する。 ● そのため後屈も制限されている。 ● 原因として、外傷後に炎症した仙尾連結が考えられる。				
試験的治療	● 尾骨を背屈に動かすために、大臀筋を静止状態で緊張させると、患者は座位における軽い疼痛緩和を認め、セラピストは尾骨を腹側に押すと明らかな停止を感じ、疼痛も少なく生じる。				
理学療法的診断	● 上記参照				
治療目標と予後を含めた治療計画	● 試験的治療の措置を続行し、炎症が和らぐよう仙尾連結を保護する。 ● 治療目標：疼痛緩和。 （補足する検査と治療テクニックについてはさらに専門的なコースを受講のこと。）				
治療経緯					
最終検査					

15.4 腰椎

(Columna lumbalis)

15.4.1 解剖学

脊柱の機能的ユニットはJunghansによる運動髄節である。それは三つの結合の複合体である。それは、二つの椎体と両椎弓の間の椎間板、そして椎骨の間に位置する全ての組織である。

■ 椎間板結合

関節タイプ： 　軟骨結合
遠位関節面： 　椎体の下面と上面は椎体と同じ方向へ動く。

■ 椎間関節（Articulatio zygoapophysealis）

関節タイプ： 　平面関節（ほとんど平らな滑り関節、英語圏では「arthrodial joint」と言われる）
遠位関節面： 　ほぼ平ら、MTにおいて下関節突起は凹面としてみなされる

> ❗ 関節面は、椎体の上面に対しておよそ90°上方を向き、椎体の正中面からおよそ45°外側に傾き、下関節突起が腹側・外側を「見る」ように位置する。

弛緩肢位： 　生理的な前弯位
固定肢位： 　最終域、非連結運動
関節包パターン：記述なし

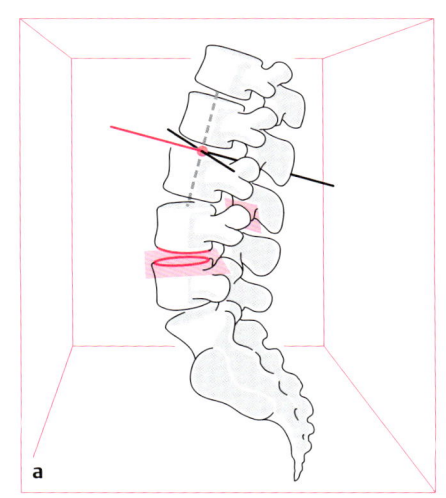

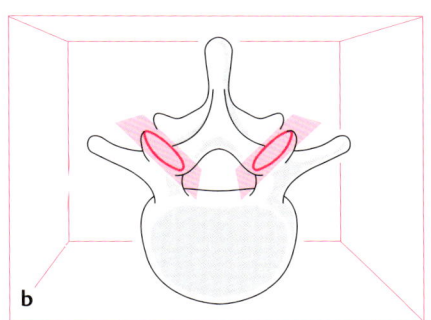

図15.14 a, b

15.4.2 回旋運動検査

■ 神経可動性の検査

坐骨神経：

患者は通常症状を感じる開始肢位となる。多くは立位だが、その場合、片手でバランスの確保のために体を支えるか、または座位となる。また背臥位や側臥位も可能である。セラピストは立位の安全性のために片手で背部を支え、これが動かないようにコントロールする。この肢位で、セラピストは患者が膝関節を伸ばした下肢を、股関節屈曲を通して持ち上げるのを助け、症状を感じ始めるまで続けさせる。そして下肢をいくらか戻し、症状を変化させる運動境界の少し前の状態にする。そして患者に、まず距骨関節を背屈させ、頸椎を前屈するよう指示する。それを通して坐骨神経と硬膜の神経組織が最大伸張される。

セラピストは、股関節屈曲のどの角度で症状が生じるか、どの種の症状

（むずむずする、刺すような感じ、疼痛など）か、どこで症状が生じる（神経根性疼痛？）のか、患者が訴える不調なのか、距骨関節と頸椎運動を通した試験的運動で不調が強められるのかを観察しメモする。

❗ 患者はまず、自動で、できるだけ大きく運動を行い、症状の重度を判断できるようにする。

❗ 坐骨神経と関係する組織の神経可動性を座位で検査するために、英語圏における「スランプテスト（slumptest）」が一般的となった。

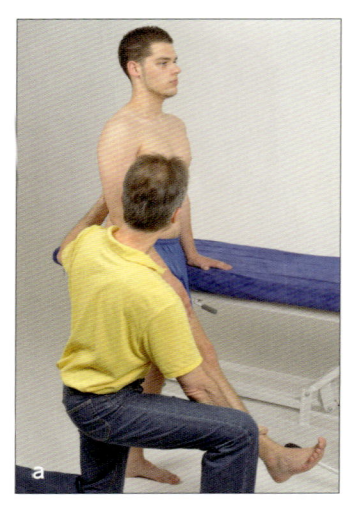

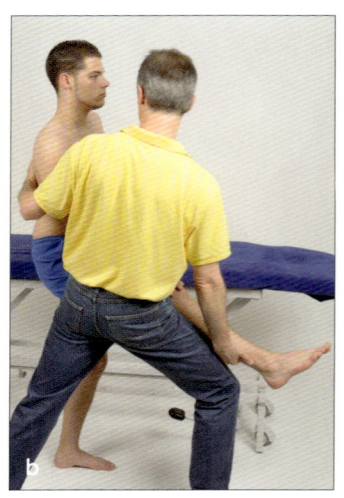

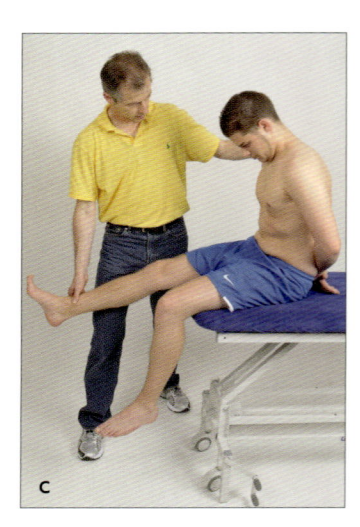

図15.15 a-c

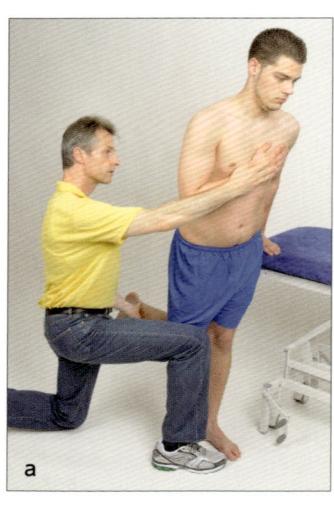

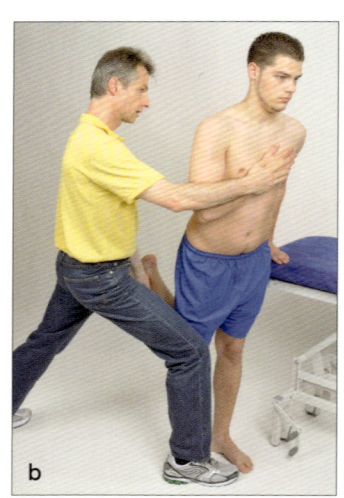

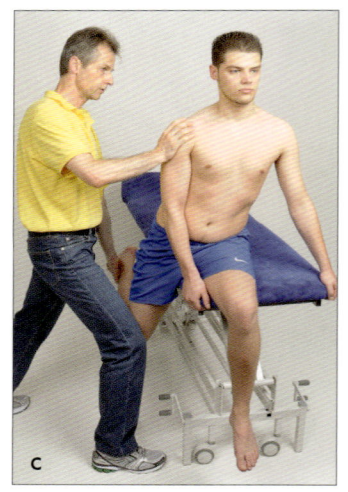

図15.16 a-c

大腿神経：

引き続き患者は症状を最も明らかに感じられる肢位で、立位ではバランスの確保のために片手で支え、または座位の開始肢位となる。側臥位や腹臥位も可能である。セラピストは患者の肩を支え、背側の手で下腿遠位を把持し、症状が感じられるところまで膝関節を屈曲させる。大腿直筋の緊張または短縮を原因とすることの多い股関節屈曲の逸脱運動を制限するため、セラピストは自身の下肢で患者の上腿を前方から固定する。症状を変化させる境界の前で、患者にまず距腿関節を底屈に動かし、そして頸椎を前屈させるよう指示する。それを通して硬膜と、敏感な分枝である伏在神経を含む大腿神経の神経組織が最大伸張となる。伏在神経のいくつかの線維が踝部後方に位置しているため、距骨関節は背屈にも動かされなければならない。そして、主に距骨関節運動が症状を変化させるかどうか観察する。

セラピストは坐骨神経の際と同様のパラメータで検査する。

❗ 患者はまず自動運動をできるだけ大きく行い、症状の重度を判断できるようにする。

15.4 腰椎

■ 自動運動

患者は症状を最も明らかに感じる開始肢位となる。機構的な理由から、腰椎への負荷は、立位における最終域の運動で最も大きくなる。そのため、この肢位が選択される。

患者は自動で、前屈・後屈、左右への側屈、そして左右への回旋に動く。腰椎を強調して動くことは多くの場合特に難しいため、我々は胸椎の共同運動を同時に観察する。後屈において患者は両手をそれぞれ反対側の肩に置き、後ろへ曲げるだけではなく、同時に胸骨を前上方へ持ち上げなければならない。回旋において、患者は両手でそれぞれ反対側の肋骨下部を掴み、その運動を通して回旋を腰椎にて強めなければならない。腰椎回旋における骨盤の共同回転を制限させるため、患者は両上腿を前方にある治療台に接触させることを保たなければならない。

次のことがよく観察される。
- 前屈：
 腰椎で少なく、胸椎で多い（現れ過ぎることが多い）
- 後屈：
 腰椎で多く、胸椎で少ない（現れなさすぎることが多い）
- 側屈：
 胸椎下部から中部までが強調される（隣接領域での調和的な推移は生理的である）
- 回旋：
 胸椎下部で強調される（隣接領域での調和的な推移は生理的である）

腰部の過可動においては、後屈における腰椎下部の「ねじれ形成」、側屈における腰椎下部と、前屈からの戻りの際におけるわずかな「揺れ運動」が生じる（＝運動制御の欠如）。

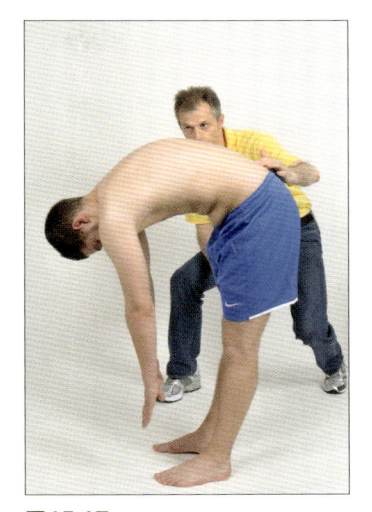

図15.17

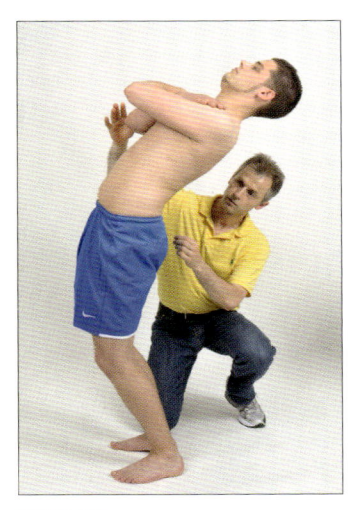

図15.18

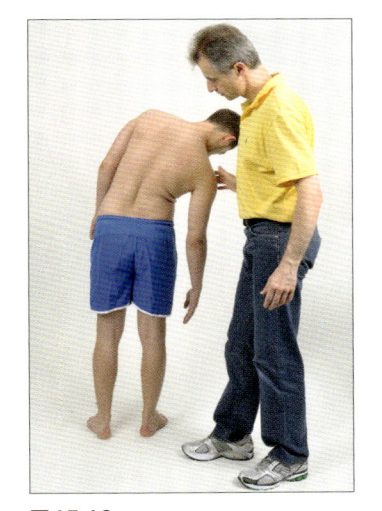

図15.19

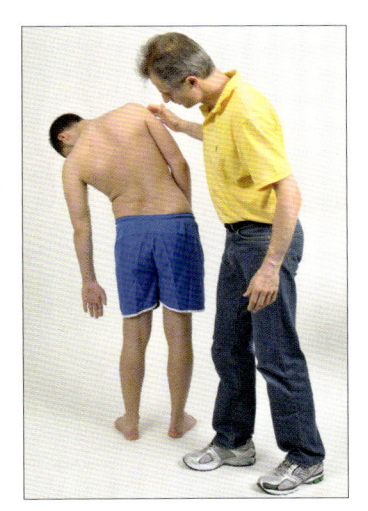

図15.20

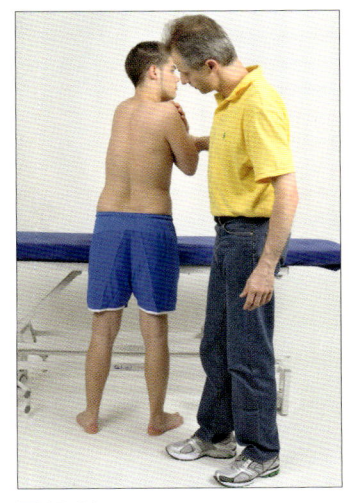

図15.21

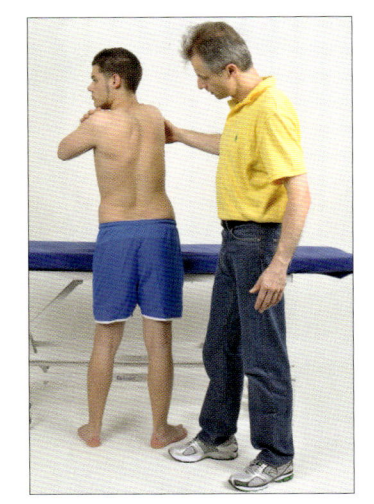

図15.22

両側比較における自動運動は**方向性を定める個別検査**の一部である。これは**症状**の場所を突き止め、**隣接**関節と該当する脊柱部位の一般的評価に役立つ。

患者は一人で動く。セラピストは必要であれば触覚で運動方向を指し示す。

■ 自動・他動運動検査（量と質）

一般的に、立位における屈曲・伸展、側方傾斜の他動運動は不可能である。自動運動の後の超過圧力は、これが疼痛を生じさせず、セラピストが他動運動において疼痛または症状が生じるのか知りたいときのみ有意義となる。日常の診療においては、自動運動ですでに疼痛が生じ、他動による超過圧力は除外されることが多い。

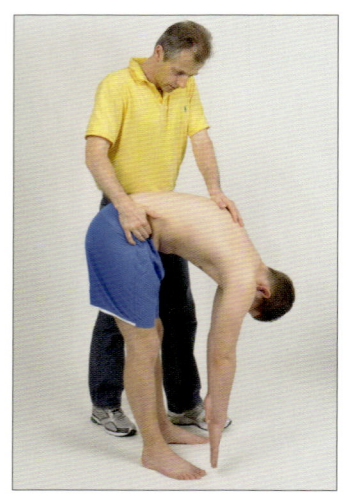

a) ゼロポジションからの**前屈**：
- セラピストは患者の側方に立ち、上半身を前方へ最大に自動で曲げるよう指示する。セラピストは運動実行と、運動最終域における脊柱カーブの調和を評価する。
- そしてセラピストは、内側の手で自身の身体側面に対して固定させながら骨盤を安定させる。外側の手でおよそL1の高さで腹側へ圧力をかけ、運動がさらに他動で可能かどうか、そして運動停止がどのように感じられるかを検査する。
- 全可動域を通した完全な他動運動は、立位においては不可能である。

生理的運動停止：硬く弾力性あり

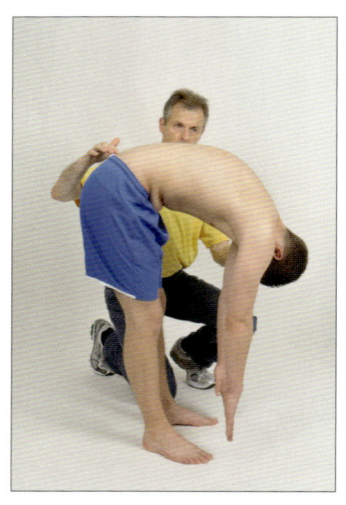

図15.23

図15.24

15.4 腰椎

b) ゼロポジションからの**後屈**：
- セラピストは患者の側方に立ち、患者の両手でそれぞれ反対側に位置する肋骨下部を掴み、背部下部を自動で後ろへ最大に曲げるよう指示する。その際、骨盤は腹側へ移動する。
- そしてセラピストは背側の手で仙骨を支え、腹側の上肢で患者の前腕を掴み、それを越して腰椎を後屈へ押し、運動がさらに他動で可能かどうか、そして運動停止がどのように感じられるかを検査する。
- 全可動域を通した完全な他動運動は、立位においては不可能である。

生理的運動停止：硬く弾力性あり

c) ゼロポジションからの**側屈**：
- セラピストは対側に立ち、患者に両手でそれぞれ反対に位置する肋骨下部を掴み、胸郭を最大に側方へ動かし、腰椎の側屈を自動で行うよう指示する。その際、骨盤はいくらか反対側へ移動する。
- そしてセラピストは背側の手で骨盤を自身の身体に対して安定させ、腹側の手で患者の手に対して肋骨弓下部へ押す。それを通して腰椎をさらに側屈へ動かし、運動がさらに他動で可能かどうか、そして運動停止がどのように感じられるかを検査する。
- 全可動域を通した完全な他動運動は、立位においては不可能である。

側屈は両側で実行される。

生理的運動停止：硬く弾力性あり

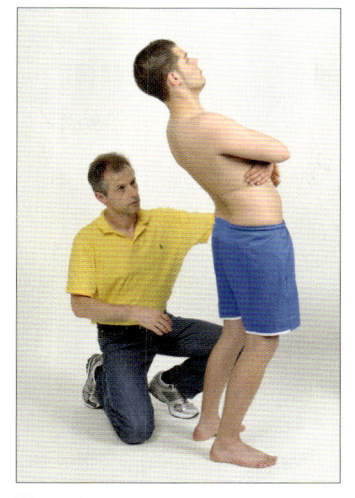

図 15.25

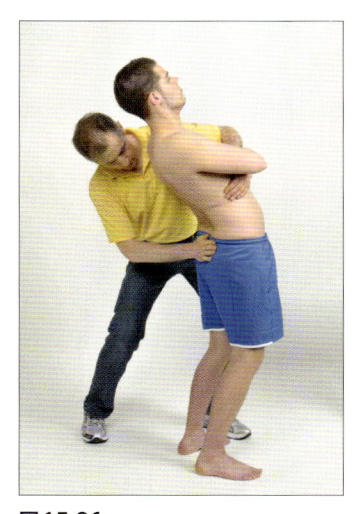

図 15.26

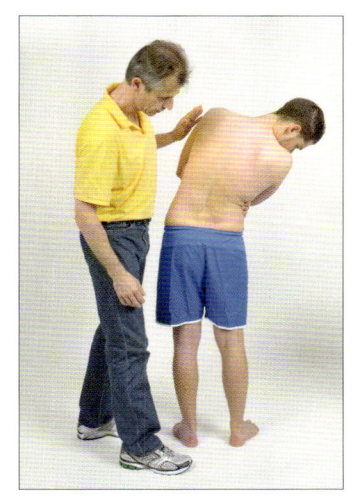

図 15.27

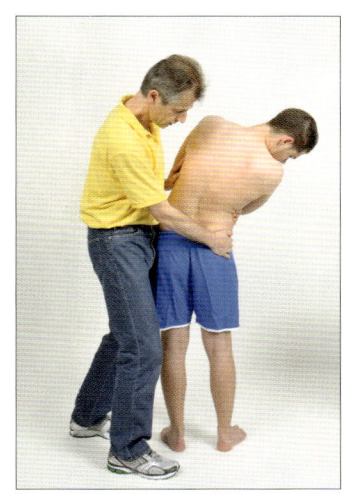

図 15.28

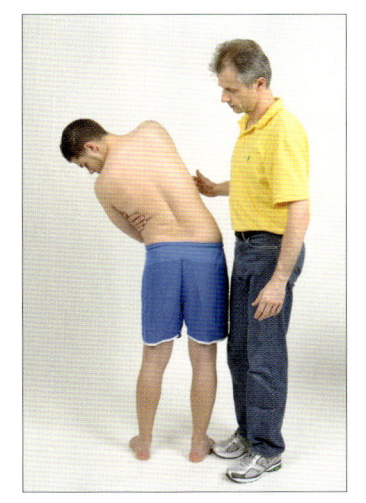

図 15.29

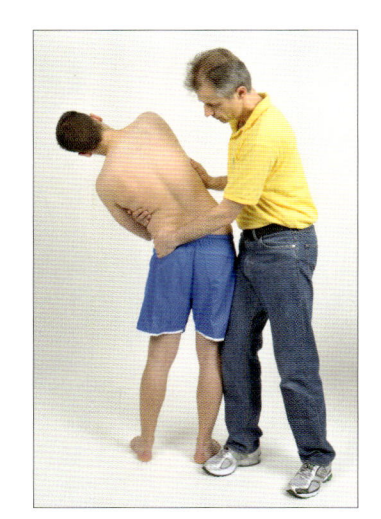

図 15.30

15　脊柱

d）ゼロポジションからの**回旋**：

- セラピストは同側に立ち、背側の手で患者の骨盤を自身の骨盤に対して安定させる。そして、患者の両手で、それぞれ反対側に位置する肋骨下部を掴み、上半身を自動で最大に回転させるよう指示する。
- それから、セラピストは腹側の手で患者の反対側の手を通して肋骨下部を把持することによって上半身をコントロールし、運動がさらに他動で可能かどうか検査する。セラピストの腹側の肩は、腹側の手と運動をともに行う。
- この場合、セラピストが上半身の体重を負わなくてもよいので、ゼロポジションから他動で回旋に動かし、エンドフィールを確認することができる。

回旋は両側へ実行される。

生理的エンドフィール：
硬く弾力性あり

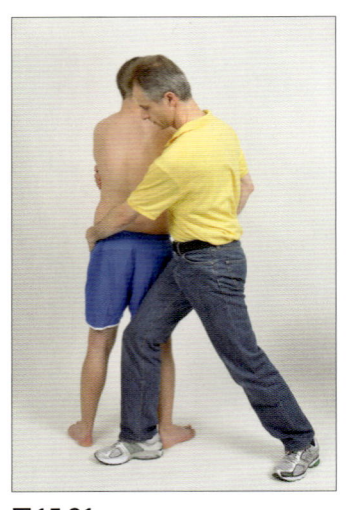

図 15.31

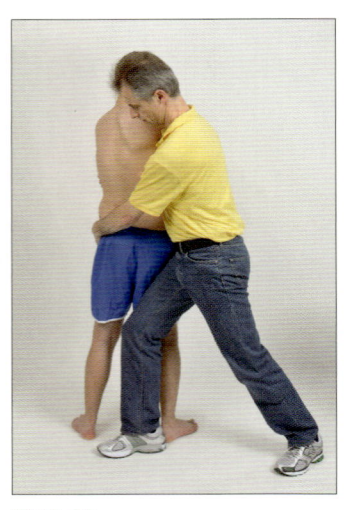

図 15.32

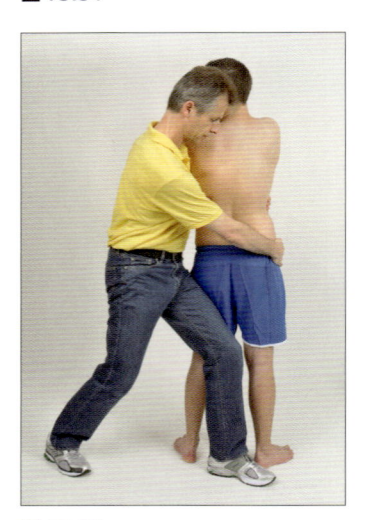

図 15.33

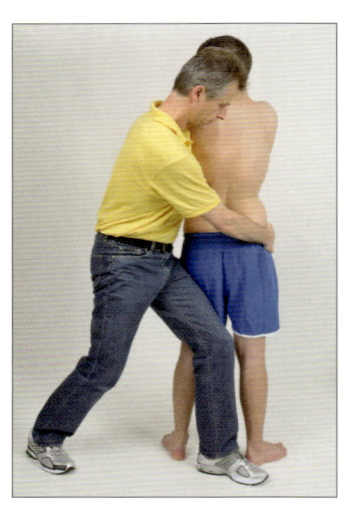

図 15.34

15.4.3　並進運動検査

■ **椎間板結合**

牽引：

患者は症状を感知しそうなポイント、つまり疼痛境界線上の開始肢位となる。これは、急性症状では現在の弛緩肢位、また症状がわずかであれば他の三次元に設定される肢位でも可能である。患者は両足部を腰幅に開き、上肢を交差させて組み、両手がそれぞれ反対側の肋骨下部を掴むようにする。セラピストは背側から患者の前腕を把持し、これを背側へ引き、上半身を手と自身の胸郭の間に位置させ、患者の胸椎下部との接触を保つようにする。そしてセラピストは、自身の衣類が滑るのを防ぐため、また患者の皮膚がこすれるのを防ぐため、最初に軽く曲げていた膝を伸ばす。最後にセラピストは、膝関節を曲げることなく、体重を背側に位置する下肢の上へ移動させる。それを通して患者の上半身は直線的に背側へ移動し、牽引の意味における体重減少を感じるための運動振幅もほんのわずかで十分となる。そこでは、患者が大きく背側へ移動するのを避ける。というのも、転倒に対する恐怖心は筋トーンを高め、牽引運動の効果を妨げてしまうからである。

セラピストは特に症状の変化に注意する。

生理的エンドフィール：
硬く弾力性あり（感知することは難しい）

患者が、神経組織が伸ばされたときのみ不調を感じるのであれば、牽引はこの肢位において実行されなくてはならない。スランプテストの間の症状において、例えば患者は座位で、症状

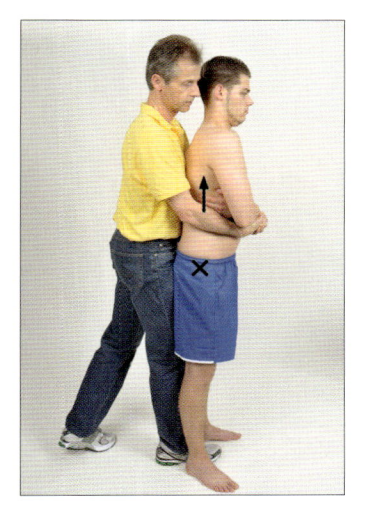

15.4 腰椎

図15.35

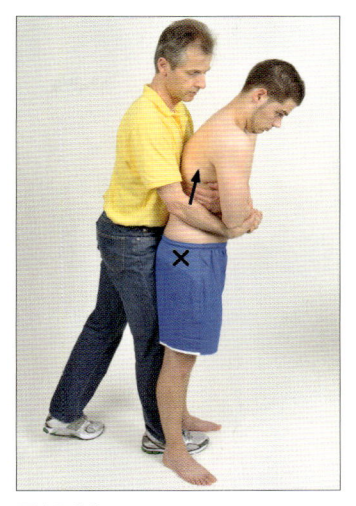

図15.36

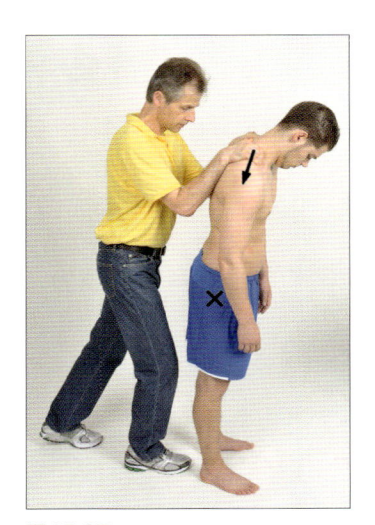

図15.37

を感じるまで膝を伸ばす。そこで留まりながら、患者はこぶしで骨盤の側方を支え、肘を軽く伸ばすことを通して臀部の下の圧力をいくらか減少させる。それを通して牽引のときのように腰椎への圧力を減少させることができる。もしこれが症状を緩和させ、患者が膝をさらに伸ばすことができれば、このテストはポジティブである。そして上肢を緩める症状は再び増加し、患者は膝を再び曲げなくてはならない。セラピストは他動牽引の実行ができない場合、または希望しない場合に、この自己牽引を選択する。

加圧：
患者は疼痛境界線の手前の肢位となり、それは事前の三次元的設定を必要とするかもしれない。常に疼痛が生じる場合は、現在の弛緩肢位にて検査される。セラピストは患者の後ろに立ち、両手を肋骨上部に置き、尾側へ押す。肋骨と胸椎を通して加圧力は腰椎へ伝達される。明らかな腰椎前弯を呈する患者に対して垂直に下へ向いた圧力は、腰椎後屈への運動を導くことが多くあることを留意する。この場合、患者は上半身をいくらか前傾させ、加圧力が平行して腰椎の長軸に到達するようにする。

セラピストは特に症状の変化に注

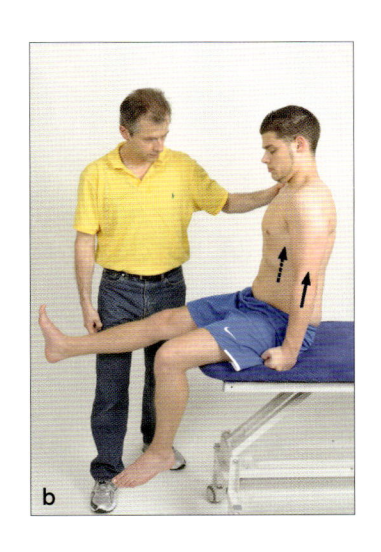

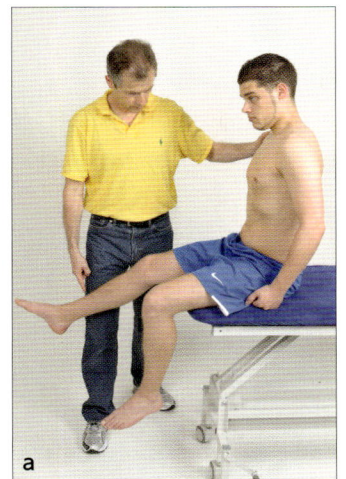

図15.38 a, b

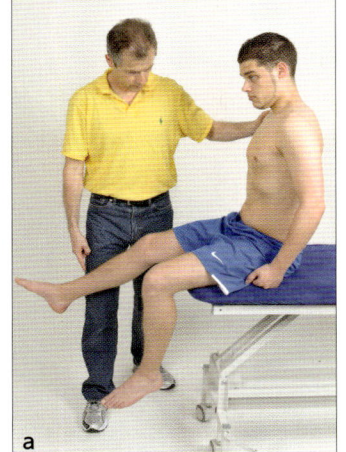

意する。

生理的エンドフィール：
硬く弾力性ありから、骨性で弾力性あり

! この、椎間板面への一般的牽引と圧迫は、運動可動域に関する情報はもたらさず、症状が特に神経性において変化するかどうかという情報をもたらす。神経圧迫症状への疑いが存在する場合には、患者が神経系症状を感知する肢位にて牽引と圧迫を実行することを推奨する。セラピストはそのために例えば座位で膝を伸ばして、坐骨神経の運動と関係する症状を検査することができる(図15.38 a, b)。

■ 椎間関節

一つの関節の**牽引**と反対側への**加圧**：

　患者は腹臥位となる。硬いクッションを腹部の下に敷き、腰椎を支える。尾側・側方に立つセラピストは左の母指で、左側からS1の棘突起を固定し、右母指で右側のL5の棘突起と接触を保ちながらこれを左へ動かす。これはL5のS1に対する右回旋を生じさせる。そして両母指はポジションを交換する。つまり、右母指はS1の棘突起を固定し、左母指はL5の棘突起を右側へ押す。その際、L5のS1に対する左回旋が生じる。最後に同様のやり方でL4からL5の髄節と全てのその上に位置する腰部髄節を検査する。

生理的エンドフィール：
骨性で弾力性ありから、硬く弾力性あり

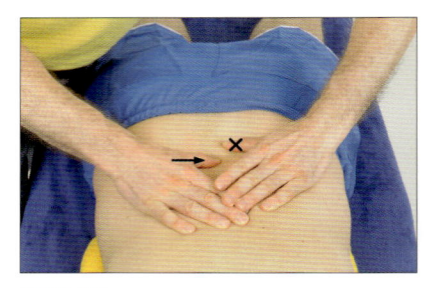

図15.39

> ❗ セラピストは運動の量、エンドフィールの質、症状の変化に注意する。まずは運動を少ない力で行い、第一停止まで反復し、そしてエンドフィールを触診する。S1が固定され、L5が右回旋に動かされると、右の椎間関節で牽引が生じ、左では圧迫が生じる。椎間関節面の方向に応じて、この運動は常に治療平面に対して100%直角に生じるわけではない。

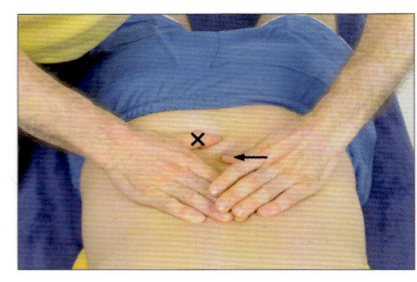

図15.40

> ❗ セラピストの母指は平らに背部の上に位置し、いわゆる添え木を当てるようにしなければならない。この伸張した肢位における母指の最終域での負荷は、自身の関節の保護のために避けられなければならない。

15.4.4 関節包靭帯低可動に対する治療

■ 椎間板面への牽引

背臥位における一般的牽引：

　患者は治療台の端で背臥位となり、股関節と膝関節は曲げられ、腰椎が前屈の状態にある。下肢を通して、患者の現在の弛緩肢位に適応する、腰椎の屈曲、側方傾斜、回旋が設定される。セラピストは尾側に立ち、長いベルトまたは二つの互いに結んだ短いベルトを患者の大腿近位に巻く。その際、タオルなどをベルトに巻きつけることが推奨される。ベルトの他方はセラピストの骨盤に巻きつけられる。体重を後方へ移動させることを通して、椎間板の治療平面に対して直角に牽引が生じる。

　この牽引テクニックは、緩める効果から、特にグレードⅠ・Ⅱの範囲内の急性神経系圧迫症状（例えば医師の診断における椎間板ヘルニア）において用いられる。

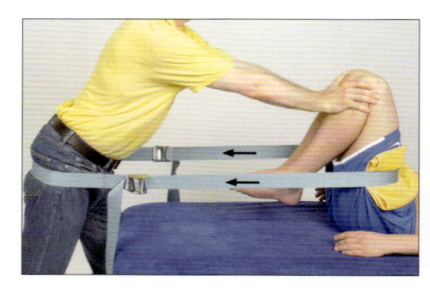

図15.41

15.4 腰椎

側臥位における一般的牽引：

患者は側臥位となる。セラピストは腹側に立ち、頭側の手でL1を固定し、示指と中指の先を関節突起と接触させるようにする。尾側の上肢の、前腕近位の内側の「柔らかい」部分で、仙骨を通して骨盤全体をセラピストの身体に対して押す。自身の上半身の体重を尾側へ移動することを通して、セラピストは骨盤を尾側へ動かし、椎間板の治療平面から直角に牽引を行う。

この牽引テクニックも、特に急性神経系圧迫症状に適しており、グレードⅠ・Ⅱの範囲内で行われる。

❗ 一般的な牽引は、神経系圧迫症状の緩和に主に役立つ。セラピストはこの治療を、ときに生じる症状の変化の問診を通してのみではなく、ニューロダイナミクスのような神経機能の検査を通してもコントロールする。

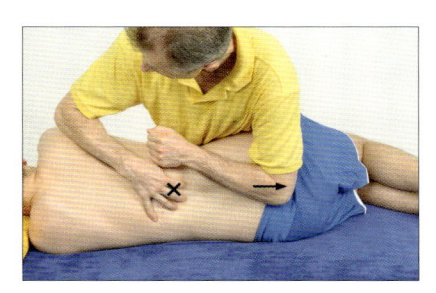

図15.42

側臥位における個別の牽引：L1-L2

開始肢位と固定は前述のテクニックと同様である。尾側の手は、中指と示指の指先でL2の関節突起と接触を保つ。骨盤は引き続き前腕と身体の間に挟まれる。身体体重を尾側へ移動させることで、骨盤を引く。尾側椎骨の関節突起への手指の接触は、髄節に強調した牽引の作用を生じさせる。この推移は明らかに感知できるが、周辺の軟部組織の複合的解剖学を観察しても機構的に想像することは難しい。触診刺激のような神経系要素は、この現象において役割を担うとみなされる。

このテクニックはグレードⅠ・Ⅱにおいて、また同様にグレードⅢにおいてモビリゼーションすることもできる。

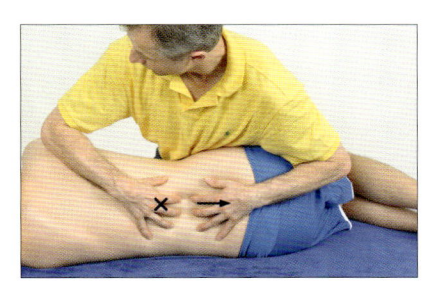

図15.43

側臥位における個別の牽引：L5-S1

開始肢位と手の把持は、側臥位における一般的牽引と似たようなものとなる。固定する手はL1ではなくL5とのみ接触する。L5を固定した状態での骨盤の尾側への運動は、L5-S1の髄節に強調した牽引を作用させる。仙骨は尾側の手の代わりに肘に近い前腕で引くことができる。

このテクニックもグレードⅠ・Ⅱにおいて、また同様にグレードⅢにおいてモビリゼーションすることができる。

❗ グレードⅢにおける個別の牽引は、特に運動可動域の拡大のために示される。

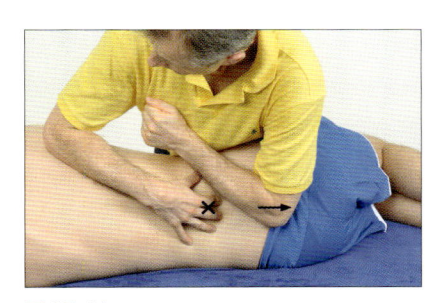

❗ 背臥位と側臥位における全ての牽引テクニックのために、骨盤と下肢は滑りやすい敷物の上で、遠位に滑らすことのできる治療台またはスリング治療台の上に位置する。そうすると、患者と台の間の摩擦抵抗が小さくなる。このように適した器具を使用しなければ、牽引を十分に力強く長い時間にわたって行うことはほとんどできない。

図15.44

■ 椎間関節における牽引

開始肢位と手の把持は、椎間関節の並進検査に相応する。疼痛緩和の牽引は、検査テクニックで行うことができる。安定した母指または豆状骨とともに棘突起を押す際に、グレードⅢにおけるモビリゼーションのテクニックを用いることができる。疼痛を最も緩和させる方向、または制限された方向へ動かす。

> ❗ 背臥位または側臥位における椎間板面への牽引、そして腹臥位における椎間関節の牽引において、セラピストが認識する量、エンドフィールの質、そして症状の変化は、所見に常に補足することができる。

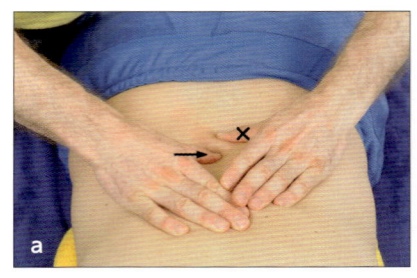

図 15.45 a, b

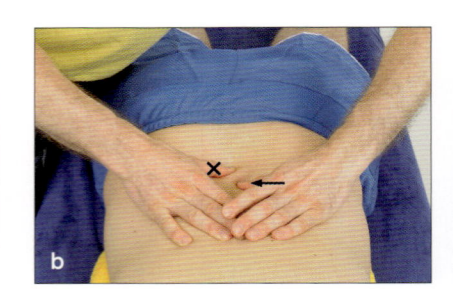

記録のヒント：練習フォーマット

腰 椎						
症 状						
症状を変化させる方向						
禁 忌	神経系： ● 可動性 ● インパルス伝達 その他：						
症状を変化させる関節						
隣接関節と該当する脊柱部位の一般的評価						
回旋運動検査	自動	他動でさらに	他動	エンドフィール	症状または疼痛	コメント
● 前屈						
● 後屈						
● 右への側屈						
● 左への側屈						
● 右への回旋						
● 左への回旋						
● 組み合わされた運動						
並進運動検査	量	質		エンドフィール	症状または疼痛	コメント
● 椎間板面の牽引						
● 椎間板面の加圧						
● 椎間関節の牽引(と加圧)						
総括 ポイント： ● 症状 ● 方向 ● 禁忌 ● 領域(関節) ● 低活動、過活動、または生理的に可動 ● 構造：筋肉または関節その他	テキスト：						
試験的治療						
理学療法的診断						

続く▶

記録のヒント：練習フォーマット（続き）

	腰 椎
治療目標と予後を含めた治療計画	
治療経緯	
最終検査	

記録のヒント：練習例1

	腰 椎 急性「坐骨神経痛」		
症 状	背部下部における激しい疼痛、それは右臀部を通って右上腿、その後側方、外側の足縁、そして第5足趾まで広がる(デルマトームS1)。前日に、体幹を前屈させ、膝関節を伸ばした状態で重い物を持ち上げた際に突然疼痛が生じた。		
症状を変化させる方向	患者は保護肢位として前屈し、左へ側屈している。保護姿勢の方向へさらに動き、特に反対方向へ動くと症状は明らかに悪化する。		
禁 忌	神経系：		
	● 可動性	坐骨神経系の神経可動性検査は、立位で20°の右股関節屈曲と30°の左股関節屈曲において、背部と右下肢における疼痛を誘発する。距骨関節と頸椎運動を通して検査を強化すると、明らかに陽性となる。	
	● インパルス伝達	デルマトームS1の敏感性は弱まり、つま先立ち(下腿三頭筋検査の値は4である)とアキレス腱反射も同様である。	
	その他：		
症状を変化させる関節	今日は検査せず。		
隣接関節と該当する脊柱部位の一般的評価	患者は背部を恐る恐る、少ししか動かさない。		

回旋運動検査	自動	他動でさらに	他動	エンドフィール	症状または疼痛	コメント
● 前屈	今日は検査せず					
● 後屈							
● 右への側屈							
● 左への側屈							
● 右への回旋							
● 左への回旋							
● 組み合わされた運動							

並進運動検査	量	質	エンドフィール	症状または疼痛	コメント
● 椎間板面の牽引	グレードⅠ・Ⅱのみで検査	筋肉の抵抗緊張	今日は検査せず	訴えられる症状を緩和させる	立位において現在の弛緩肢位にて検査
● 椎間板面の加圧	わずかな圧力で行う	患者は対抗して筋肉を緊張させる	今日は検査せず	訴えられる症状を誘発する	立位において現在の弛緩肢位にて検査
● 椎間関節の牽引(と加圧)	今日は検査せず				

続く▶

記録のヒント：練習例1（続き）

<table>
<tr><td colspan="2" align="center">腰椎
急性「坐骨神経痛」</td></tr>
<tr>
<td>
総括
ポイント：
- 症状
- 方向
- 禁忌
- 領域（関節）
- 低活動、過活動、または生理的に可動
- 構造：筋肉または関節その他
</td>
<td>
テキスト：
- 急性の腰部疼痛が右下肢のデルマトームS1へ広がる。
- 保護肢位である前屈と左への側屈からの全ての運動が疼痛を悪化させ、特に反対方向への運動において悪化する。牽引は疼痛を緩和させ、圧迫は誘発する。
- 今日は、さらなる検査のための運動、および治療のための運動への禁忌が存在する。そのため検査は中断された。
- 機構的圧迫と関係しているかもしれない神経根S1の症状が推測される。
</td>
</tr>
<tr>
<td>**試験的治療**</td>
<td>グレードⅠ・Ⅱにおける解放させる牽引、その後症状は緩和する。</td>
</tr>
<tr>
<td>**理学療法的診断**</td>
<td>上記参照</td>
</tr>
<tr>
<td>**治療目標と予後を含めた治療計画**</td>
<td>
- 担当医師の情報。この症状において、もし担当医師が引き続きPTを処方するのであれば、次の措置がとられる。
- 牽引：
解放と空間促進を目的とした、現在の弛緩肢位におけるグレードⅠ・Ⅱの持続牽引。間歇的に牽引を行うことは、代謝の刺激や疼痛抑制に役立つ。
- 弛緩肢位：
この急性期の間は、現在の弛緩肢位において1日から3日、ベッドで安静にすることが望ましい。
- 保護：
患者が動かなければならないのであれば、腰椎安定化ベルトを用いた現在の弛緩肢位が推奨される。
- 鎮痛：
温感やマッサージといったPTの疼痛緩和措置を用いることができる。
- 情報・指示：
患者は病像について説明を受け、背臥位からの負荷の少ない起き上がりのような保護運動措置や自己牽引のような措置を学ぶ。
- 治療目標：神経組織の解放、疼痛緩和。神経組織の可動性、神経系のインパルス伝達機能、そして患者の自動運動はコントロールテストとして用いられる。急性の症状が除去されてはじめて、最初に中断した検査を続行することができる。
</td>
</tr>
<tr>
<td>**治療経緯**</td>
<td></td>
</tr>
<tr>
<td>**最終検査**</td>
<td></td>
</tr>
</table>

記録のヒント：練習例2

	腰椎（急性腰痛症）	
症状	体幹を前屈させた際に疼痛と硬い感覚を患者は認める。	
症状を変化させる方向	腹屈	
禁忌	神経系： ● 可動性 ● インパルス伝達 その他：	所見なし
症状を変化させる関節	腰椎下部	
隣接関節と該当する脊柱部位の一般的評価	患者は一般的にどちらかというと「硬い」運動タイプであるように見える。	

回旋運動検査	自動	他動でさらに	他動	エンドフィール	症状または疼痛	コメント
● 前屈	低可動2	<5°		どちらかというと非常に硬く弾力性あり	最終域で訴えられる疼痛を発生させる	立位で検査
● 後屈	どちらかというと過可動	>10°		柔らかく弾力性ありから、硬く弾力性あり	最終域で不快な引きつりあり	最大伸展において腰痛下部で目視できる「ゆがみ」あり
● 右への側屈	所見なし	所見なし		硬く弾力性あり	なし	同上
● 左への側屈	所見なし	所見なし		硬く弾力性あり	なし	同上
● 右への回旋	所見なし	所見なし	所見なし	硬く弾力性あり	なし	同上
● 左への回旋	所見なし	所見なし	所見なし	硬く弾力性あり	なし	同上
● 組み合わされた運動	今日は検査せず					

並進運動検査	量	質	エンドフィール	症状または疼痛	コメント
● 椎間板面の牽引	一般的なテクニックでの評価は困難	運動抵抗の増加	非常に硬く弾力性あり	訴えられる症状を緩和させる	立位において検査し、個別にL5-S1を側臥位で検査した
● 椎間板面の加圧	所見なし	所見なし	非常に硬い	なし	立位で検査
● 椎間関節の牽引（と加圧）	L5-S1 低可動2	運動抵抗の増加	非常に硬く弾力性あり	なし	

続く▶

記録のヒント：練習例2（続き）

腰椎（急性腰痛症）	
総括 ポイント： ● 症状 ● 方向 ● 禁忌 ● 領域（関節） ● 低活動、過活動、または生理的に可動 ● 構造：筋肉または関節他 ● 原因となり影響を与える追加要素	テキスト： ● 患者は背部下部に疼痛と硬い感覚を認める。 ● 前屈 ● さらなる運動検査のための禁忌は今日において存在しない。 ● 症状を変化させる領域は腰椎下部、特にL5-S1の髄節である。 ● 前屈において低可動である。 ● 関節包短縮を原因とする。 ● さらに、他動運動で不快な引きつりを誘発する腰椎下部における後屈で、過可動性が存在する。
試験的治療	● 5分間にわたるL5-S1の間歇的な牽引、その後患者は前屈の症状の減少を認める。 ● 続いてグレードⅢにおける5分間にわたるL5-S1の個別の牽引を行うと、患者は前屈への運動においてさらなる主観的な改善を感じる。 ● 最後に椎間関節L5-S1における5分間にわたる牽引を行うと、同様に前屈への運動において主観的な改善を感じるが、後屈はいくらか疼痛が増す。
理学療法的診断	腹屈におけるL5-S1の低可動
治療目標と予後を含めた治療計画	● L5-S1の髄節の導入的で疼痛を緩和させる牽引を行い、さらにグレードⅢにおける椎間板面への牽引とともにモビリゼーションする。椎間関節の牽引において強制的に生じる椎間板のストレスを避けるため、まず椎間板面への牽引テクニックが行われなければならない。このテクニックをより効果的に行うため、牽引実行前に髄節を前屈に設定することもできる。 ● 治療目標：疼痛のない生理的可動性。 **（補足する検査と治療テクニックについてはさらに専門的なコースを受講のこと）**
治療経緯	
最終検査	

15.5 胸椎

（Columna dorsales）

15.5.1 解剖学

■ 椎間板連結

関節タイプ：　軟骨結合
関節面：　　椎体の下面と上面は椎体と同方向へ動く

■ 椎間関節

関節タイプ：　平面関節（ほぼ平らな滑りの関節、英語圏では「arthrodial joint」と言われる）
関節面：　　ほぼ平ら、MTにおいて下関節突起は凹面とみなされる

> ❗ 関節面は椎体の上面に対して約60°上方に位置し、前頭面に対しては椎体を通して約20°正中に傾斜し、下関節突起は腹側といくらか正中を「向いている」。

弛緩肢位：　　生理的後弯位
固定肢位：　　最終域、非連結運動
関節包パターン：記述なし

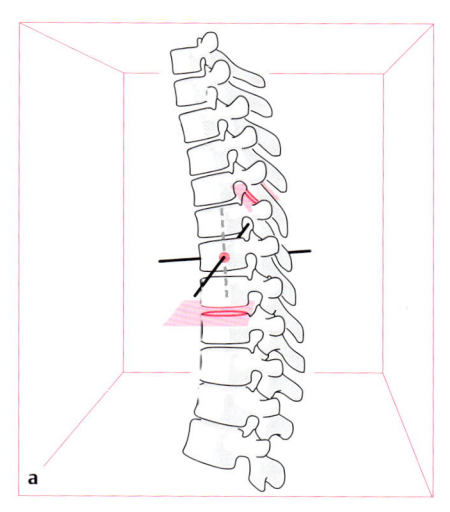

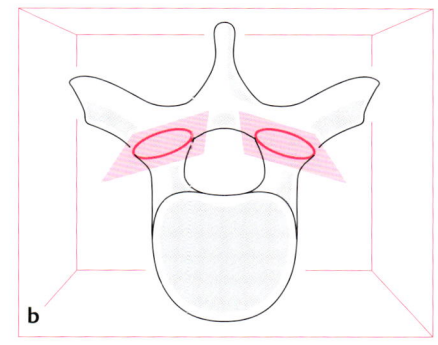

図15.46 a, b

15.5.2 回旋運動検査

■ 神経可動性の検査

脊髄神経の機械的圧迫は、ベルトのように体幹の周りを通る、疼痛や感覚異常といった神経根性症状を引き起こす。動的には、内肋間筋、腹筋、背筋の胸部が該当する。

脊髄または血管の圧迫を通して引き起こされる症状にも注意するべきである。それらは下肢の伝達路の脱落を特徴とする。そのため、感覚障害、下肢における動的欠如と自律神経症状に定めて問診し、検査しなければならない。特に両側における、対称性または非対称性の発生は脊髄障害への疑いを高める。また、胸椎の機能障害を通して引き起こされる自律神経症状もよく認められる。それは、脊髄神経の自律神経線維、または肋横突関節の近くを走る交感神経幹における、機構的炎症を通して生じる。また、脊髄障害との関連において自律神経症状は発生し、特に脊髄の胸部（およそC8/Th1からL2まで）における交感神経の起始核がある。機構的機能障害、特に胸椎において、侵害求心性神経を通って自律神経バランスを阻害し、これがおそらく胸椎における自律神経障害の最も頻繁な引き金である。

胸神経の直接的な運動は、体幹壁で終わるため、わずかのみ可能である。下肢と上肢の神経を通して胸椎の範囲における硬膜は動かすことができる。ここに炎症が存在していれば、訴えられる症状は、下肢運動を通して尾側へ、また上肢運動を通して頭側へ硬膜での運動を通して変化させることができる。

神経組織の可動性は、再び患者が最も明らかに症状を感じる肢位にて検査される。患者が胸部の不調を立位で感じると、検査は腰椎の項で述べたものと類似したものとなる。

治療台での座位において、患者は沈むように動く。そして、患者は頸椎を前方に曲げ、続いて膝関節を（まずは個々に、そして場合によっては同時に）伸ばす。最後に患者はつま先を高く引き上げ、距腿関節における背屈を維持させる。神経組織の緊張をさらに高めるために、上肢を同様に神経組織、例えば正中神経を伸張させる肢位となる。

! 運動要素は患者において依然として注意深く実行されなければならない。もし症状が神経組織を通して引き起こされると、検査の他の要素を中断しなくてはならない。
総合的な最終肢位は神経組織の高い緊張を導くので、セラピストは患者に実行する前に、まず自らで試し、感じておかなければならない。
このテストが陽性であれば、慎重さが求められる。セラピストは神経系の基本的な臨床検査を実行しなければならない。神経症状への、胸椎部位において発症する陽性の手掛かりが存在するのであれば、必ずその情報を医師へ伝えられなければならない。

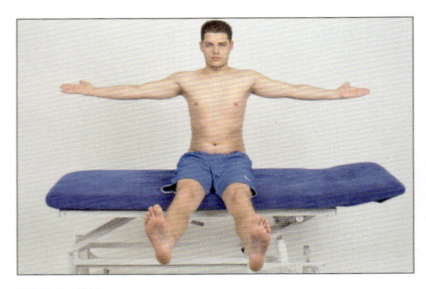

図15.47

■ 自動運動

症状を誘発するために、患者は通常最も明らかに症状を感じる開始肢位となる。機械的視点から、検査肢位として座位が推奨される。なぜなら、負荷の増加を意味する、上半身の重心を腰椎から大きく離すことなく、胸椎を簡単に最終域まで動かすことができるからである。そのために、患者は両手をそれぞれ反対側の肩に置くよう指示される。そして、前屈のために、両肩を垂直に下方へ、股関節へ動かす。後屈には胸骨を前方へ向け、上方へ持ち上げる。側屈を行うためには、肩を垂直に下方へ、同側の股関節へ動かさなければならない。回旋には、回転するようにという通常の指示で十分である。

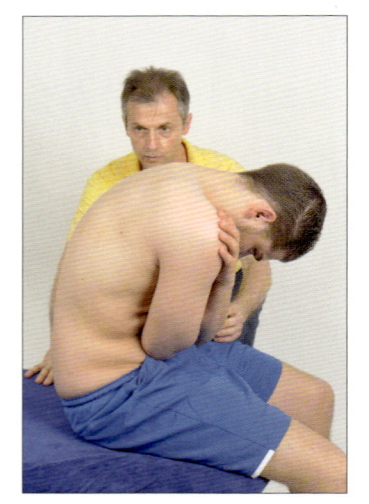

図15.48

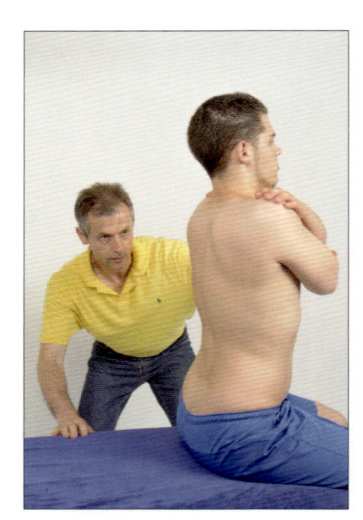

図15.49

次のことがよく観察される。
- 前屈：
可能であることが多い、個々に異なる部位がより多く動くことが観察される（現れ過ぎることがある）
- 後屈：
明らかに制限されていることが多く、特に胸椎上部・中部（少ないことが多い）
- 側屈：
胸椎下部から中部までを強調（隣接領域への調和した推移は生理的）
- 回旋：
胸椎下部で強調（隣接領域への調和した推移は生理的）

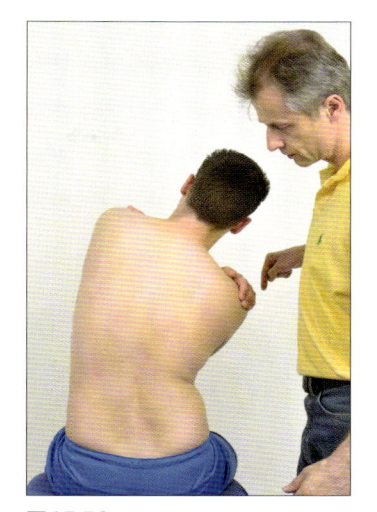

図15.50

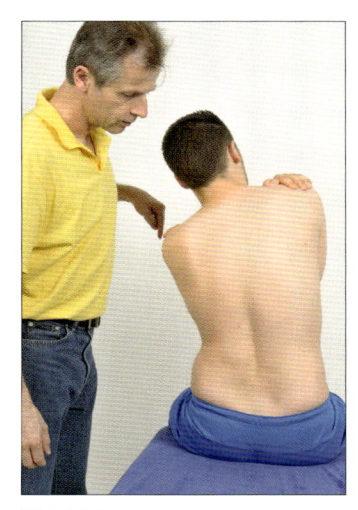

図15.51

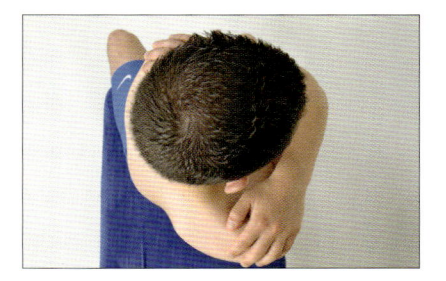

図15.52

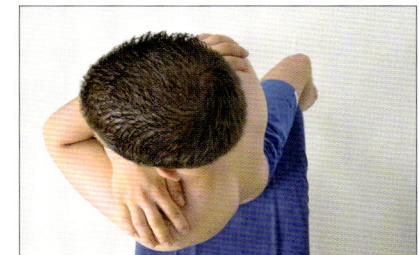

図15.53

■ 自動・他動運動検査（量と質）

a) ゼロポジションからの**前屈**：
- 患者はクッションまたは治療台の端に座り、骨盤前傾を通して腰椎をより前弯させる。それを通して、胸椎前屈の腰椎への移行が和らぐ。セラピストは患者の横に立ち、肩を垂直に下へ引き、胸椎を自動で最大に前方へ曲げるよう指示する。
- そしてセラピストは背側の手で腰椎上部を安定させる。腹側の手は反対側の肩を把持する。セラピストの腹側の腋窩または肩を、同側の患者の肩に当てる。この把持を保ったままセラピストは前屈運動を続行し、両肩を垂直にさらに下方へ押す。そのようにして、運動がさらに他動で可能かどうか検

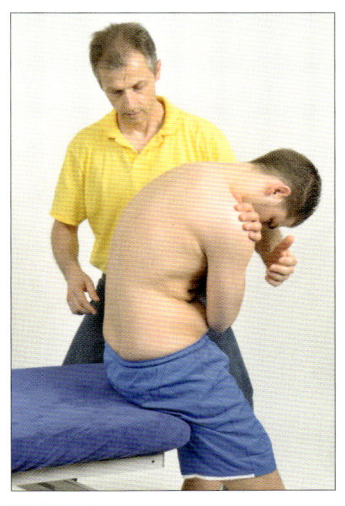

図15.54

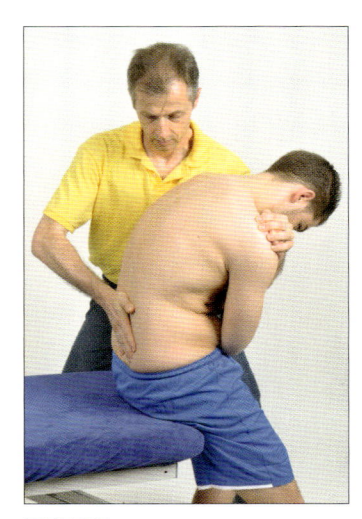

図15.55

査し、運動停止がどのように感じられるか確認する。
- セラピストの力と患者の体重・身長に良いバランスが成立するのであれば、運動はさらに他動で、全可動式を通して実行され、エンドフィールを確認することも可能である。

生理的運動停止またはエンドフィール：
硬く弾力性あり

b) ゼロポジションからの**後屈**：
- 患者は治療台の端に座り、足部をスツールの上に置く。最大の股関節屈曲を通して骨盤は後傾し、腰椎の前屈が容易になる。そうすることによって、胸椎後屈の腰椎への移行が和らぐ。患者が前方へ傾き、セラピストにそこで維持されればされるほど、腰椎は伸展のためにより安定する。
- セラピストは患者の横に立ち、胸骨を前上方へ持ち上げ、胸椎を自動で最大に後方へ曲げるよう指示する。
- そしてセラピストは背側の手で腰椎上部を安定させる。腹側の手で反対側の肩を把持する。セラピストの腹側の肩は、患者の組んだ腕の前下方から同側の患者の肩に当てられる。患者の体幹に近い肘をセラピストの肘の上に置く。この把持で、セラピストは運動を続行し、患者の体幹に近い肘を通して後上方へ押し、胸椎を伸展させる。患者の肩を通してセラピストは他の運動要素を制御する。そうして、胸椎の運動がさらに他動で可能かどうか、運動停止がどのように感じられるかを検査する。

セラピストの力と患者の体重・身長に良いバランスが成立するのであれば、運動はさらに他動で、全可動域を通して実行され、エンドフィールを確認することも可能である。

生理的運動停止またはエンドフィール：
硬く弾力性あり、また非常に硬く弾力性ありということも多い

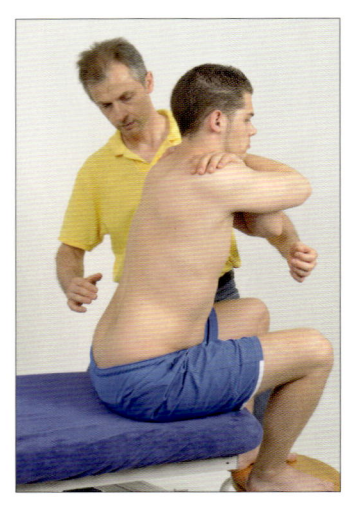

図 15.56

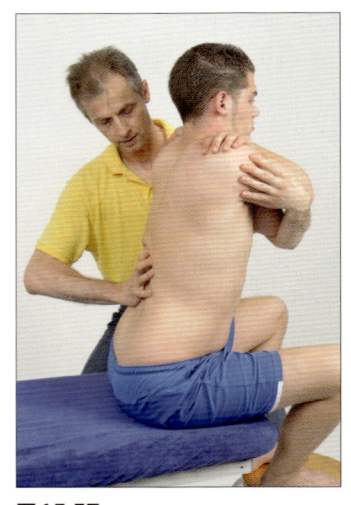

図 15.57

> ❗ 最大最終域での運動と、運動停止またはエンドフィールの評価のためには、胸椎の下部、中部、または上部を手で固定させることが必要になる場合がある。それを通してそれぞれの部位における強調した運動を維持させることができる。

15.5 胸椎

c) ゼロポジションからの**側屈**：
- 患者が腰椎を最良に中間位で維持できる肢位に応じて調節された、水平または前方へ傾いた面の上に座る。
- セラピストは側屈が行われる側に立つ。患者は同側の肩を垂直に下方へ、股関節に向かって下げ、自動で胸椎を側方へ最大に曲げるよう指示される。
- そしてセラピストは背側の手の母指を反対側のL1の棘突起に当て、この把持を通して胸椎の側屈がいつ腰椎に達するかをコントロールする。その他の手指は体幹の側面で、手を固定する。腹側の手で再び反対側の肩を掴む。セラピストの腹側の腋窩を、患者の反対側の肩に当てる。この把持で、セラピストは運動を続行し、同側の肩をさらに下へ押す。このようにして、運動がさらに他動で可能かどうか、どのように運動停止が感じられるか検査する。
- セラピストの力と患者の体重・身長に良いバランスが成立するのであれば、運動はさらに他動で、全可動域を通して実行され、エンドフィールを確認することも可能である。

側屈は両側へ行われる。

生理的運動停止またはエンドフィール：
硬く弾力性あり

d) ゼロポジションからの**回旋**：
- 引き続き、患者が腰椎を最良に中間位で維持できる肢位に応じて調節された、水平または前方へ傾いた面の上に座る。セラピストは回旋が行われる側に立つ。患者に両手をそれぞれ反対側の肩に置き、上半身を自動で最大に回転するよう指示する。
- そしてセラピストは上半身を引き継ぎ、腹側の手で反対側の患者の

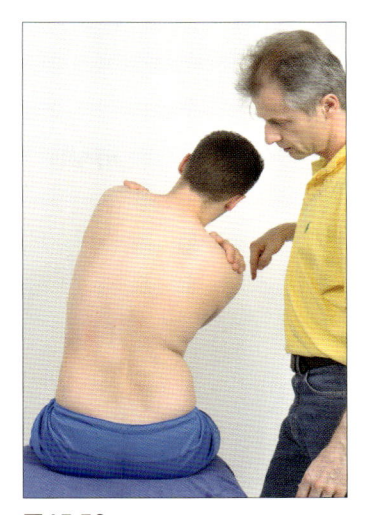

図15.58

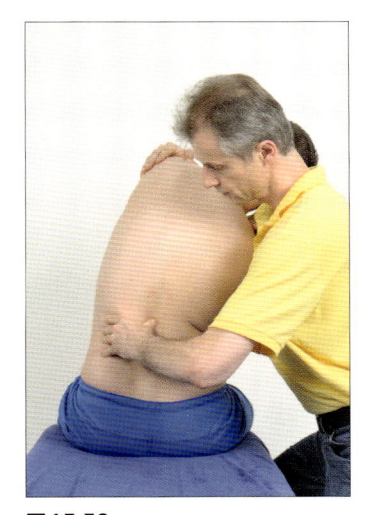

図15.59

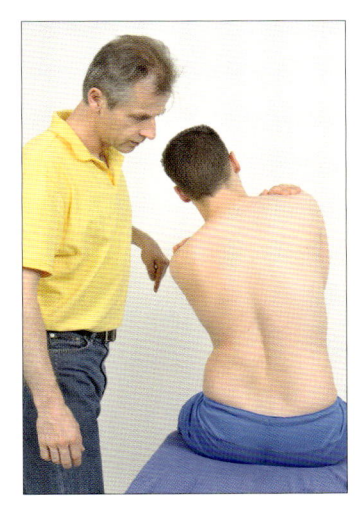

図15.60

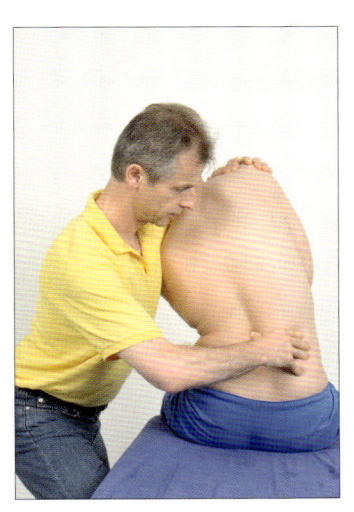

図15.61

肩を把持し、腹側の肩で患者の同側の肩を前方から支える。背側の手の母指をL1の棘突起に当て、その他手指を体幹側部に置く。そしてセラピストは運動が他動でさらに可能かどうか、どのように運動停止が感じられるか検査する。

- セラピストの力と患者の体重・身長に良いバランスが成立するのであれば、運動はさらに他動で、全可動域を通して実行され、エンドフィールを確認することも可能である。

回旋は両側へ行われる。

生理的運動停止またはエンドフィール： 硬く弾力性あり

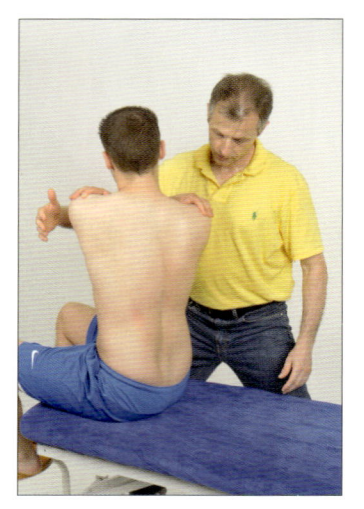

図15.62

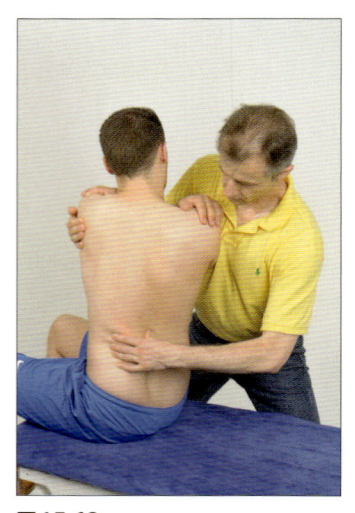

図15.63

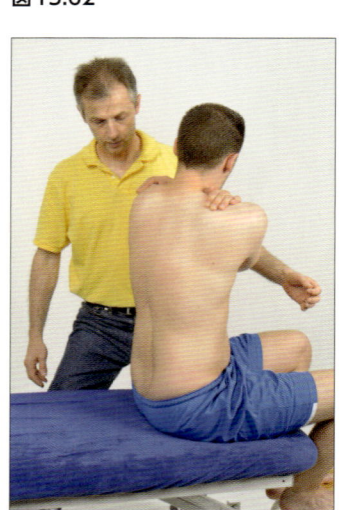

図15.64

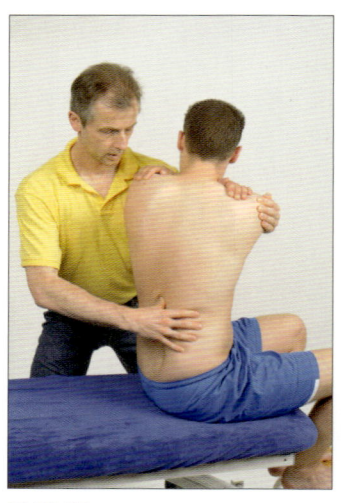

図15.65

15.5.3 並進運動検査

■ 椎間板連結

牽引：

患者は症状を感じ始める肢位で、低いスツールの上で座位となる。両手はそれぞれ反対側の肩に置かれる。セラピストは患者の後ろで片方の下肢を前に出した肢位で、手を組んで患者の身体に近く位置した肘を把持する（両肘を同時に把持することも可能である）。セラピストの上肢は患者の肩の側方に位置する。そしてセラピストは、まず軽く曲げた膝を伸ばし、前述の把持で肩甲帯が最終域で挙上に動くようにする。そこでセラピストは自身の体重を、膝を曲げずに後ろに位置する下肢の上に移動させる。それを通して患者の肩甲帯は直線的に空間を後方へ動く。肩甲帯は第一肋骨を通して一番上部の胸椎を引き、牽引により体重減少を生じさせる。牽引を感じるためには小さな運動振幅で十分である。患者が大きく背側へ移動することを避ける。転倒への恐れが生じると筋のトーンが増加し、牽引運動の効果を減少させてしまうからである。神経系が伸張され症状が生じると、この肢位での牽引が実行されなくてはならない。患者は例えばスランプテストにおいて、胸椎に（腰椎とともに）牽引を加え、圧迫を解放するために、両上肢を伸展させ体幹を支えることによってもできる。この自己牽引は、セラピストが他動牽引を行うことができない場合、または行いたくない場合に選択される。胸椎を側方傾斜させることを加えると、交

15.5 胸椎

感神経幹も変化させられる。つまり、反対側が伸張され、同側は弛緩される。

セラピストは特に症状の変化に注目する。

生理的エンドフィール：
硬く弾力性あり（感じることは難しい）

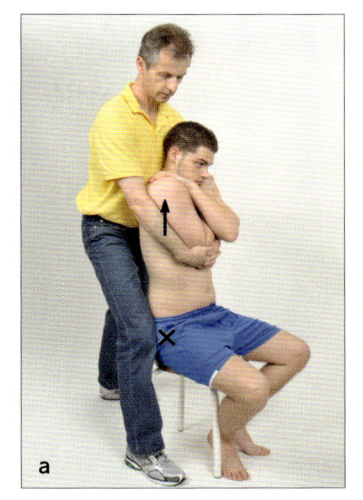

図15.66 a, b

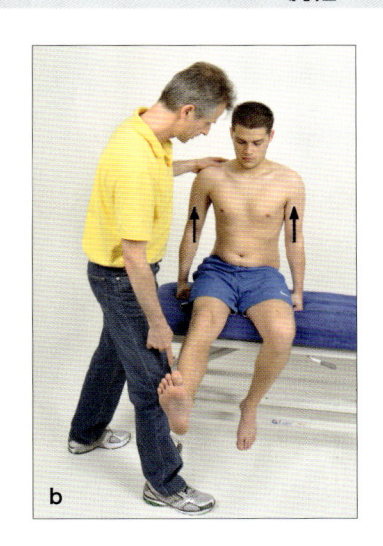

加圧：

患者は疼痛の境界の手前で座位となる。セラピストは患者の後ろに立ち、両手を肋骨上部に置き、これを尾側へ押す。第一肋骨を通して胸椎上部と胸椎全体に力がかかる。患者における垂直に下へ向けられた圧力が、明らかな胸椎後弯とともに、胸椎前屈への運動へつながることを観察する。この場合、セラピストは自分の身体で胸椎を支え、胸椎の長軸と平行になるよう、上前方からの圧迫を加える。選択肢として、圧迫検査として自己牽引の後の弛緩として利用することもできる。

セラピストは特に症状の変化に注目する。

生理的エンドフィール：
硬く弾力性ありから、骨性で弾力性あり

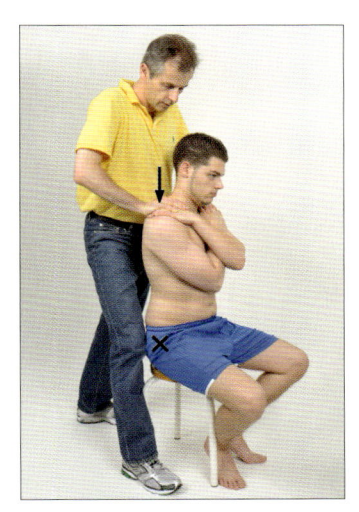

図15.67

! 神経可動性の検査が陽性であれば、患者が症状を感じる肢位にて牽引と加圧は行われなければならない。例えば、座位で膝を伸展させ距骨関節を腹屈させた肢位となる。

15 脊柱

■ 椎間関節

牽引と圧迫：

患者は腹臥位となる。腹部の下と胸郭の下に敷かれた硬いクッションが、腰椎と胸椎を支え弛緩肢位に保つ。台の先端は場合によって下方へ傾けることも可能である。尾側・側方に立つセラピストは、内側の手の示指と中指を関節突起、またはTh12の横突起の起始部に置く。その際、皮膚の緊張は避けられる。外側の手の尺側の縁が両手指の爪の上に置かれ、腹側へ、そしてわずかに尾側へ圧力を与える。これを通してTh12の上関節突起がTh11の下関節突起の治療平面から直角に離れ、両椎間関節に牽引が生じるようにすることをイメージする。同時にTh12の下関節突起はL1の上関節突起に対して押され、尾側の髄節に圧迫が生じる。この機械的概念はこれまで検査されていない。セラピストにとって重要なのは、検査中の自身の感覚および患者の反応である。

このやり方で椎骨から椎骨を頭側へ向かいながら、それぞれ頭側において牽引を、尾側髄節において圧迫を検査する。押す方向については、空間における関節面の変化する位置に関し、胸椎の後弯形態が留意されなければならない。大まかな方針として、押す方向を示す頭側の前腕を常に胸椎に対して直角に（そしていくらか尾側へ向けて）位置させることが役立つかもしれない。椎間関節の向きに応じて、この運動は治療平面に対して常に100％直角とは限らない。

セラピストは再び運動の量、エンドフィールの質、症状の変化に注意する。運動はエンドフィールを感じるまで、または症状が変化するまで、軽く弾みながら、第一停止まで繰り返し、ゆっくりと行われなければならない。

この検査は英語圏で「Springing-Test」とも言われるが、それは患者が

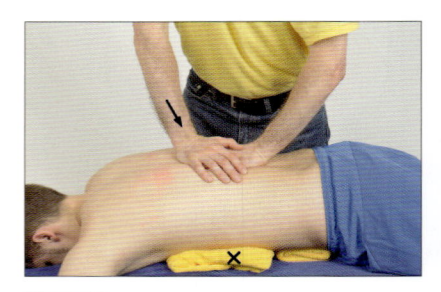

図15.68

疼痛のために治療台から飛び跳ねることを意味しているのではない。

> ❗ Springing-Testに関しては、肋骨関節の項において同時に起こる肋横突関節の圧迫に関する記述を参照いただきたい。腹臥位における胸椎または肋骨への背側から腹側への圧力は、肋骨に負荷をかける。そのため骨粗鬆症などでは、強く押しすぎると骨折のリスクが存在する。

生理的エンドフィール：
硬く弾力性あり

15.5.4 関節包靭帯低可動に対する治療

■ 椎間板面への牽引：背臥位における一般的牽引

患者は背臥位となる。下肢は屈曲し、股関節屈曲を通して腰椎を前屈位にする。

胸椎下部と中部の牽引のために、セラピストは長いベルトを、牽引が作用すべき高さの胸郭周りに巻く。ベルトの他の端はセラピストの骨盤に巻かれる。患者の上肢は胸部の前で交差され、それを通して胸椎がわずかに屈曲位となる。セラピストは片方の下肢を前に出して、体重を後方の下肢に移動させ、ベルトを通して胸椎への牽引を作用させる。

胸椎上部においては、上肢のため

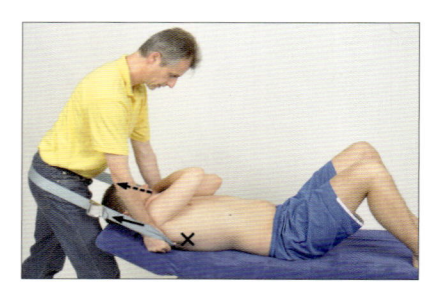

図15.69

にベルトを用いることはできない。ここではセラピストは椎骨の横突起の高さで、棘突起の両側に手の指先を当てる。そして手指を曲げ、それを通して手指と横突起の接触がより明らかになり、椎骨を頭側へ引き、尾側で牽引を生じさせる。

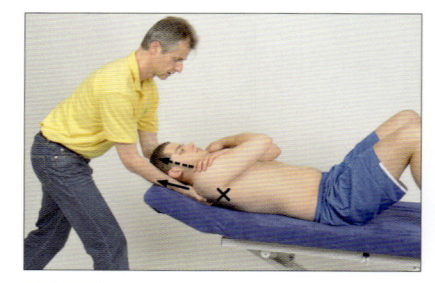

図15.70

この牽引テクニックは、弛緩効果から、特に急性圧迫症状において、グレードⅠ・Ⅱの範囲内で用いられる。

15.5 胸椎 229

> ❗ 胸椎部位において、神経性の圧迫症状の治療のためにこの牽引を行う前に、セラピストは、医師が承知し同意していることを確認しなければならない。胸椎部位における圧迫は、危険である、または危険となる可能性がある。それら牽引治療の臨床経験は非常に少ない。胸椎部位における神経性圧迫症状の治療はそのため能力のあるチームで行われなければならない。

■ 椎間関節における牽引：

Springing-Testの検査テクニックを用いて疼痛緩和の牽引を実行することができる。その際、手指の代わりにクッションを用いて動かすこともできる。中指は二つの棘上突起の間を触診する。グレードⅢにおけるモビリゼーションのために、患者は背臥位となることが最も適している。セラピストに近い患者の上肢の手を反対側の肩に置き、肘を正中面に位置させる。もう片方の手で頸部と頭部を支える。そして、患者は側方に立つセラピストによって回転され、背部が浮くように動かされる。そこでセラピストはモビリゼーションすべき髄節を探す。内側の手は尾側の椎骨の関節突起または横突起と接触する。そのために母指球は静止して緊張し（＝「硬くする」）、関節突起または横突起に対して当てられる。示指には課題はなく伸ばされる。残りの3本の手指は最大に曲げられ、他の関節突起または横突起がこれら手指の第2指節骨の上に位置させる。モビリゼーションにおいてこれら手指が最終域屈曲で疼痛を生じさせないために、丸めたティッシュや似たようなものを曲げた手指に置くことが推奨される。

そして患者は背臥位に戻る。セラピストは胸骨で患者の身体に近い肘を腹部へ押し、胸椎を後弯位で維持させる。

患者は息を吐き、弛緩するよう指示される。グレードⅢにおけるモビリゼーションには上半身の体重のみで

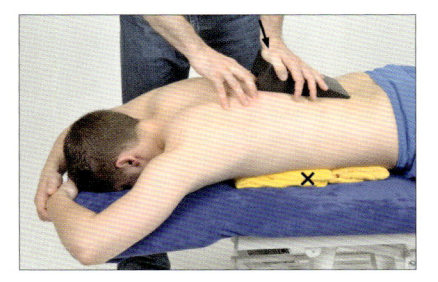

図15.71

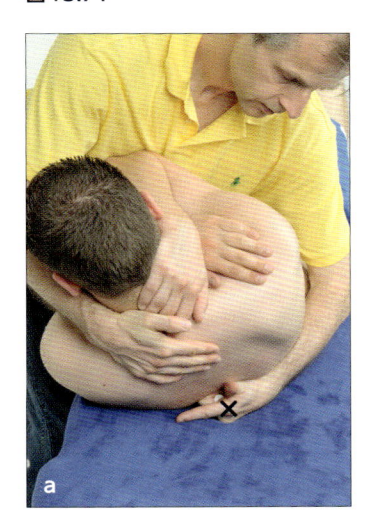

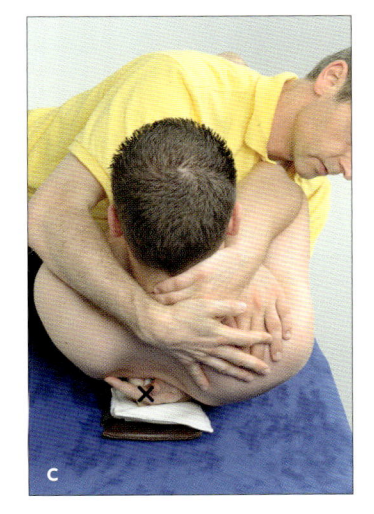

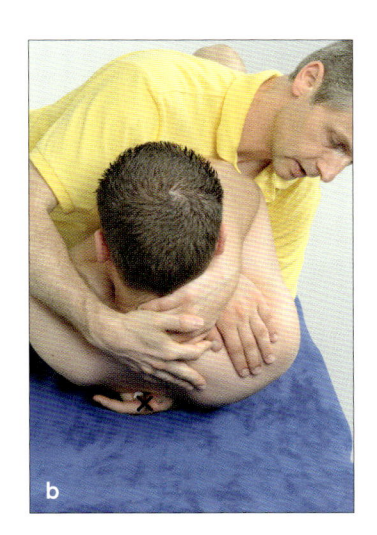

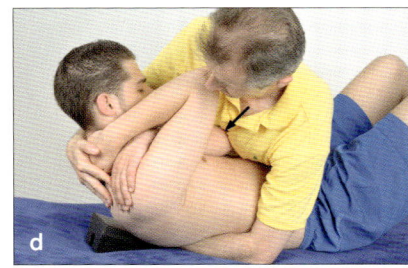

図15.72 a-d

十分なことが多い。患者の上腕の長軸へ肘を押すことで、モビリゼーションの力を強めることができる。

> ❗ 胸椎の後弯位を維持することは、患者がこぶしの上で後屈し過ぎると疼痛を伴うことが多いので非常に重要である。こぶしと横突起の接触が不快になると、さらなる敷物を探す、または事前にマッサージ等を通して軟部組織の圧痛覚を治療しておかなくてはならない。

もし上半身の胴周りが把持には大きすぎる、またはセラピストが患者への距離をもう少し保ちたいときには、セラピストの側の外側の手を椎骨の下に置き、内側の手の肘への圧力を通して運動を行うことができる。セラピストが、肘に対して胸骨の圧力でモビリゼーションを強める前に、砂袋かクッションをこぶしの下に敷かなければならない。これらは脊柱に接近し、圧力は強くなる。

選択肢としてのテクニック：

セラピストのこぶしの代わりに、モビリゼーション用くさびを用い、尾側椎骨の関節突起または横突起が、くさびの上縁に位置するよう設定させる。これにより棘突起はフリーとなり、セラピストは頭側の手の中指で治療する髄節の棘突起間を触診する。頭側の手の前腕は患者の頭部を支える。尾側の手で、セラピストは肘を通して胸椎の後弯位をコントロールする。特に胸椎後弯が顕著な場合には、二つ目のくさびを一つ目のくさびの下に置き、胸椎の近くに位置させ強度を高める。

このテクニックは特に胸椎の低可動性の際に示される。

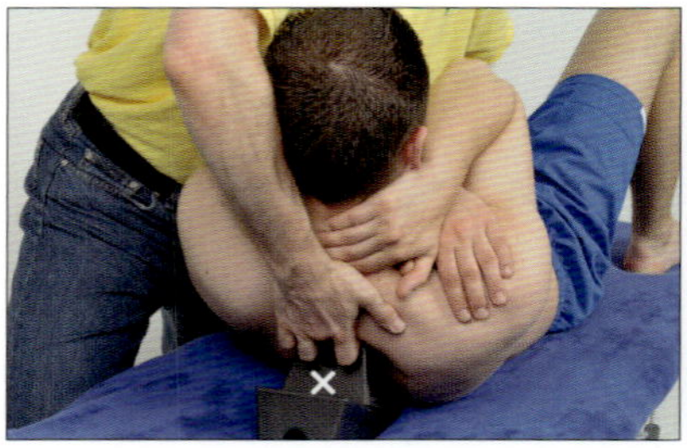

図15.73

記録のヒント：練習フォーマット

胸椎	
症状	
症状を変化させる方向	
禁忌	神経系： ● 可動性 ● インパルス伝達 その他：
症状を変化させる髄節	
隣接関節と該当する脊柱部位の一般的評価	

両側比較における自動運動						
回旋運動検査	自動	他動でさらに	他動	エンドフィール	症状または疼痛	コメント
● 前屈						
● 後屈						
● 右への側屈						
● 左への側屈						
● 右への回旋						
● 左への回旋						
● 組み合わされた運動						

並進運動検査	量	質	エンドフィール	症状または疼痛	コメント
● 椎間板面の牽引					
● 椎間板面の加圧					
● 椎間関節の牽引(と加圧)					

総括 ポイント： ● 症状 ● 方向 ● 禁忌 ● 領域(関節) ● 低活動、過活動、または生理的に可動 ● 構造：筋肉または関節他	テキスト：
試験的治療	

続く▶

記録のヒント：練習フォーマット（続き）

	胸椎
理学療法的診断	
治療目標と予後を含めた治療計画	
治療経緯	
最終検査	

記録のヒント：練習例

	胸椎（背痛）	
症状	7週間前から患者が熱心に通う背部トレーニングコースでの「直立座位」における中背部における疼痛。	
症状を変化させる方向	後屈	
禁忌	神経系： ● 可動性 ● インパルス伝達 その他：	所見なし
症状を変化させる髄節	胸椎	
隣接関節と該当する脊柱部位の一般的評価	患者は強度の円背で、胸椎中部が強調されている。腰椎下部は後屈において非常に過可動である。	

両側比較における自動運動					
回旋運動検査	自動	他動でさらに	他動	エンドフィール	症状または疼痛	コメント
● 前屈	所見なし	約10°	所見なし	硬く弾力性あり	なし	座位にて検査
● 後屈	明らかに低可動 1-2	ほぼなし	運動抵抗の増加	非常に硬く弾力性あり	訴えられる疼痛を引き起こす	特に胸椎中部
● 右への側屈	いくらか低可動 2-3	<5°	わずかに増加した運動抵抗	硬く弾力性あり	なし	
● 左への側屈	いくらか低可動 2-3	<5°	わずかに増加した運動抵抗	硬く弾力性あり	なし	
● 右への回旋	所見なし	約10°	所見なし	硬く弾力性あり	なし	
● 左への回旋	所見なし	約10°	所見なし	硬く弾力性あり	なし	
● 組み合わされた運動	今日は検査せず				

並進運動検査	量	質	エンドフィール	症状または疼痛	コメント
● 椎間板面の牽引	ほとんど感じられない	ほとんど感じられない	ほとんど感じられない	変化なし	
● 椎間板面の圧迫	所見なし	所見なし	非常に硬い	なし	
● 椎間関節の牽引（と圧迫）	一般的に低可動、特にTh7（値2）	運動抵抗の増加	非常に硬く弾力性あり	Th8への圧力が訴えられる症状を引き起こす	

続く▶

記録のヒント：練習例（続き）

胸椎（背痛）	
総括 ポイント： ● 症状 ● 方向 ● 禁忌 ● 領域（関節） ● 低活動、過活動、または生理的に可動 ● 構造：筋肉または関節他	テキスト： ● 患者は直立座位を試みると、胸椎中部に疼痛を訴える。 ● 後屈の方向への運動が疼痛を引き起こす。 ● 運動検査のための禁忌は今日において存在しない。 ● 症状を変化させる部位は胸椎中部、特にTh7の髄節 ● 低可動 ● 椎間関節の関節包靭帯短縮を原因とする。
試験的治療	● 5分間にわたるグレードⅠ・Ⅱにおける疼痛緩和の牽引を間歇的に、Springing-Testのテクニックを使う。その後患者は直立座位を試み、疼痛の緩和を認める。 ● 引き続きグレードⅢにおける3分間にわたるTh7の髄節のモビリゼーションをくさびを使って行うと、患者は座位での明らかな疼痛緩和を認める。
理学療法的診断	上記参照
治療目標と予後を含めた治療計画	● 引き続きグレードⅢにおける導入的な疼痛緩和牽引をくさびを用いて行い、その際、疼痛を生じさせるTh7の髄節に強調して行うが、低可動の隣接髄節もあわせて治療される。 ● 治療目標：疼痛のない生理的可動性 **（補足する）検査と治療テクニックについてはさらに専門的なコースを受講のこと。）**
治療経緯	
最終検査	

15.6 肋骨

（Articulationes costales）

15.6.1 解剖学

■ 肋骨頭関節

関節タイプ： 平面関節（ほぼ平らな滑りの関節、英語圏では「arthrodial joint」と言われる）
関節面： ほぼ平面、MTにおいて肋骨頭はわずかに凸面とみなされる

> ❗ 第1、10、11、12肋骨は一つの椎体と結び付いている。残りはそれぞれ二つの、そしてその間に位置する椎間円板と結合している。関節内肋骨頭靱帯はこの関節結合を二つの関節腔に分ける。

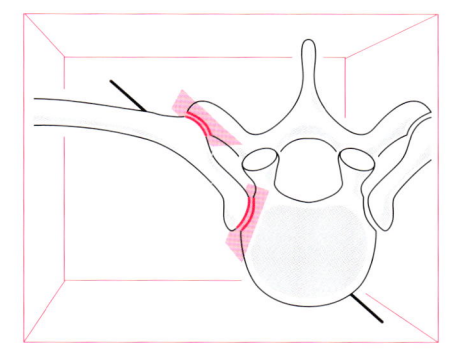

図15.74

■ 肋横突関節

関節タイプ： 平面関節（ほぼ平らな滑りの関節、英語圏では「arthrodial joint」と言われる）
関節面： ほぼ平面、MTにおいて肋骨結節関節面は凸面としてみなされる

> ❗ 第11、12肋骨ではこの関節はない。

■ 胸肋関節

肋骨は肋軟骨と連続的に関わる。この肋軟骨を通して第1から第9肋骨は胸骨で、また約三分の一の割合で第10肋骨も胸骨に接する。その際、第2から第5肋骨はそれぞれ可動関節（＝真の関節）を形成し、第1、第6、第7肋骨は胸骨に軟骨結合を通して固定されている。第6から第9肋骨は、肋軟骨とともに互いに軟骨間関節において結合し、肋骨弓を形成する。第11、第12肋骨の肋軟骨と、三分の二の割合で第10肋骨の肋軟骨が腹壁に接する。

弛緩肢位： 胸郭は呼吸の弛緩肢位にある、つまり弛緩した呼気の終わり
固定肢位： 記述なし
関節包パターン：記述なし

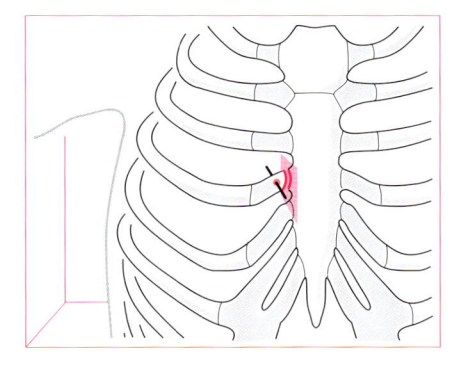

図15.75

■ バイオメカニクス：

肋骨結合の可動性は生理的呼吸メカニクスの基礎である。これは肋骨関節の可動性と肋軟骨の弾力性に左右される。後者は年齢を重ねると硬直化する傾向があることが判明しており、そのため弾力性の消失につながる。

肋骨の全ての関節は同時に動き、強制的に互いに連結している。運動軸は両方の肋骨・脊柱関節を通して走っている。両関節はぴんと張っており、小さな滑りの運動を認める。ただし、肋骨の前面終始部は回転軸からの距離を通して多く動く。上部の軸はどちらかというと前頭面へ、下部はどちらかというと矢状面に向いている。そのため胸郭上部での吸気では矢状面が拡大し、下部では横軸の直径が大きくなる。吸気においてはそのため胸骨が上前方へ持ち上がり、脇腹が外側へ動くことが観察される。

全ての肋骨は半円型でカーブし、後方から前下方へ伸びる。肋骨の後方における脊柱との連結と、前方の胸骨との連結を理由に、二つ目のどちらかというと矢状面に位置する運動軸はこれらの点によって位置する。このシステムは解剖学者Henry Grayによってバケツの持ち手と比較された（Gray 1901）。そこでは、肋骨はカーブした持ち手を、脊柱と胸骨はバケツの持ち手の固定点を示す。側方から持ち手を持ち上げると、それは吸気運動における肋骨と比較可能であり、それを通して側方への胸郭直径は拡大する。

両運動軸は固定されておらず運動の際に移動するので、二つの軸における同時の運動が可能である。

ヒトは自動で全ての肋骨を同時に動かす。しかし、胸式呼吸や腹式呼吸など、異なる呼吸形式を選択することによって、個々の部位を強調させることもできる。

他動では肋骨は一般的に呼気方向へのみ、胸郭を押すことによってさらに動かすことができる。その際、同時に肋骨関節の可動性と肋軟骨の弾力性も検査される。患者が呼吸する間、または胸椎が側屈に動かされる間、二つの肋骨間の運動振幅は肋間腔において触診される。そこでは吸気、または側屈において凸側で肋間腔は「開く」。呼気では、前屈において凹側が「閉じる」。特に胸郭上部において運動振幅はわずかで、感じ取ることは非常に難しい。もしセラピストが患者であまり感じなければ、この検査ステップを省略することができる。

検査において、患者に何度も深呼吸させることは避ける。これは二酸化炭素を過剰に吐き出し、過呼吸を招く恐れがある。そこでは血中に呼吸性アルカローシスが存在し、めまい、手と顔がむずむずする、特に手における筋肉の緊張（＝過呼吸硬直）が生じる。これらを避けるために、セラピストは患者に深く息を吐くよう指示する。吸気は、血中二酸化炭素濃度が十分であれば自動で行われる。続いて少しの呼吸休憩が設けられる。

15.6.2　回旋運動検査

■ 神経可動性の検査

患者の症状に、神経系の急性の関与が疑われる場合には、胸椎の項で述べた検査が行われる。

両側比較における自動運動・吸気と呼気

a) 呼吸運動の観察：

患者は、何度か安静に呼吸し、一度、最大に息を吐き、息を吸うよう指示される。セラピストは患者からいくらか離れ、特に安静時呼吸における運動可動域を観察し、また最大に呼気、吸気を行う際には患者の近くに立ち観察することができる。

肋骨関節の低可動では次のことがよく観察される。

- 吸気：

胸骨と脇腹があまり持ち上がらず、腹部を前へ突き出す。

- 呼気：

胸郭の矢状面と横断面の直径の減少がわずかで、腹部が強くへこむ。

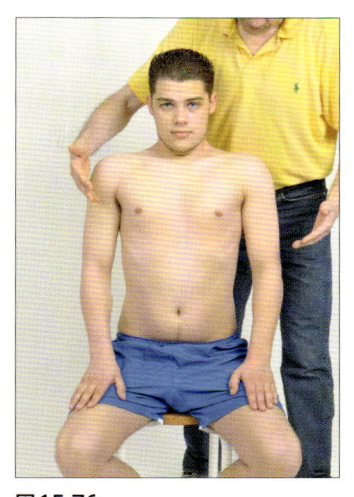

図15.76 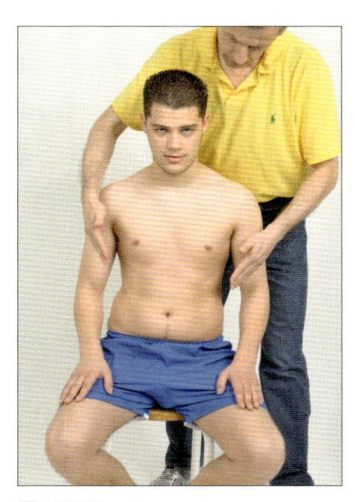 図15.77

b) 呼吸運動の触診：

- セラピストは低い位置に座位となる患者の後ろに立ち、吸気と呼気の一般的な肋骨運動で、まず指標とするために平らに触診する。呼気運動において、胸郭を平らに押すことを通して、運動が他動でさらに可能かどうか検査する。これは一般的な関節運動と肋骨の弾力性に関する情報をもたらす。
- そして両側比較のために、先ほどの検査で変化したと思われる部位の肋間腔を手指で触診する。その際、両側比較において、呼吸の二つの肋骨の距離の変化が確認される。できるだけ大きな運動振幅を感じるために、尾側、そして中部においてはより外側で触診し、頭側部位ではより腹側・外側が検査される。
- これまでは安静時呼吸中に触診し

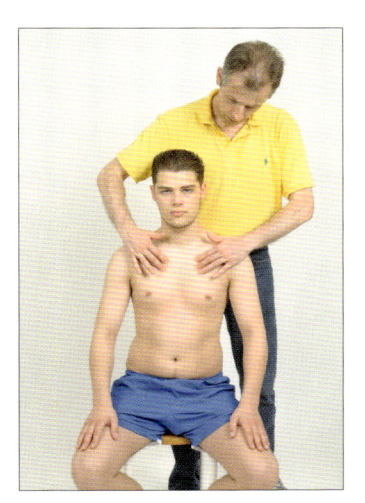

図15.78 図15.79

た。そこで制限され、変化したと思われる部位を見つけたら、次に一度最大に息を吸うよう患者に指示する。それを通して吸気における運動可動域が大きくなり、容易に触診することができる。引き続

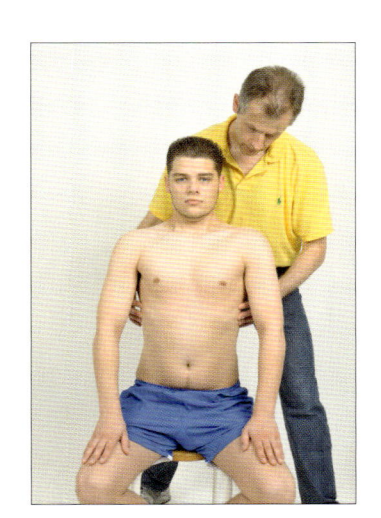

き患者は最大に息を吐き、呼気における運動振幅を触診できるようにする。

他動呼気における**生理的エンドフィール**：

硬く弾力性あり

個別の運動検査（量と質）

胸椎の運動における肋骨運動：

　肋骨の運動は、自動でも他動でも個別に行うことはできないため、胸椎の運動中に二つの肋骨が互いに触診される。側屈では、肋骨は胸椎の凹側においては呼気のように、そして凸側では吸気のように運動を実行する。

　セラピストは低い位置に座位となった患者の反対側に立ち、患者は両手をそれぞれ反対側の肩の上にのせる。セラピストは腹側の手で反対側の肩を把持し、自身の身体と腹側の上肢で同側の肩を支える。この把持で、患者は自動で胸椎を左右へ側屈に何度も動かす。背側の手の手指で、肋骨の運動振り幅が最も大きい胸郭の外側の肋間腔を触診する。特に、導入的な検査で変化したと思われる部位が触診される。最上部の肋骨の間では、より自動で行われる屈曲と伸展において触診することができる。この運動触診は非常に困難で、場合によっては省略される。

> ❗ 学習者は自身の身体で運動触診を練習することができる。

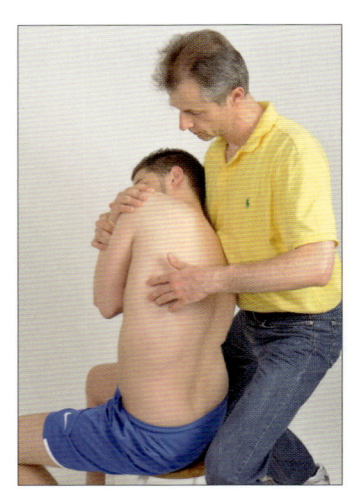

図15.80

15.6.3　並進運動検査

　肋椎結合の運動は、治療平面に対して把持が困難なことからほとんど不可能である。同様のことが肋骨と胸骨の結合においても言える。そのため、次の項目は肋横突関節のみ検査され、その際、肋骨の他の関節においても共同運動が生じる。

■ 第1から第10肋骨の肋横突関節における牽引

　患者は低い位置で座位となる。両手はそれぞれ反対側の肩の上にのせる。セラピストは反対側に立ち、腹側の上肢で患者の肩を把持し、開始肢位を安定させる。そして第2中手骨頭を肋骨角に置き、これを腹側へそしてわずかに外側へ押す。横突起肋骨窩の方向を理由として、下部においては追加して軽く頭側へ、上部では軽く尾側に向けて押す。

　弛緩肢位で第1肋骨を検査するために、セラピストは腹側の手で胸骨を固定する。第2中手骨頭で腹側、外側、わずかに尾側に押し、尾側の要素を追加で強調することができる。

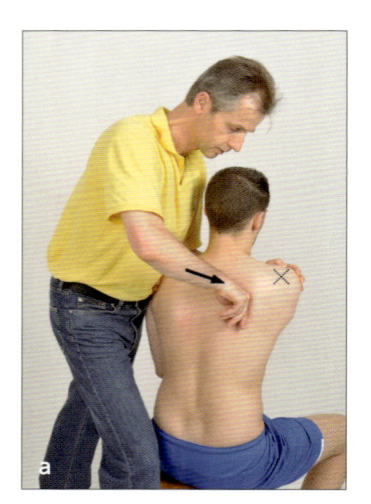

図15.81 a, b

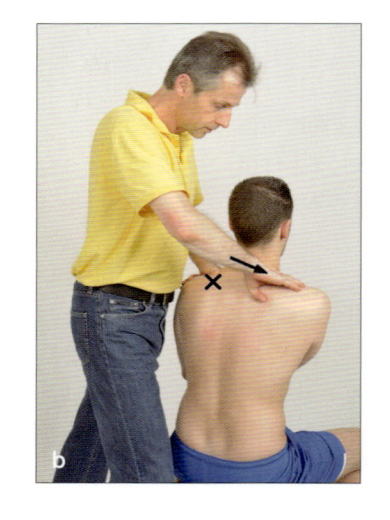

> ❗ 腹側の手は、胸椎が大きく左へ回転し過ぎることを上方から防ぐ。これは、患者が事前に右回旋位となると、強めることができる。

生理的エンドフィール：
硬く弾力性あり

15.6 肋骨

■ 肋横突関節における圧迫

技術的な理由から実施は非常に難しい。理論的には、固定した胸椎において、肋骨を背側、わずかに内側へ動かし、下部では追加して尾側へ、上部では頭側へ動かさなければならない。これは肋骨に対して腹側に押すことを通して可能かもしれないが、肋横突関節に届く前に、肋骨の弾力性を通して正確に量ることのできない押す力の一部が吸収されてしまう。これは通常実行されない。

胸椎の項で記述したSpringing-Testにおいて、肋骨は腹臥位で台を通して腹側に固定され、セラピストは胸椎を腹側へ押す。その際、椎骨の横突起も同時に固定された肋骨に対して腹側へ押され、肋横突関節において圧迫が生じる。

Springing-Testが症状を変化させる場合、胸椎の他に肋横突関節の関与の可能性も疑わなければならない。これら部位のさらなる個別の運動検査を通して違いが発見されなくてはならない。

■ 第1肋骨の肋横突関節における圧迫

他の肋横突関節における前述の圧迫が有効である。

15.6.4 関節包靭帯低可動に対する治療

■ 座位における第2から第10肋骨の肋横突関節の牽引

疼痛緩和の治療とグレードⅢにおけるモビリゼーションは検査と同様、座位にて同じテクニックで行うことができる。強度を高めるために次の選択肢が可能である。

第2から第10肋骨の肋横突関節牽引への選択肢としてのテクニック：

回旋における胸椎の共同運動を避けるために、患者は前述の開始肢位と把持を右へ最大に傾けることができる。それを通して全ての胸椎が右へ回旋する（＝連結運動）。続いてセラピストは患者をできるだけ左へ、明らかな胸椎の運動停止が現れるまで回旋させる（＝非連結運動）。その際、右への側屈をやめてはならない。そして胸椎は肢位を通してさらに左へ回旋することが妨げられ、「しまり」の状態となっている。第2中手骨頭を通して肋骨へ押すことは前述のように行われる。

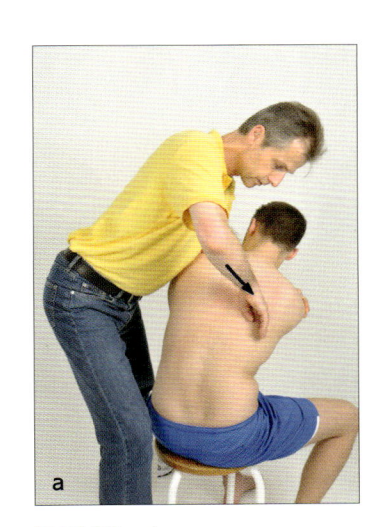

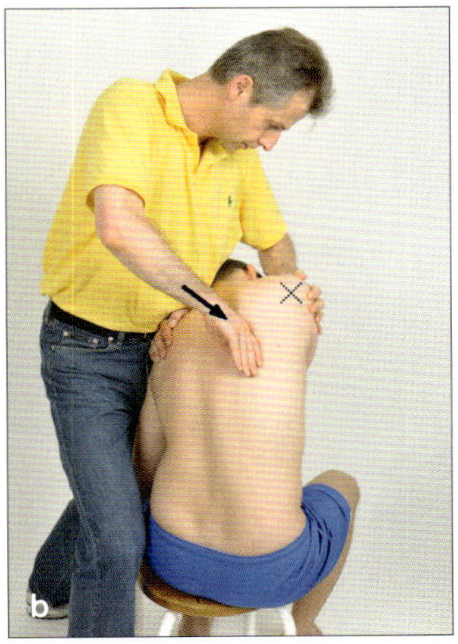

図15.82 a, b

! 肋横突関節における牽引と脊柱の非連結運動コンビネーションの感覚を発達させるために、練習において両テクニックを、胸椎のしまりの状態、および、しまりの状態ではないものを比較しながら交互に行うことが推奨される。セラピストはこのテストで量とエンドフィールの質、そして症状の変化に注意する。

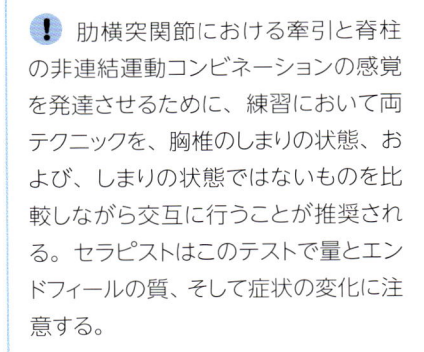

! 胸椎の右への傾斜と左への回旋の肢位では、右肋骨は呼気肢位となり、モビリゼーションは特に呼気を改善する。セラピストが患者の胸椎を左へ傾け、右へ回旋させ、右肩を後方へ維持させると、右肋骨が吸気肢位となる。モビリゼーションはそこでは吸気を改善する。

生理的エンドフィール：
非常に硬く弾力性あり

■ 座位における第1肋骨の肋横突関節における牽引

疼痛緩和の治療とグレードⅢにおけるモビリゼーションは、再び検査と同様の弛緩肢位にて開始される。グレードⅢにおける集中的なモビリゼーションでは、患者は低い位置での座位となる。両手はそれぞれ反対側の肩の上に置かれる。セラピストは反対側に立ち、腹側の上肢で患者の肩を把持し、特に胸椎上部を右への最大傾斜に動かす。それを通して全ての椎骨が自動的に右へ回旋する（＝連結運動）。続いて、セラピストは患者を、明らかな運動停止が生じるまで大きく左へ回旋させる（＝非連結運動）。その際、右への側屈をやめてはならない。胸椎はその肢位では、さらに左へ回旋することを妨げられる。第2中手骨頭を通して第1肋骨へ押すことは前述のように行われる。頸椎はテクニックの間は中間位または弛緩肢位に留まる。

> ⚠ 肋横突関節における牽引と脊柱の非連結運動コンビネーションの感覚を発達させるために、練習において胸椎を弛緩肢位と固定の状態にすることを比較しながら変化させることが推奨される。セラピストはこのテストで、量とエンドフィールの質、そして症状の変化に注意する。

生理的エンドフィール：
非常に硬く弾力性あり

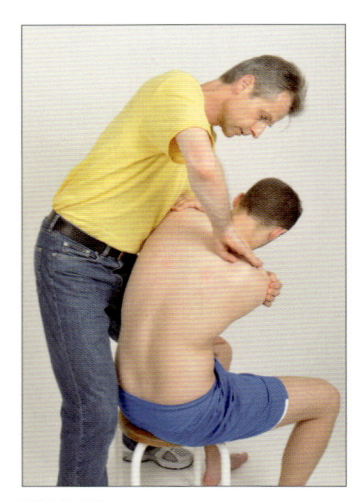

図15.83

選択肢としてのテクニック：

胸椎を直接安定させることができず、頸椎は安定して疼痛がなければ、頸椎が進行する運動を制限させることができる。そのために、患者は再び低い位置で座位となり、頸椎を検査する肋骨の側、例えば右側へ回旋させる。セラピストは、腹側の前腕を患者の頭部に当て、肘の柔らかい部位で頸椎下部、特にC7を右回旋で安定させる。手指の先を頭部の上に置くが、圧力を加えてはならない。この右回旋の肢位において、頸椎下部は第1胸椎がさらに左へ回旋することを防ぐ。そうして「しまり」の状態となる。そしてセラピストは第2中手骨頭を第1肋骨角に置き、これを腹側、わずかに外側、そして尾側へ押す。

> ⚠ このテクニックは、過可動ではない安定した頸椎を要求する。もし頸椎が安定していなければ、前述した、胸椎を「しまり」の状態にするテクニックを提案する。そこでは、胸椎の非連結肢位を通して第1胸椎のさらなる運動が妨げられる。

生理的エンドフィール：
非常に硬く弾力性あり（頸椎が安定している場合）

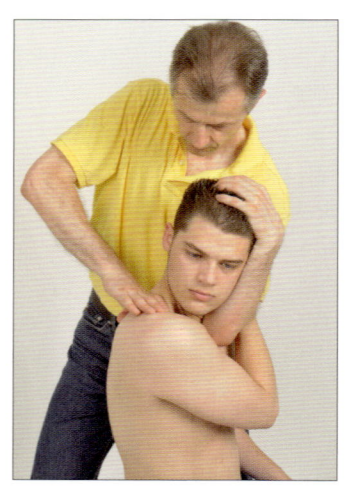

図15.84

背臥位における第2から第10肋骨の肋横突関節における牽引

患者は背臥位となる。両手は再びそれぞれ反対側の肩に置かれる。モビリゼーションする側の上肢がまず上に置かれ、肩甲骨が最大外転位となる。側方に立つセラピストは、患者を自身の方へ回転させ、緊張させ「硬くした」母指球をモビリゼーションする肋骨の肋骨角の下に置く。その際、母指がいくつもの肋骨に水平ではなく、肋骨に沿って置かれることに注意する。母指の指先はおよそ棘上突起線まで達する。残りの手指は緩く伸ばされ、手は平らにする。セラピストは頭側の手で患者の上半身を自らの手

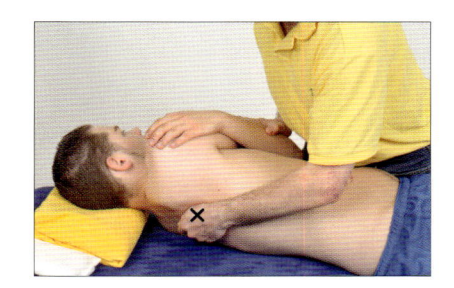

図15.85

の上へ回転し、母指球が台に対してモビリゼーションする肋骨をブロックする。上半身がさらに固定する手の上に回転されると、胸椎がさらに、例えば右側へ、固定する肋骨に対して回旋される。その際、肋骨から横突起が離れ、肋横突関節において牽引が生じる。この肢位を長く保つために、セラ

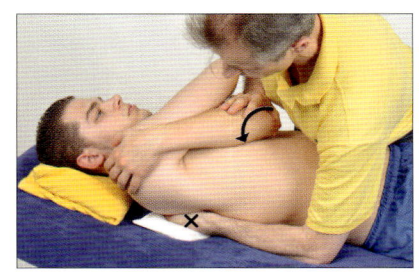

図15.86

ピストは反対側の自身の肘で支える。

> ⓘ セラピストが手の下に砂袋またはクッションを敷くと、より肋骨に近づき、モビリゼーションは強くなる。

背臥位における第1肋骨の肋横突関節における牽引

患者は背臥位となり、モビリゼーションする側の上肢の手を反対側の肩の上に置く。セラピストは頭側に立ち、第2中手骨頭を第1肋骨角に置き、腹側、わずかに外側、そしていくらか尾側へ押す。モビリゼーションする手の前腕は台の縁に置かれ、これを回転ポイントとして利用し、手を前上方へ持ち上げるようにする。力は、肘に対して骨盤を押して身体から生じる。もう片方の手は、患者の開始肢位をコントロール、または支える。通常、胸郭の重さで第1胸椎を固定することができる。必要であれば、胸椎は同側への側屈（ここでは右へ）と反対側への回旋（ここでは左へ）で共同運動を防ぐことができる。胸郭片方の下にクッションを敷くと、胸椎の肢位を支えることができる。

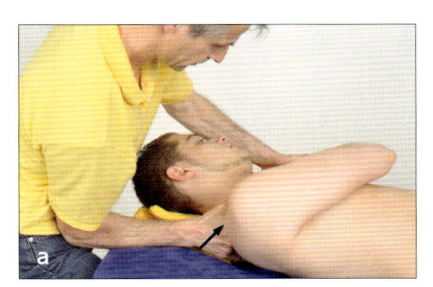

図15.87 a, b

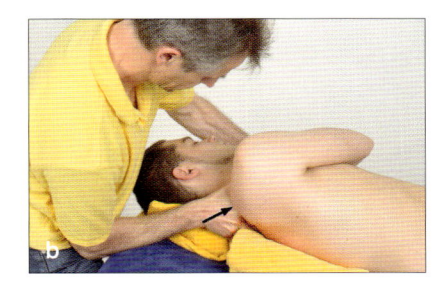

記録のヒント：練習フォーマット

肋骨関節						
症 状						
症状を変化させる方向						
禁 忌	神経系： ● 可動性 ● インパルス伝達 その他：						
症状を変化させる部位						
隣接関節と該当する部位の一般的評価						

回旋運動検査	自動	他動でさらに	他動	エンドフィール	症状または疼痛	コメント
● 吸気						
● 呼気						
● 胸椎の運動時に吸気での肋骨運動						
● 胸椎の運動時に呼気での肋骨運動						

並進運動検査	量	質	エンドフィール	症状または疼痛	コメント
肋横突関節の牽引					

総括 ポイント： ● 症状 ● 方向 ● 禁忌 ● 領域（関節） ● 低活動、過活動、または生理的に可動 ● 構造：筋肉または関節他	テキスト：
試験的治療	
理学療法的診断	
治療目標と予後を含めた治療計画	
治療経緯	
最終検査	

記録のヒント：練習例

肋骨関節（吸気時疼痛）	
症状	吸気における胸郭右中部の疼痛
症状を変化させる方向	吸気における肋骨中部の胸郭持ち上がりは左より右が少ない。胸椎がわずかに屈曲位で安定していても、吸気の際に疼痛が生じる。
禁忌	神経系：所見なし ● 可動性 ● インパルス伝達 その他：所見なし
症状を変化させる部位	右の肋骨中部
隣接関節と該当する部位の一般的評価	気付きなし

回旋運動検査	自動	他動でさらに	他動	エンドフィール	症状または疼痛	コメント
● 吸気	特に第4肋骨周辺で、右の方が左より少ない				訴えられる疼痛を誘発する	座位にて検査
● 呼気	所見なし	可能	所見なし	硬く弾力性あり	なし	
● 胸椎の運動時に吸気での肋骨運動	第4と第5肋骨の間で右側が制限されている				訴えられる疼痛を誘発する	
● 胸椎の運動時に呼気での肋骨運動	所見なし				所見なし	

並進運動検査	量	質	エンドフィール	症状または疼痛	コメント
肋横突関節の牽引	第4肋骨において低可動2	運動抵抗の増加	非常に硬く弾力性あり	訴えられる疼痛を誘発する	

総括 ポイント： ● 症状 ● 方向 ● 禁忌 ● 領域（関節） ● 低活動、過活動、または生理的に可動 ● 構造：筋肉または関節他	テキスト： ● 胸郭右中部に疼痛 ● 吸気 ● 運動検査のための禁忌は今日において存在しない。 ● 右第4肋骨が症状を変化させる。 ● 肋横突関節の関節包靱帯制限のために、吸気において低可動である。
試験的治療	● 5分間にわたる疼痛緩和の牽引を、座位で第4肋骨の肋横突関節で行うと、患者は吸気における疼痛の緩和を認める。 ● 引き続き5分間にわたる疼痛緩和の牽引を背臥位で第4肋骨の肋横突関節で行うと、患者は吸気における疼痛のさらなる緩和を認める。
理学療法的診断	上記参照

続く▶

記録のヒント：練習例（続き）

	肋骨関節（吸気時疼痛）
治療目標と予後を含めた治療計画	● 座位で導入的な疼痛緩和牽引を行い、引き続き第4肋骨の横突関節のモビリゼーション牽引を背臥位で行う。 ● 治療目標：疼痛のない生理的可動性（呼吸） **（補足する検査と治療テクニックについてはさらに専門的なコースを受講のこと。）**
治療経緯	
最終検査	

15.7　頸椎

（Columna cervicalis）

15.7.1　解剖学

■ 頸椎下部（C2-C7）

● 椎間板連結

関節タイプ：　　軟骨結合

関節面：　　　椎体の下面と上面はそれぞれ椎体と同方向へ動く

● 椎間関節

関節タイプ：　　平面関節（ほぼ平らな滑りの関節、英語圏では「arthrodial joint」と言われる）

関節面：　　　ほぼ平ら、MTにおいて下関節突起は凹面とみなされる

> ❗ 関節面は椎体の上面に対して約45°上方に傾き、下関節突起は腹側と尾側を「向く」。

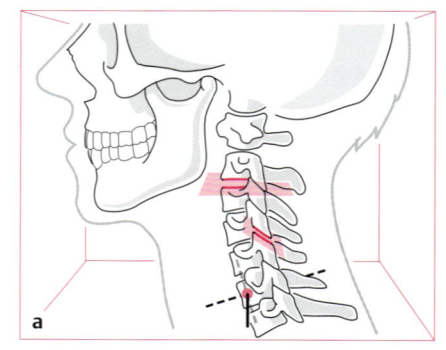

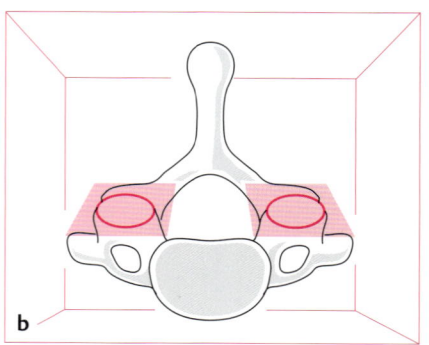

図15.88 a, b

頸椎上部（C0-C2）

- **外側環軸関節**

関節タイプ： 平面関節（完全に平面ではない滑りの関節）
関節面： 完全に平らではなく、どちらかというと卵形である。環軸の上関節面は凸面で、下面もわずかに凸面である。両面は横に円柱形で、歯車のように互いに位置している。
治療平面は、椎骨の水平の面に対して、およそ平行に位置する。

- **正中環軸関節**

関節タイプ： 歯突起と環椎前弓（＝可動関節）の間の腹側窩と、歯突起と線維質で覆われた環椎横靱帯（＝滑液包を含む靱帯結合）の間の背側窩から成る車軸関節
関節面： 椎体を通る面のおよそ前面に位置する。歯突起は凸面で、環椎の前弓と環椎横靱帯に相応する面は凹面である。

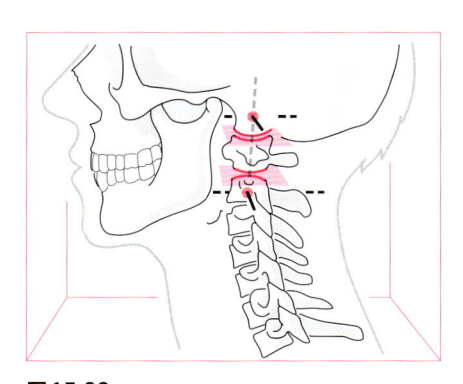

図15.89

! この関節においては安定性が基本的な重要性を有す。

- **環椎後頭関節**

関節タイプ： 楕円関節（Gray 1989）
関節面： 後頭顆は凸面で、環椎の上関節面は凹面である。治療平面は椎骨の面に対して水平に、およそ平行に位置する。
弛緩肢位： 生理的前弯
固定肢位： 最終域、非連結運動、つまり頸椎下部にとっては反対方向への回旋をともなう側屈、頸椎上部にとっては同方向への回旋をともなう側屈
関節包パターン：記述なし

! 頸椎下部と上部は空間における頭部の方向付けではともに作用する。C2-C3の髄節はいわゆるキーとなる髄節である。この機能障害は頸部下部と上部、両方に影響を与える。

15.7.2 回旋運動検査

■ 神経可動性検査

神経組織の可動性は、患者が通常症状を最も明らかに感じる肢位にて検査される。直立姿勢における重力の影響が、臥位に比べて症状を悪化させることが多いため、ここでは立位または座位の開始肢位が勧められるが、後者の方が検査の実施が容易である。まず、神経系の伸張のために上肢運動を自動で行うことを推奨する。まず患者に模範を示し、患者は真似をする。大きな損傷は、すでにこの簡単な検査で認めることができる。

上肢の神経組織を最大に伸張させるための自動運動

患者は低いスツールに座り、頸椎に関して症状が生じる少し手前の肢位となる。そしてセラピストは、肩を下制させ、後退させるよう指示する。続いて次に説明する肩の運動が行われる。肘は事前に屈曲と伸展の中間位となる。前腕、手関節、手指はそれぞれ最終肢位におかれる（下記参照）。最後に肘が、症状が生じるまで、または変化するまで、伸展および屈曲の最終域まで動かされる。

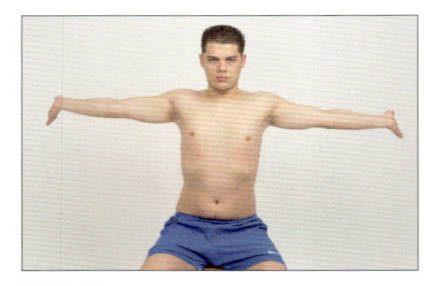

図15.90

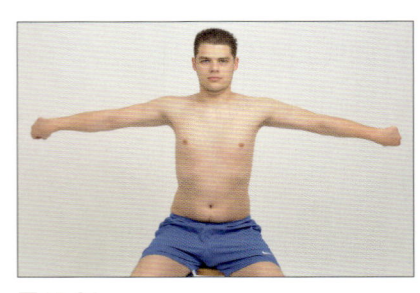

図15.91

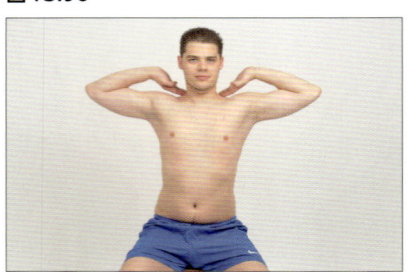

図15.92

> ❗ むずむずし、温まる感覚を伴うことの多い伸張感覚は、全ての関節要素の最終肢位において神経で生じることは珍しくなく、また最終肢位に達する前に明らかに生じることも多い。この感覚は神経における最終域での緊張増加を通して生じ、生理的である。この感覚が早期に発生することは、神経組織が運動可動域を早期に制限することを示している。もし、神経可動性検査が患者によって訴えられる典型的症状を引き起こす、または変化させると、神経組織が患者の問題と関連しているかもしれないというヒントを示唆する。その場合、精査し、さらなる措置においても考慮されなければならない。

ヒント： 十分睡眠して起床したばかりのヒトを観察すると、大きく伸びをして、典型的な上肢運動を行うことを観察できる。これは、上肢の大きな三つの神経が最大に伸ばされる関節肢位にだいたい相応している。大多数が上肢において神経組織の緊張を明らかに感じることができるということと、我々の「文明化された」生活様式においては睡眠不足で朝に大きく伸びをすることがほとんどないという事実から、ここに相関関係があるのかどうかという疑問が提起される。

正中神経：

患者はスツールの上に座り、検査する上肢を事前に示した肢位に位置させ、正中神経を伸張させる（図15.90を参照）。セラピストは患者の後側方に立ち、身体で患者の背部を支える。内側の上肢の肘は肩甲帯の下制・後退をコントロールする。前腕は肩関節を腹側から安定させる。手は肘を把持し、肩関節を外転、外旋に維持する。外側の手は前腕（＝回外）、手関節（＝背屈、尺側外転）、橈側の手指三本（＝伸展）の運動要素に設定する。そして患者の肘はゆっくりと伸ばされ、セラピストは運動を導く。最大限に強めるために、患者は最後に頸椎を反対側に傾け回旋させる。

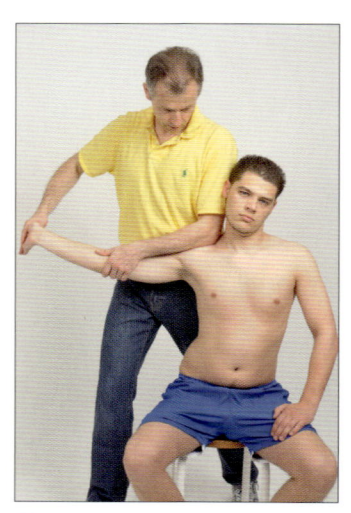

図15.93

橈骨神経：

患者はスツールの上に座り、検査する上肢を事前に示した肢位に位置させ、橈骨神経を伸張させる（図15.91を参照）。セラピストは患者の後側方に立ち、身体で患者の背部を支える。内側の上肢の肘は肩甲帯の下制・後退をコントロールする。前腕は肩関節を腹側から安定させる。手は肘を把持し、肩関節を外転、内旋に維持する。外側の手は前腕（＝回内）、手関節（＝掌屈、尺側外転）、橈側の手指三本（＝屈曲）の運動要素に設定する。そして患者の肘はゆっくりと伸ばされ、セラピストは運動を導く。最大限に強めるために、患者は最後に頸椎を反対側に傾け回旋させる。

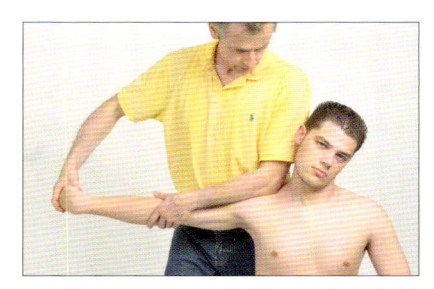

図 15.94

尺骨神経：

患者はスツールの上に座り、検査する上肢を事前に示した肢位に位置させ、尺骨神経を伸張させる（図15.92を参照）。セラピストは患者の後側方に立ち、身体で患者の背部を支える。内側の上肢の肘は肩甲帯の下制・後退をコントロールする。前腕は肩関節を腹側から安定させる。手は肘を把持し、肩関節を外転、外旋に維持する。外側の手は前腕（＝回内）、手関節（＝背屈、橈側外転）、尺側の手指二本（＝伸展）の運動要素に設定する。そして患者の肘はゆっくりと曲げられ、セラピストは運動を導く。最大限に強めるために、患者は最後に頸椎を反対側に傾け回旋させる。

❗ 検査は、神経組織の高い感受性のため、注意しながらゆっくりと実行されなければならない。患者はそれぞれの運動を自ら行い、セラピストはそれを保護する。症状が生じる、または変化したら、症状を変化させる方向にさらに動かしてはならない。しかし、症状から離れた場所の関節肢位を変化させることを試みることはできる。例えば肩周辺の疼痛において、手関節と頸椎の肢位を変えるといったことである。その際に症状が変化すると、おそらく神経組織も関係していると考えられる。症状の重度に応じて、運動検査を続行してもよいか、今日は禁忌となり、神経系の正確な検査は先延ばしにするか、セラピストは決定しなければならない。

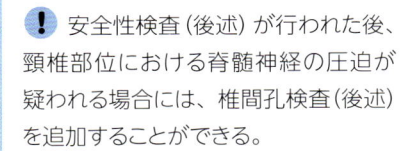

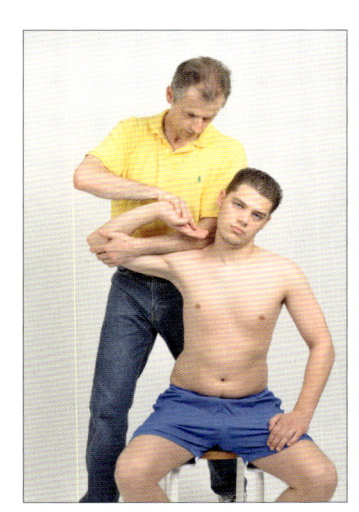

図 15.95

❗ 安全性検査（後述）が行われた後、頸椎部位における脊髄神経の圧迫が疑われる場合には、椎間孔検査（後述）を追加することができる。

■ 自動運動

患者は通常座位（または立位）となる。セラピストは、頭部を最大に前方へ、そして後方へ、そして左右へ曲げ、最後に両方向へ回転させるよう指示する。セラピストは屈曲・伸展を側方から観察し、側屈を前方から、回旋を上方から観察する。その際、手指で鼻または顎と肩峰の距離をマークして比較する。

次のことがよく観察される。

- 前屈：
頸椎下部はよくでき、上部では少なくなる（少な過ぎることが多い）
- 後屈：
およそC7より上部で「後方凹のカーブ」が生じ、そして頸椎上部で強調される（現れ過ぎることが多い）
- 側屈：
頸椎下部も上部も同様（胸椎への調和した推移は生理的）
- 回旋：
頸椎下部も上部も同様（胸椎への調和した推移は生理的）

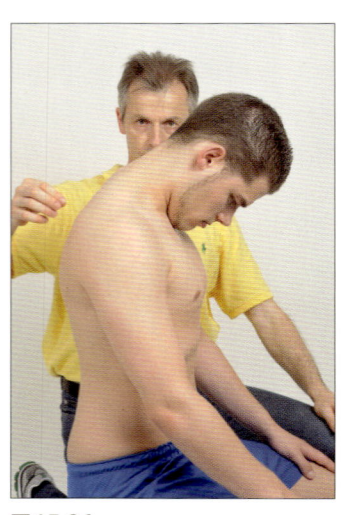

図15.96

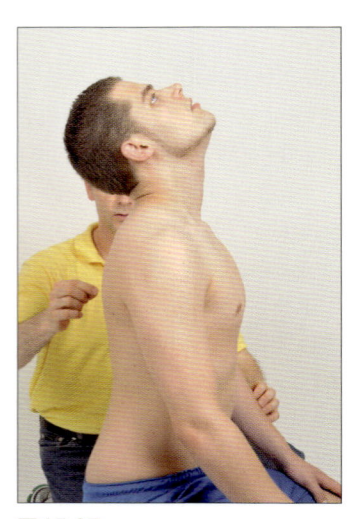

図15.97

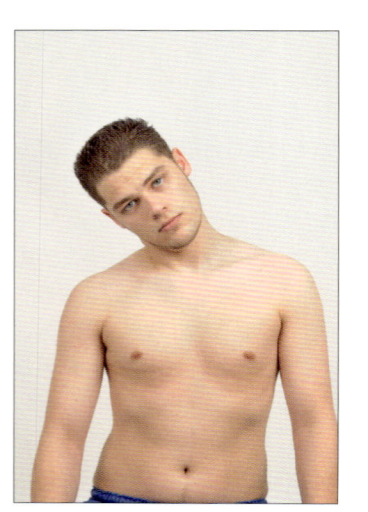

図15.98

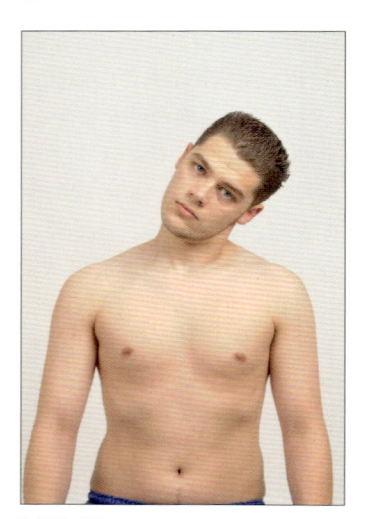

図15.99

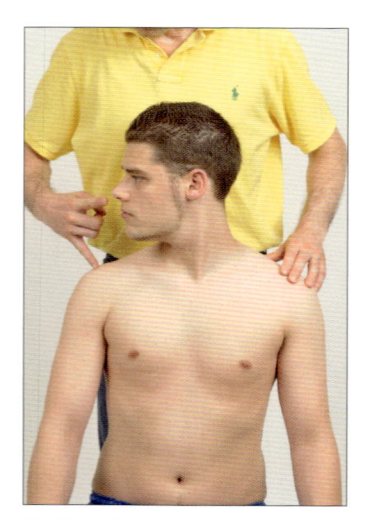

図15.100

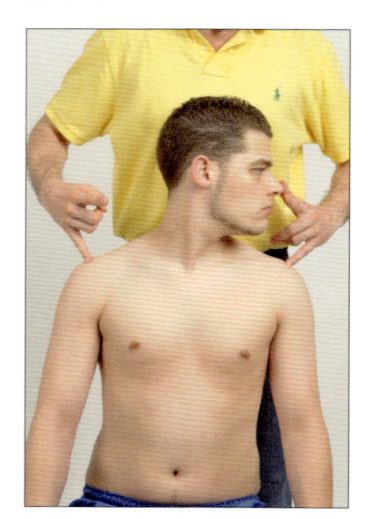

図15.101

症状局在診断の例

もし**前屈**が症状を変化させるのであれば、頸椎の下部または上部が関係しているのか、自動運動によって簡単に確認することができる。

- 患者はまず、顎を最大に喉頭に向けて動かし、頭部を同時にわずかに後方へずらすよう指示される。その際、頸部上部は曲げられ、下部は安静し、またはどちらかと言うと反対方向に動かされる。
- そして、顎を大きく前方へ動かし、最後にわずかに上方へ持ち上げるよう指示する。こうして、頸椎下部は曲げられ、上部はどちらかというと伸ばされる。

もし最初の運動が症状を引き起こし、二つ目がそれに対して変化に作用しなければ、おそらく頸椎上部が症状を変化させていると考える。二つ目の運動が症状を引き起こし、最初の運動は変化させなければ、おそらく頸椎下部が症状と関係している。

一般的な頸椎の前屈が疼痛を伴い、頸椎上部と下部では生じなければ、頸椎中部における屈曲が症状と関連している。これは上部と下部を強調させた腹屈ではそれぞれ少ししか屈曲に動かない。

これに対し、**後屈**が症状を引き起こすのであれば、似たような方法で、頸椎下部または上部が原因なのか区別する。

- 患者はまず、顎を前方へ大きくずらし、最後にわずかに上方へ持ち上げるよう指示される。それを通して頸椎上部は伸展し、下部は同時に屈曲する。
- そして、顎と喉頭の距離を縮め、そのまま頭部を後方へずらすよう指示する。これを通して頸椎下部は伸展し、上部は中立位または屈曲位となる。

最初の運動が症状を引き起こし、二

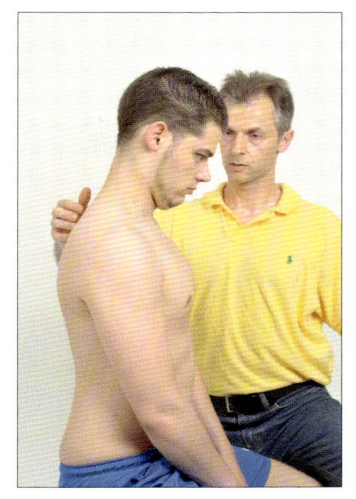

図 15.102

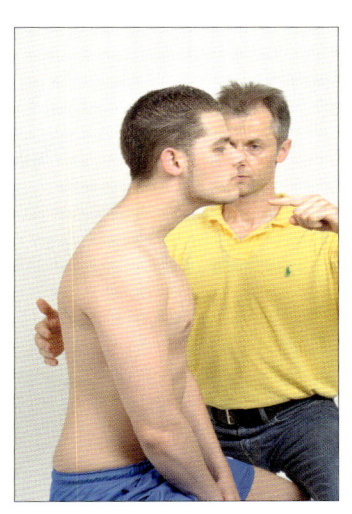

図 15.103

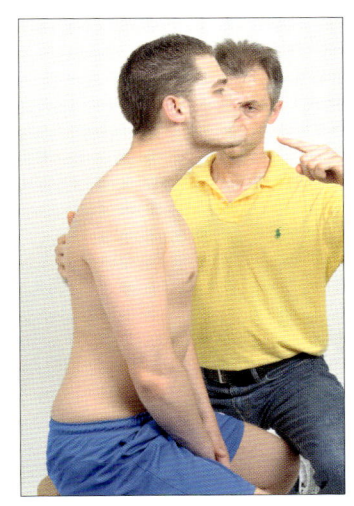

図 15.104

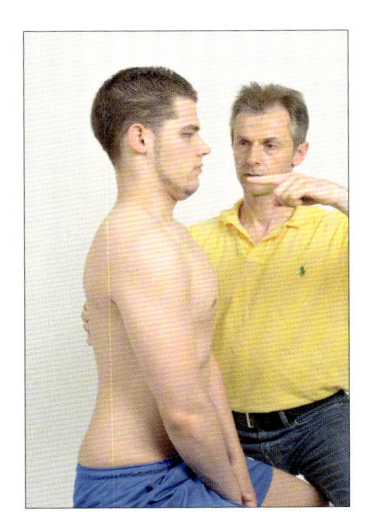

図 15.105

つ目は変化に作用しなければ、再び頸椎上部が症状と関連していると考えられる。そしてもし二つ目の運動が症状を誘発し、最初の運動は変化させなければ、頸椎下部に原因がある。

一般的な頸椎の後屈が疼痛を伴い、頸椎上部・下部を強調させた後屈では生じないのであれば、前述の例のように頸椎中部が症状と関連していると考えられる。

これらの例は、症状と関係する運動において、目的を定めた運動を通して部位を見つけることがいかに簡単か示すものである。症状局在診断へのさらなる例は専門コースで示される。

■ 安全性検査

頸椎における大きな他動運動を行う前に、これが大きなリスクを伴うことなく実施可能かどうか検査されなくてはならない。血管の損傷や、特に頸椎上部における他動運動の不安定性の危険がある。脈管学において、脳内に侵入する可能性のある血栓や、脳への血液供給が阻害されることを恐れる（Rivett 1997）。不安定性は、生命維持のための呼吸や心臓循環システムへの中枢が位置する脊髄や頸椎上部、特に延髄を危険にさらす。

試験運動はまず患者によって自動で行われる。症状が生じない、または変化しない場合に初めて、セラピストが注意深く他動で動かすことができる。それを通して、場合によっては存在する損傷による大きな障害を最適に回避することができる。

! 安全性検査は、自動車におけるシートベルトと同様、完全に事故を防ぐことはできない。しかし、大きな問題を適切に認識することに役立つ。

リスクの最も少ない「安全性検査」は、次に述べるC0-C1、C1-C2における牽引（p.257参照）である。セラピストがその際に不自然なほど多くの運動を感じると、それは安定性の欠如を示していることがある。

■ 椎骨動脈のテスト（内頸動脈も含む）

患者は治療台の角で座位となる。セラピストは側方に立ち、安全のために背側の手で患者の背中を支える。患者はゆっくりと頭部を自動で回転させ、後方とわずかに側方へ曲げるよう指示される。この運動コンビネーションは左右へ行われ、最後に数秒間留まらせる。セラピストは患者の開いた眼を観察し、めまい、吐き気、視覚障害、聴覚障害その他の妨げが生じるかどうか尋ねる。めまいのような症状が生じると、患者は運動を停止し、その肢位で数秒間留めて、めまいが増加するか（＝crescendo）減少するか（＝decrescendo）述べる。

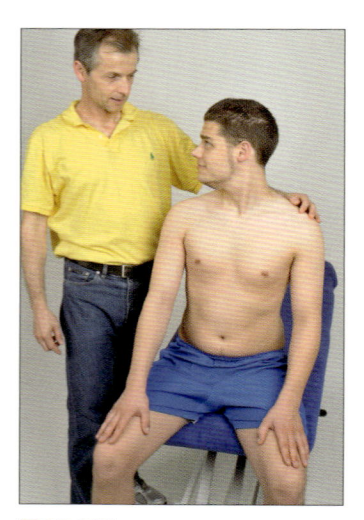

図15.106

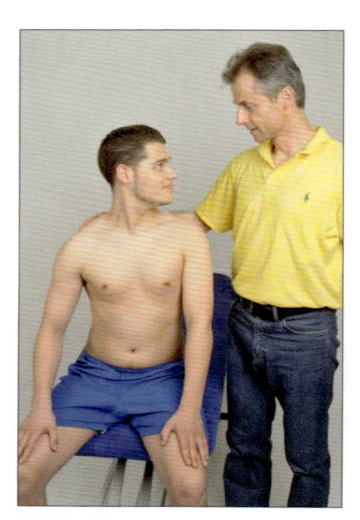

図15.107

15.7 頸椎

> ❗ めまいが脳内の血液不足を原因とする場合、音楽がクレッシェンドで次第に音が大きくなるように、症状は累進的に増加する。例えば頸椎関節からの求心性情報が運動をお通してめまいの原因となっている場合、音楽がデクレッシェンドで次第に静かになるように、患者が運動を停止すればゆっくりとめまいは減少していく。
> 　この評価は治療者にとっての基本となる。クレッシェンド型めまいでは、症状を変化させる運動方向は避け、治療を担当する医師に知らせなければならない。デクレッシェンド型めまいでは、頸椎の運動障害が原因なのか、セラピストによって治療可能かどうかさらに検査されなければならない。

> ❗ 患者は治療台に座り、もしめまいや意識消失の場合に簡単に横になることができるようにする。

■ 翼状靱帯

　歯突起の後側方面から斜めに腹側・側方・頭側に、後頭の大後頭孔の縁まで通ることから、後頭の左への側屈において、翼状靱帯の右側が緊張する。これは歯突起が左へ回転するよう引っ張り、第2頸椎の左回旋をもたらす。その際、C2の棘突起は右へ動く。もし翼状突起が正常でなければ、C2の棘突起の運動は頭部の側屈において遅くなり、セラピストは触診で感じることができる。

　頭部の側屈が頸椎上部ではなく、下部で起こると、C2の棘突起の側方への運動が欠如することがある。これは翼状靱帯の機能不全のサインではない。そのため、セラピストは検査において、頸椎上部における側屈のために矢状軸を通す、患者の鼻を観察しなければならない。側屈において鼻がまっすぐであれば、頸椎上部で生じている。もし側屈の方向に鼻が傾くと、これはより頸椎下部で生じていると判断する。

　患者は低い位置での座位となる。セラピストは側方に立ち、背側の示指で反対側のC2の棘突起を触診する。腹側の手で患者の頭部を（とても少ない力で）、セラピストが立つ側へ、わずかな側屈に導く。このテストは両側にて行われる。

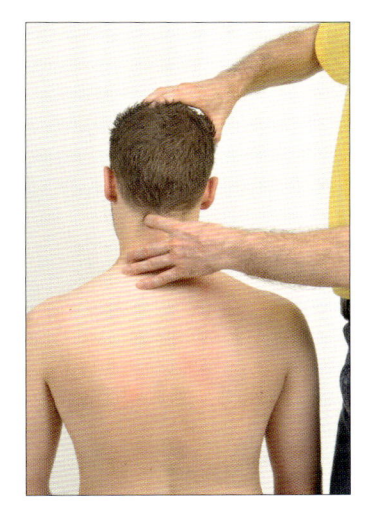

図15.108 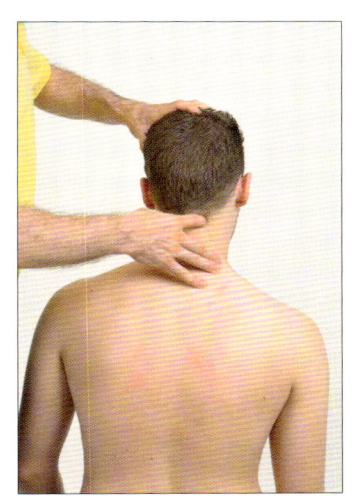　　　**図15.109**

> ❗ 頭部が側方へ傾くと、同時にC2の棘突起は反対側へ動かなくてはならず、鼻は空間でまっすぐのままとなる。

■ 環椎横靱帯の検査

環椎横靱帯は前弓の歯突起に固定されている。この機能は、後頭がまず前方に傾き、環椎をともに引く前屈において特に必要である。歯突起が前弓の腹側への運動にすぐに続かなければ、後弓がそのままでいる歯突起に対して延髄を押す。そこには中枢神経系の症状が存在することがあり、それは脊椎旁のむずむずした感覚（＝レルミット徴候）や両下肢または両上肢における症状（脊髄の上行路と下行路における圧迫）から吐き気、呼吸数・脈拍数の変化やその他自律神経障害まで多岐にわたる。

環椎横靱帯の不安定性は、例えば初期の慢性多発関節炎やGrisel症候群（環軸関節亜脱臼）、小児においてはダウン症候群、また頸椎捻転（鞭打症）などの事故の後に生じることがある。

環椎と軸椎間の増加した可動性または不安定性を確定するための徒手検査は困難であり、学術的にも信用性から完全には説明されていない（Cattrysseら 1997）。そのため可動性を感知するためにシャープ・パーサー・テスト（Sharp-Purser-Test）を行い、その間は必ず患者の症状の変化に注意する。

患者は低いスツールまたは椅子の上で、症状を感じ始めるまで頭部を自動で曲げる。この維持が容易な肢位で、側方に立つセラピストは頭部を腹側の手と胸郭または腹側の肩で固定する。背側の手の示指と母指で、C2の棘突起を注意深く腹側へずらす。その際、運動を感じるかどうか、患者の症状が変化するかどうか注意する。

❗ C2の棘突起を腹側に押すことを通して、歯突起が前弓の方向、前方へ押される。環椎横靱帯の不安定性が存在すると、この運動は可能である。歯突起と後弓の間の延髄の圧迫を通して生じた症状は、この運動を通して緩和される。この場合、症状の緩和は環椎横靱帯の機能不全のサインとなる。セラピストがさらに歯突起の運動と、前弓への硬い手ごたえを感じると、不安定性への疑いは確固なものとなる。

そして前屈は回避され、治療を担当する医師に伝えなければならない。

もしテストが中枢神経系障害を悪化させると、歯突起の骨折なども想定される。その場合も前屈を避け、治療を担当する医師に伝えなければならない。

検査が中枢神経系症状ではなく、局所の圧痛のみを誘発するのであれば、それは靱帯機能不全のサインではなく、検査は続行することができる。

❗ もし、患者が症状を呈することなく前屈を実行することができるのであれば、急性不安定性症状の可能性は少ない。ただし、一時的な無症候性の不安定性が存在するかもしれない。

背臥位においても症状が生じるかもしれない。そこではC2をC1に対して背側に滑らす。そしてこの肢位でC2を腹側にずらす。その際、セラピストは示指または中指を、または患者の手指を背側からC2の棘突起に導き、注意深く腹側へ押す。検査されるのは症状を変化させる肢位においてである。

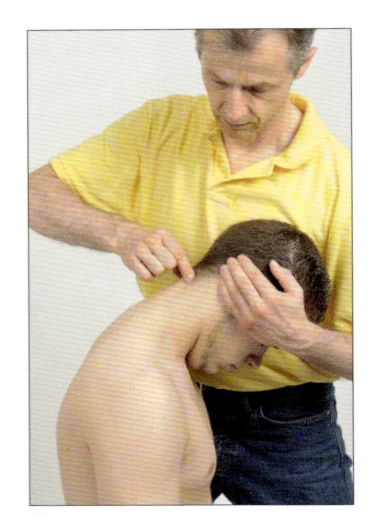

図15.110

15.7 頸椎

■ 椎間孔検査

　既往症で示される症状が、保護肢位や神経可動性検査において、椎間孔における神経根の圧迫を示すと、神経組織の圧迫をさらに高めるために、空間で小さくすることができる。

　誘発検査を行うために、患者は低い位置での座位となる。頭部を後方へ曲げ、回旋し、症状を感じ始めるまで同側へ傾ける。セラピストは反対側に立ち、背側の手で胸郭を通して胸椎を固定する。腹側の手は頭部の上に置かれ、追加して頸椎に軸性圧迫を行う。腹側の前腕で顔面を外側から支え、頸椎の傾斜を手の圧迫によって強めることを避ける。検査は両側で行うことができるが、徴候側は特に注意を払って行う必要がある。

　背側の手は椎骨を把持し、頸椎を尾側から弛緩肢位に維持させる。腹側の手は再び運動を実行し、それは背側の手の頭側から生じる。この部位は特に念入りに検査される。そうして、症状を変化させる部位が見つかるまで、頭側から尾側へ検査する。

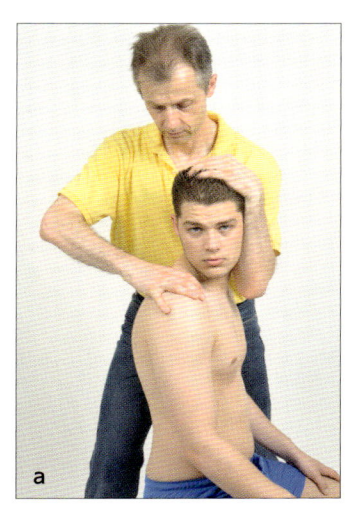

図15.111 a, b

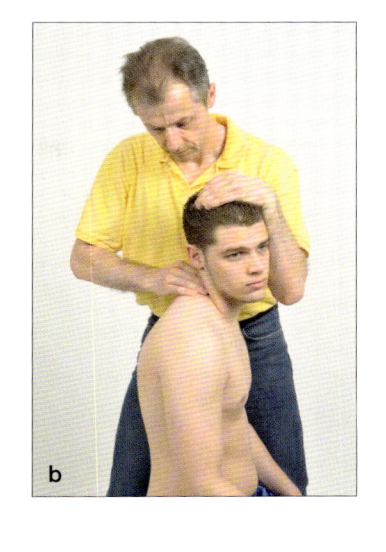

> ❗ 椎骨動脈検査と前述の安定性検査は事前に行われておかなければならない。この検査では、神経根の圧迫を示唆することもある拡散性疼痛の発生に注意しなければならない。

■ 自動・他動運動検査（量と質）

a) ゼロポジションからの**前屈**：
- 患者は低い位置での座位となる。セラピストは患者の肩の前で側方に立つ。背側の手指で肋骨上部の反対側、母指をおよそTh1の棘突起の上に当てることによって、胸椎上部を固定する。患者は、顎を自動でできるだけ下方へ、胸骨へ動かすよう指示される。
- そしてセラピストは腹側の手で患者の頭部の後方を把持し、腹側の肩または胸郭へ押し付ける。この把持で、運動が他動でさらに可能かどうか検査する。
- 把持を変化させることなく、セラピストはゼロポジションへ動かす。必要であれば、セラピストは再度、

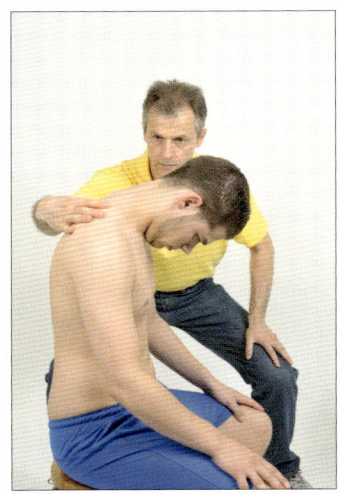

図15.112

全可動域を通して他動で動かしエンドフィールを確認する。

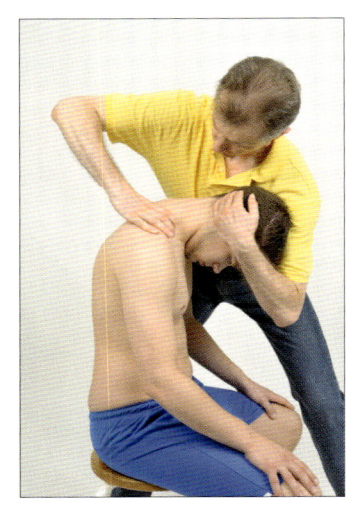

図15.113

生理的運動停止またはエンドフィール：
硬く弾力性あり

b) ゼロポジションからの**後屈**：
- 開始肢位と固定は同様である。患者は、頭部をできるだけ後方へ、自動で曲げるよう指示される。
- そして、セラピストは前述のやり方で頭部を把持し、運動が他動でさらに可能かどうか検査する。
- 把持を変化させることなく、セラピストはゼロポジションへ動かす。必要であれば、セラピストは再度、全可動域を通して他動で動かし、エンドフィールを確認する。

生理的運動停止またはエンドフィール：
硬く弾力性あり

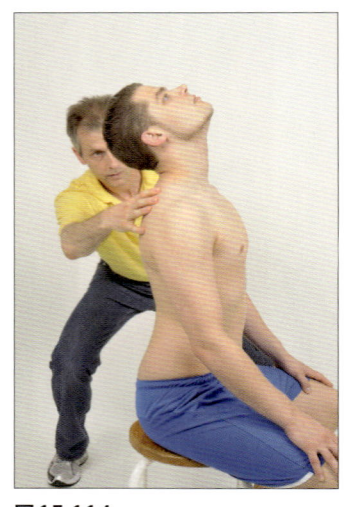

図15.114

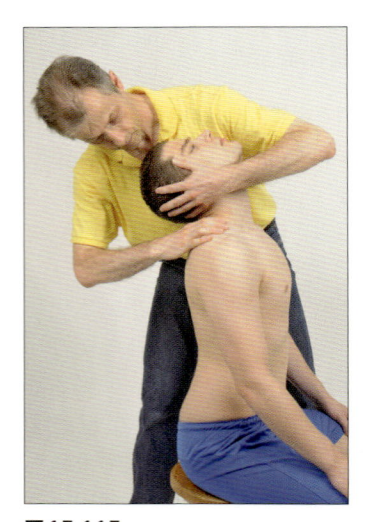

図15.115

c) ゼロポジションからの**側屈**：
- セラピストは、座位の患者の側方に立つ。患者は頭部をできるだけ側方へ自動で曲げるよう指示される。
- そして、セラピストは前述のやり方で頭部を把持し、運動が他動でさらに可能かどうか検査する。
- 把持を変化させることなく、セラピストはゼロポジションへ動かす。必要であれば、セラピストは再度、全可動域を通して他動で動かし、エンドフィールを確認する。
  側屈は両側へ行われる。

生理的運動停止またはエンドフィール：
硬く弾力性あり

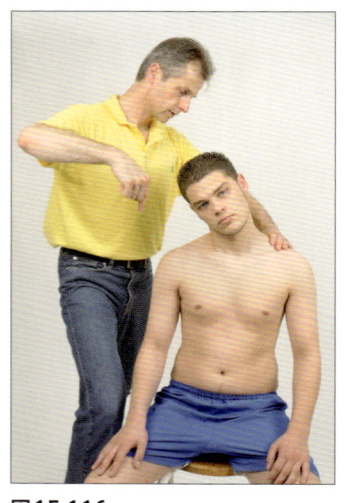

図15.116

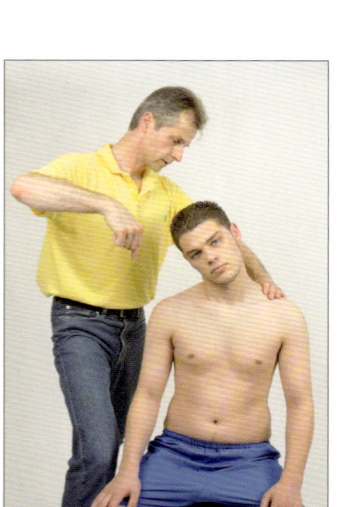

図15.117

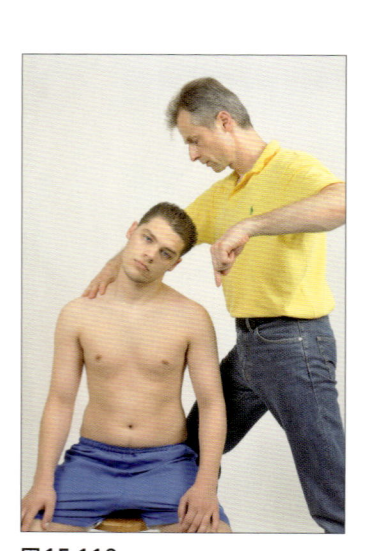

図15.118

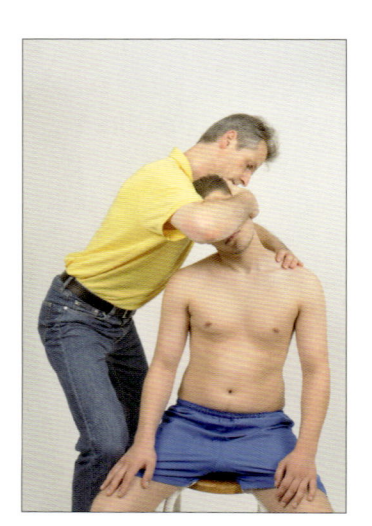

図15.119

15.7 頸椎

d) ゼロポジションからの**回旋**：
- セラピストは座位の患者の後側方に立つ。患者は頭部をできるだけ側方へ自動で回転させるよう指示される。
- そして、セラピストは前述のやり方で頭部を把持し、運動が他動でさらに可能かどうか検査する。
- 把持を変化させることなく、セラピストはゼロポジションへ動かす。もし必要であれば、セラピストは再度、全可動域を通して他動で動かし、エンドフィールを確認する。回旋は両側へ行われる。

生理的運動停止またはエンドフィール：
硬く弾力性あり

! 腹側の手で頭部を把持するときは、耳を押しつぶしてはならない。そのため、手をくぼませ、耳を押し付けることなく耳の周りを触る。

全ての運動において、セラピストが患者の頸椎の軸の周りで自ら動くことが重要である。そのため、下肢から動くことができるよう、膝を屈曲させてステップ位となることが開始肢位として必要である。

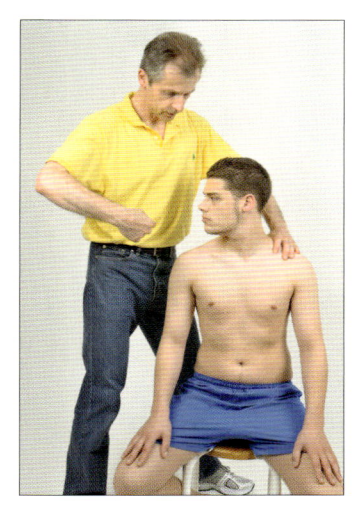

図15.120

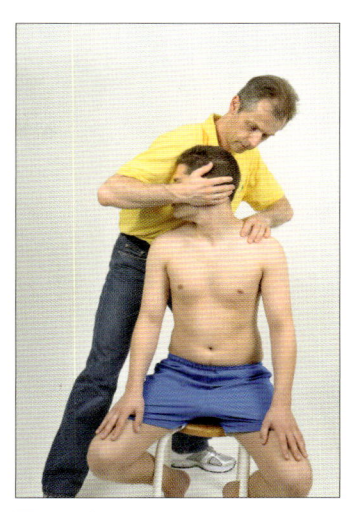

図15.121

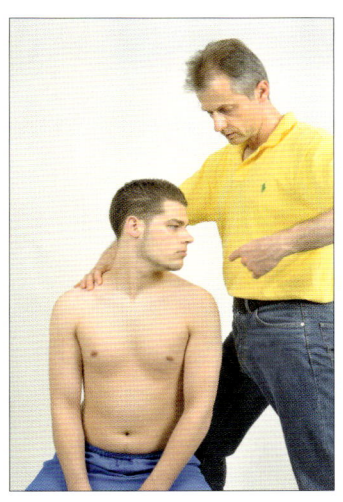

図15.122

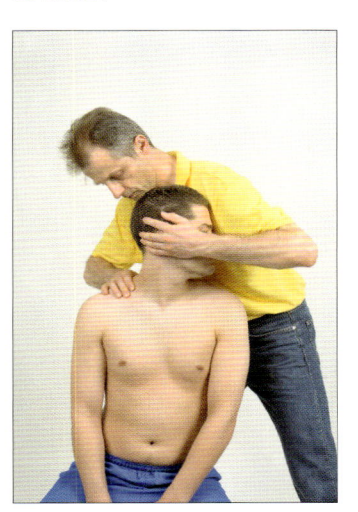

図15.123

15.7.3 並進運動検査

■ 椎間板連結

牽引：

患者は低い位置での座位となり、症状を感じ始める肢位となる。セラピストは患者の後方にステップ位で立ち、両手を耳の下の頭蓋骨に当てる。頭部は、「覆いのように」形作られた両手に挟まれる。前腕はわずかに患者の肩に触れ、そこは落ち着いてコントロールするための手掛かりとなる。そしてセラピストは両肘をいくらか正中面へ近づけると、頭部が自動的に椎間板面から直角に持ち上げられ、牽引が生じる。

ラピストは特に（神経系）症状の変化に注意する。

生理的エンドフィール：
硬く弾力性あり

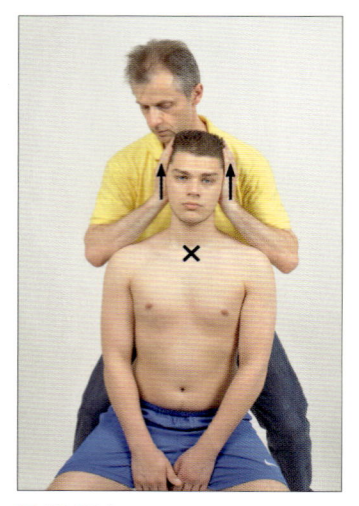

図15.124

図15.125

圧迫：

患者は座位で疼痛の少し手前の状態となる。セラピストは患者の後方に立ち、両手を頭部へ置く。前腕は再びコントロールのための手掛かりとして、患者の肩とわずかに接触する。そしてセラピストは頭部を椎間板連結の治療平面へ直角に押す。同時に後頭骨と環椎の間、そして環椎と軸椎の間の圧迫が検査される。

セラピストは特に（神経系）症状の変化に注意する。

生理的エンドフィール：
硬く弾力性ありから、骨性で弾力性あり

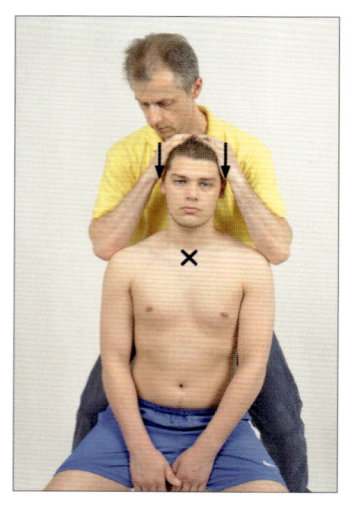

図15.126

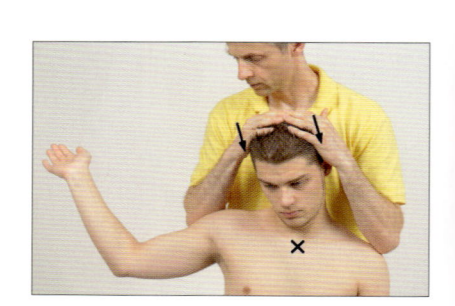

図15.127

> ❗ この一般的な牽引と圧迫は、運動可動域に関する情報を与えるものではなく、症状、特に神経系症状が変化するかどうかという情報をもたらす。神経系圧迫症状への疑いがある場合には、患者が神経系症状を感じる肢位にて行うことを推奨する。その際に、セラピストは患者に、頸椎を動かし、症状と関連する神経が最終域に動かされるような上肢の肢位へ運動するよう依頼する。

15.7 頸椎

■ C2からC7までの椎間関節

関節面は椎体の上面に対して約45°に位置している。牽引は背臥位にて行うことができ、尾側の椎骨の上関節突起を頭側の椎骨の下関節突起から治療平面へ直角に離す。この困難なテクニックは、周辺の軟部組織のためにさらに困難となる。そのため実際には椎間関節の可動性について決定する前に、他の検査によって補完される。その点に関しては、専門コースで示される。

■ 後頭骨・環椎の牽引

患者は低い位置での座位となる。セラピストはわずかに膝を屈曲させ、患者の肩の側方に立ち、腹側の手で頭部をセラピストの腹側の肩または胸郭に対して安定させる。背側の示指で反対側の横突起と乳様突起の間の空間を触診する。そしてセラピストは自身の膝を伸ばし、それを通して頭部を治療平面から直角に離す。

> ❗ このテクニックは一度右側を触診し、次に左側を触診し、セラピストはその都度反対側に立つ。量、エンドフィールの質と症状の変化が評価される。

生理的エンドフィール：
硬く弾力性あり

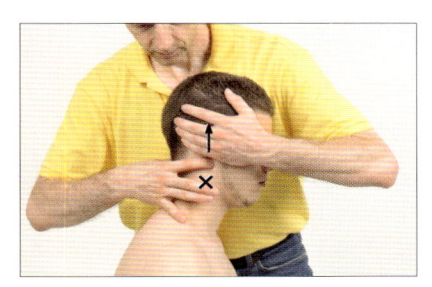

図15.128

■ 環椎・軸椎の牽引

開始肢位は同じである。後頭骨と環椎の間の牽引とほぼ同様、腹側の手で把持するが、いくらか深く、そして小指が椎弓と接触する。背側の手は、示指で環椎と軸椎の後弓の間を触診する。ここで椎弓の触診感覚を得るため、患者の体幹を軽く背側へ傾け、身体の重心垂線が頸椎上部の屈曲・伸展軸の後方に落ちるようにすることが勧められる。これは後頭下の頸部伸筋の弛緩に作用し、触診を容易にする。そしてセラピストは再び膝を伸ばし、それを通して後頭骨と環椎を、環椎と軸椎の間の治療平面から直角に離すようにする。小指が椎弓に接触することを通して、環椎と軸椎の間の運動が強調される。この現象を純粋に機構的に説明することは難しい。

> ❗ このテクニックは一度右側を触診し、次に左側を触診し、セラピストはその都度反対側に立つ。量、エンドフィールの質と症状の変化が評価される。

> ❗ C0-C1、C1-C2の牽引運動範囲がとても大きければ、頸椎上部の安定性減少が考えられる。これは頸椎上部安定のためのリスクの少ない安全性検査である。

> ❗ この把持で、両手をそれぞれさらに尾側の椎体へ滑らすと、頸椎下部における髄節の牽引を行うことができる（図15.129b参照）。

生理的エンドフィール：
硬く弾力性あり

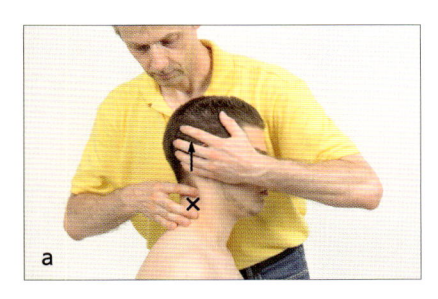

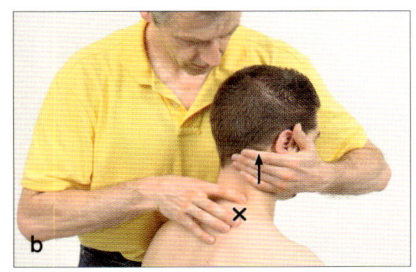

図15.129 a, b

15.7.4 関節包靭帯低可動に対する治療

■ 椎間板面への牽引：
背臥位における一般的牽引

　患者は背臥位となる。セラピストは頭側に立ち、両手で後頭骨を把持するが、その際に頭部を敷物から持ち上げないようにする。そして後頭骨を治療平面から直角に引く。

ベルトを用いたバリエーション：

　開始肢位と把持は同様である。しかし、事前にセラピストは両手背にベルトを巻き、反対側は自身の骨盤に巻く。骨盤を後方へ移動させることによって、ベルトは両手へ動きを伝え、頸椎を動かす。スリングのように両手にベルトを巻きつけると、ベルトの動きが自動的にスリングにつながり、後頭骨への把持がより安定したものとなる。

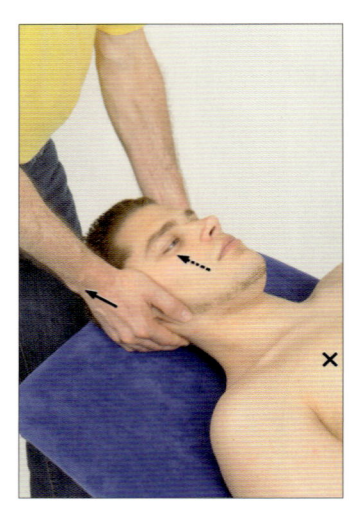

図15.130 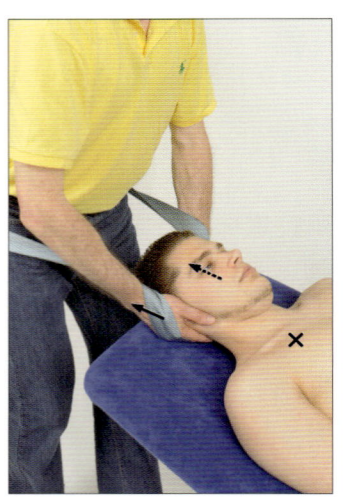　　　　図15.131

■ 椎間板面への牽引：
背臥位における髄節に限局したテクニック

　患者は背臥位となる。セラピストは頭側に立ち、両示指の橈側部を椎骨の棘突起左右の椎弓に当て、そこから尾側の方向へ牽引を作用させる。一般的に、示指は治療台の面に対して45°の角度に位置しなければならない。この把持によりセラピストは椎骨を固定し、椎間板面から直角に引く。

ベルトを用いたバリエーション：

　開始肢位と把持は、ベルトの位置も含めて前述の一般的テクニックと同様である。示指は椎骨の椎弓を把持し、そこから尾側の方向へ牽引を作用させる。骨盤を後方へ移動させることによって、ベルトはこの椎骨に動きを伝える。スリングのように両手にベルトを巻きつけると、椎弓へのしっかりとした把持が容易となる。

　両牽引テクニックは、その弛緩効果から、グレードⅠ・Ⅱにおける特に急性椎間板湾曲、ヘルニアにおいて用いられる。

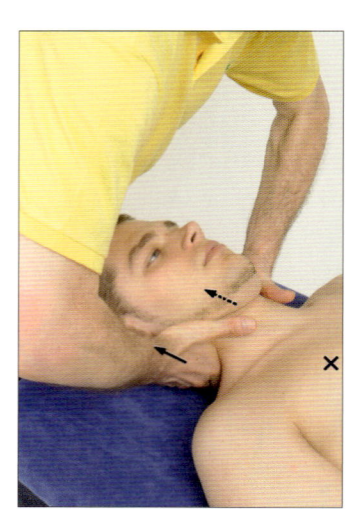

図15.132 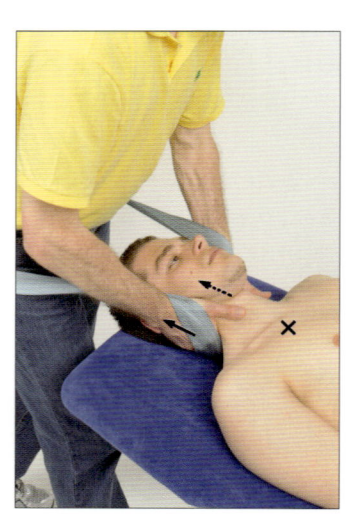　　　　図15.133

> ❗ 治療効果をコントロールするために、セラピストは場合によって生じる変化のみを問うのではなく、ニューロダイナミクスを含む神経系機能も検査する。

15.7 頸椎

■ 座位における後頭骨と環椎の間の牽引

患者は低い位置での座位となる。セラピストは側方で肩の前に立ち、頭部を腹側の手で維持する。背側の母指と示指で環椎の後弓を把持し、それを固定のために軽く尾側へ押す。そしてセラピストは自らの膝を伸ばし、頭部を治療平面から持ち上げる。

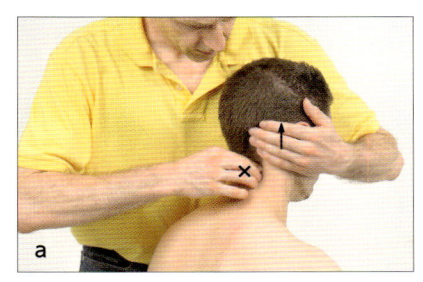

図 15.134 a, b

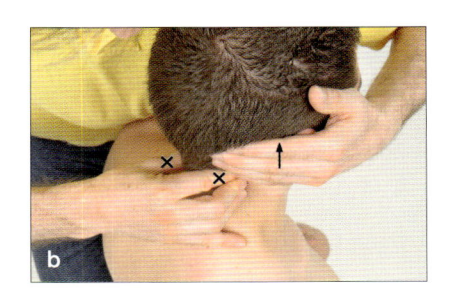

■ 座位における環椎と軸椎の間の牽引

開始肢位と把持は上記のテクニックとほぼ同様である。腹側の手の小指の角がいくらか環椎弓の上へ滑る。背側の手の母指と示指も同様にいくらか深く、軸椎弓上に置かれる。これは固定のために軽く尾側へ押される。膝の伸展を通してセラピストは牽引を行う。

この両テクニックは、特に低可動と、頸椎上部の関節の疼痛緩和に示される。

! この把持で、両手をそれぞれさらに尾側への椎体へ滑らすと、頸椎下部の髄節における牽引を実施することができる。

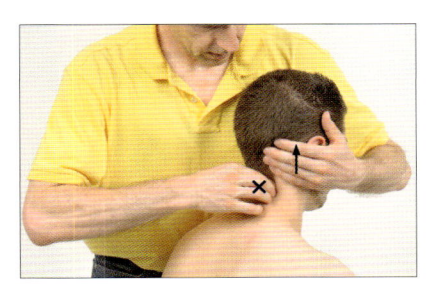

図 15.135

■ 背臥位におけるC0-C1、C1-C2における牽引

セラピストは母指と示指で、固定のために環椎または軸椎の後弓を把持し、自身の肘で支える。もう片方の手、または母指と示指で後頭骨を支え、患者の額の上に同側の肩を置く。頭側の手は肩とともに、尾側を固定しながら牽引を行う。

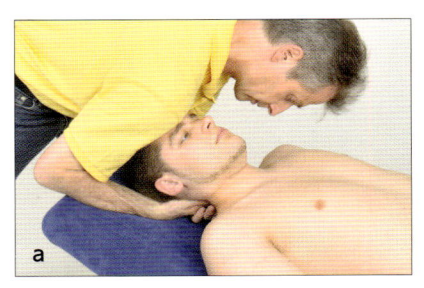

図 15.136 a, b

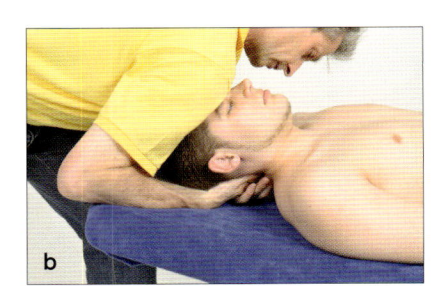

記録のヒント：練習フォーマット

頸椎		
症状		
症状を変化させる方向		
禁忌	神経系： ● 可動性 ● インパルス伝達 ● 安全性検査 その他：	
症状を変化させる髄節		
隣接関節と該当する脊柱部位の一般的評価		

回旋運動検査	自動	他動でさらに	他動	エンドフィール	症状または疼痛	コメント
● 前屈						
● 後屈						
● 右への側屈						
● 左への側屈						
● 右への回旋						
● 左への回旋						
● 組み合わされた運動						

並進運動検査	量	質	エンドフィール	症状または疼痛	コメント
● 牽引					
● 圧迫					

総括 ポイント： ● 症状 ● 方向 ● 禁忌 ● 領域(関節) ● 低活動、過活動、または生理的に可動 ● 構造：筋肉または関節他	テキスト：
試験的治療	
理学療法的診断	
治療目標と予後を含めた治療計画	
治療経緯	
最終検査	

記録のヒント：練習例1

頸椎（頸腕痛）	
症状	右頸部の中部に急性疼痛、それは上肢の外側から外側の3本の手指にまで拡がる。
症状を変化させる方向	後屈、右への傾斜と回旋。患者は反対側への保護姿勢にある。
禁忌	神経系： ● 可動性 ● インパルス伝達 ● 安全性検査 その他： 正中神経の運動は、訴えられる疼痛を引き起こし、橈骨神経もまた原因となる。右の母指領域の感覚は減少し（デルマトームC6）、腕橈骨筋の力は値4で弱化している（筋節C6）。腕橈筋反射も同様に減少している。
症状を変化させる髄節	今日は検査せず
隣接関節と該当する脊柱部位の一般的評価	

回旋運動検査	自動	他動でさらに	他動	エンドフィール	症状または疼痛	コメント
● 前屈						
● 後屈						
● 右への側屈						
● 左への側屈	今日は検査せず					
● 右への回旋						
● 左への回旋						
● 組み合わされた運動						

並進運動検査	量	質	エンドフィール	症状または疼痛	コメント
● 牽引	ほとんど感じられない	筋肉抵抗の増加	柔らかく弾力性ありから空虚感	グレードⅠ・Ⅱで訴えられる症状は減少し、特におよそC5からの髄節を強調した牽引に効果あり。	現在の弛緩肢位にて検査され、背臥位にて髄節を強調した牽引を行う。
● 圧迫	ほとんど感じられない	患者は抵抗緊張にある	空虚感	訴えられる症状を早期に誘発する。	現在の弛緩肢位にて検査。

総括
ポイント：
● 症状
● 方向

● 禁忌

● 領域（関節）
● 低活動、過活動、または生理的に可動
● 構造：筋肉または関節他

テキスト：
● 右頸部の中部に急性疼痛、それは上肢の外側から外側の3本の手指にまで拡がる。
● 疼痛の悪化は、後屈、右への傾斜と回旋で生じる。正中神経と橈骨神経の可動性検査は訴えられる疼痛を誘発する。C6の神経根のインパルス伝達は減少している。牽引は特にC6からにおいて疼痛を緩和させ、圧迫は疼痛を強める。
● 検査と治療のための運動の禁忌は今日において存在する。そのため、今日の検査は中断された。
● 推測されるのはC6の神経根の急性症状で、それは機械的圧迫と関係している可能性がある。

続く▶

記録のヒント：練習例1（続き）

頸椎（頸腕痛）	
試験的治療	グレードⅠ・ⅡにおけるC6からの髄節を強調した牽引を持続させると、症状が少し改善した。
理学療法的診断	上記参照
治療目標と予後を含めた治療計画	● 治療を担当する医師に伝える。もしこの症状において医師がPTを引き続き処方するのであれば、次の措置が取られる。 －牽引： 現状の弛緩肢位におけるグレードⅠ・Ⅱにおける持続牽引を行い、弛緩と空間促進を行う。間歇的に行うと、牽引は新陳代謝の刺激と疼痛抑制に役立つ。 －弛緩肢位： 頸部コルセットを用いて急性段階における弛緩肢位をとることは有効である。 －保護： 数日間の安静は推奨される。もし患者が動かなければならないのであれば、頸部コルセットを勧める。 －鎮痛： 温めやマッサージといったPTの疼痛緩和措置が用いられなければならない。 －情報・指示： 患者は病像について説明を受け、背臥位からの少ない負担による起き上がりなどの保護運動措置や、自動牽引のような自己トレーニングについて学ぶ。 －治療目標：神経組織の解放、疼痛緩和 神経組織の可動性、神経系のインパルス伝達機能、患者の自動運動はコントロールテストとして疼痛の他に用いられる。急性症状の除去ができて初めて、中断された検査を続行することができる。 **（補足する検査と治療テクニックについてはさらに専門的なコースを受講のこと。）**
治療経緯	
最終検査	

記録のヒント：練習例2

頸椎（頸部痛）	
症 状	後頭下頸部で右に強い疼痛、右側の頭痛と関係する。
症状を変化させる方向	前屈
禁 忌	神経系： ● 可動性 ● インパルス伝達 ● 安全性検査 その他： 所見なし
症状を変化させる髄節	頸椎上部（二重あご）の屈曲が疼痛を誘発し、頸椎下部の屈曲（顎を前方へずらす）は疼痛を引き起こさない。
隣接関節と該当する脊柱部位の一般的評価	胸椎の過後弯、頸胸への推移における前屈位が顕著

回旋運動検査	自動	他動でさらに	他動	エンドフィール	症状または疼痛	コメント
● 前屈	減少	<5°	運動抵抗の増加	柔らかく弾力性ありから、硬く弾力性あり	訴えられる疼痛を誘発	頸椎下部の屈曲は疼痛がないように見える
● 後屈	頸椎下部（C6あたり）と上部で増加	>10°	運動抵抗の減少	柔らかく弾力性ありから、硬く弾力性あり	最終域で頸椎下部で局所的疼痛あり	頸椎下部（およそC6）で「ゆがみ形成」
● 右への側屈	気付きなし	約10°	気付きなし	硬く弾力性あり	なし	
● 左への側屈	気付きなし	約10°	気付きなし	硬く弾力性あり	なし	
● 右への回旋	いくらか制限あり	約5°	いくらか運動抵抗が増加	硬く弾力性あり	なし	
● 左への回旋	気付きなし	約10°	気付きなし	あまり硬くなく、弾力性も少ない	なし	
● 組み合わされた運動	今日は検査なし					

並進運動検査	量	質	エンドフィール	症状または疼痛	コメント
● C0-C1の牽引	右で低可動2	運動抵抗の増加	非常に硬く弾力性あり 右＞左	グレードⅢにおいて右にいくらか訴えられる疼痛を誘発する	
● C1-C2の牽引	所見なし	所見なし	所見なし	所見なし	
● 圧迫	所見なし	所見なし	骨性	なし	

続く▶

記録のヒント：練習例2（続き）

	頸椎（頸部痛）
総括 ポイント： ● 症状 ● 方向 ● 禁忌 ● 領域（関節） ● 低活動、過活動、または生理的に可動 ● 構造：筋肉または関節他 ● 追加要素	テキスト： ● 後頭下頸部で右に強い疼痛、右側の頭痛と関係する。 ● 疼痛は特に前屈において生じる。 ● 運動検査への禁忌は今日は存在しない。 ● 特に右の環椎後頭関節を通して頸椎上部で症状が生じる。 ● 低可動に見える ● 関節包靭帯の短縮を原因とする ● 部分的に柔らかく弾力性のあるエンドフィールはさらなる後頭下の頸筋の緊張を推測させる。
試験的治療	● グレードⅠ・Ⅱで右環椎後頭関節において5分間にわたる疼痛緩和牽引を間歇的に行う。その後患者は前屈において疼痛の減少を認める。 ● 続いてグレードⅢにおける5分間にわたる持続牽引を右環椎後頭関節で行い、患者はさらなる疼痛の緩和を認める。翌日、患者は治療後の夕方、通常よりも頭痛が和らいだと報告する。
理学療法的診断	上記参照
治療目標と予後を含めた治療計画	● 導入的な疼痛緩和の牽引を右環椎後頭関節で行った後、グレードⅢにおける持続牽引を行う。 ● 治療目標：疼痛のない生理的可動性 **（補足する検査と治療テクニックについてはさらに専門的なコースを受講のこと。）**
治療経緯	
最終検査	

15.8 顎関節

(Articulatio temporomandibularis)

15.8.1 解剖学

関節タイプ：	顆状関節または楕円関節：左右の関節がともに双顆関節を形成する(Gray 1989)
関節面：	下顎頭は関節面とともに凸面で、腹側に位置する凸面の関節結節とともに下顎窩は凹面である
関節円板：	両凹の円板で、関節を二つの関節腔に分ける
弛緩肢位：	わずかに開いた口で舌は口蓋にあり、顎をリラックスして下げる
固定肢位：	歯列を完全に接触させ口を閉じる
関節包パターン：	記述なし

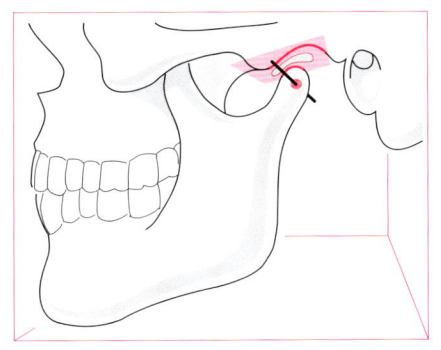

図 15.137

■ バイオメカニクス

下の関節腔には下顎頭と関節円板の間で、両頭を通る軸を通して横断する回旋運動が生じる。これはいわゆる「小さな開口」を意味し、一連の運動における第一段階に相応する。開口時に舌を口蓋で平らにすると、小さく制限する。上の関節腔では、下顎窩における関節結節の下まで関節円板の滑りの運動が生じる。いわゆる「大きな開口」では、下顎頭と関節円板は一つのユニットとして関節結節の下へ、腹側へ滑る。開口の最終域では関節円板と、それを固定する、特に円板後部結合組織に大き過ぎる負担をもたらすことが多くある。ポキンという音は、関節円板の非生理的運動の際に生じることが多い。

> ❗ 顎関節において、示指をそれぞれ左右の外耳道に差し入れ、自動で顎運動を行うことを通して、自らの関節面の運動を感じ、場合によっては滑りの障害を聞くこともできる。

15.8.2 回旋運動検査

■ 自動運動

患者はセラピストの前に座り、下顎を開口、閉口、前方突出、後退、左右への側方運動への方向へ動かす。その間、患者は歯を見せ、セラピストが歯の位置から運動可動域を評価できるようにする。上下門歯中央の間に爪楊枝を挟むと、ミリメーターまたは歯の幅に応じて運動の評価が容易となる。特に直線的可動域の逸脱に注意する。

もし右顎関節が左よりも可動性が高いと、次のことが観察できる。
- 開口時に下顎の左への逸脱が生じる。
- 側方運動では左への可動域が右へよりも大きい。
- 前方突出では再び左への逸脱が認められる。

> ❗ セラピストは続いて患者の後方に立ち、両顎関節における下顎頭の運動を患者が自動で行う間、示指で触診する。
>
> 疼痛をともなう後退は、円板後部結合組織の過敏の可能性を示す。閉口時に特に力強く噛むことで圧迫を伴うと、それは関節円板の損傷または変性した関節面または骨折を示すことがある。

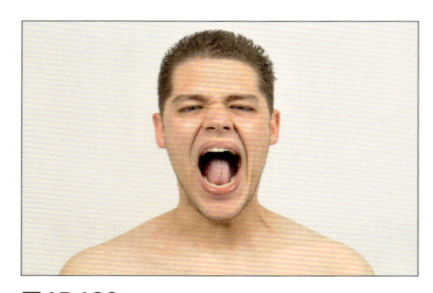

図15.138

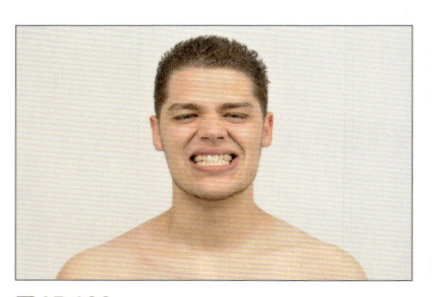

図15.139

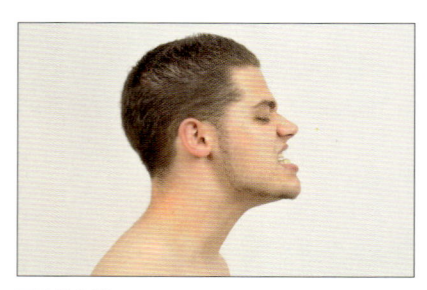

図15.140

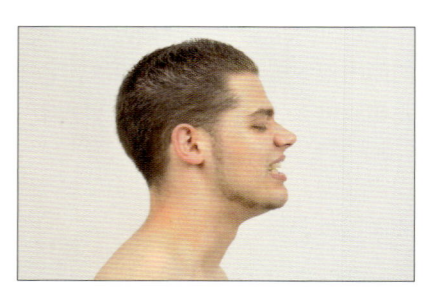

図15.141

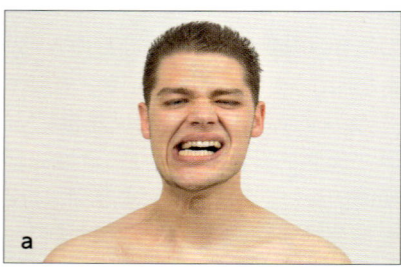

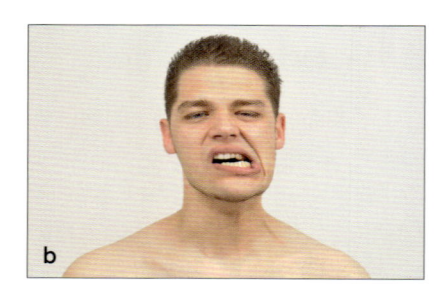

図15.142 a, b

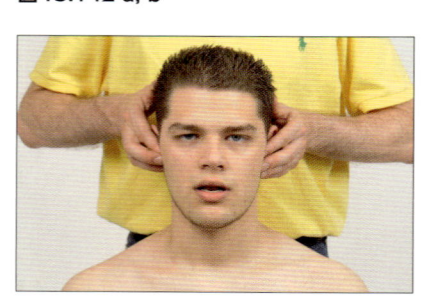

図15.143

個別の自動・他動検査（量と質）

> ❗ 次にあげる全ての運動において、動かす手が量と質を感じ取る。関節腔で触診する手指はさらなる情報を得る。右側と左側で触診できるよう、検査は二度行われなければならない。患者が取り外し可能な入れ歯を使用している場合は、使用するのか、取り外したいのか、自動・他動運動の前に尋ねる。

a) 開口：

- 患者は低い位置での座位となる。セラピストは側方で肩の前に立ち、頭部を背側の手と肩または胸部の間に保つ。背側の手の示指で、反対側の関節腔における運動を触診する。そしてセラピストは、患者に自動で口を開けるよう指示する。
- 次に、セラピストは下顎を腹側の手の母指と示指で把持し、曲げた中指をオトガイ隆起（下顎中心）に当てる。この把持で、運動が他動でさらに可能かどうか検査する。
- 最後に、セラピストはゼロポジション（＝閉じた口）から全可動域を通して他動で動かし、エンドフィールを確認する。

生理的エンドフィール：
硬く弾力性あり

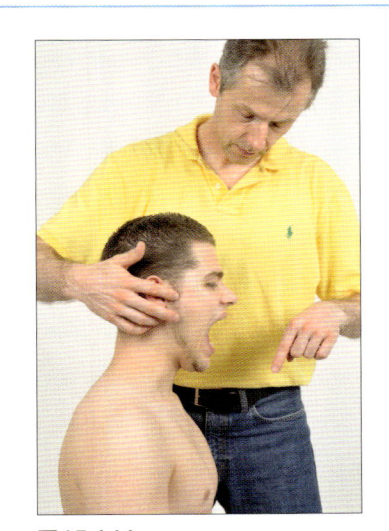

図15.144

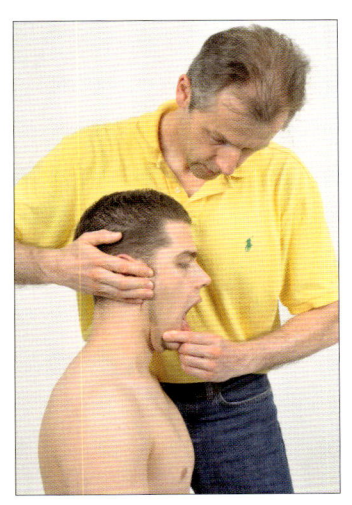

図15.145

b) 閉口：

- 開始肢位、頭部の固定、触診手指の位置は変わらない。患者は口をいくらか開け、セラピストは自動で口を閉じるよう指示する。
- そしてセラピストは下顎を腹側の手の母指と示指で把持し、中指を曲げて下顎の腹側の下に当てる。この把持で、運動が他動でさらに可能かどうか検査する。

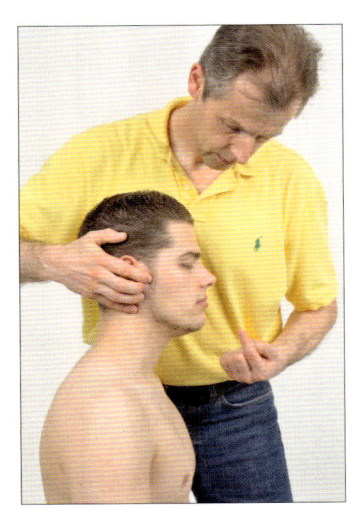

図15.146

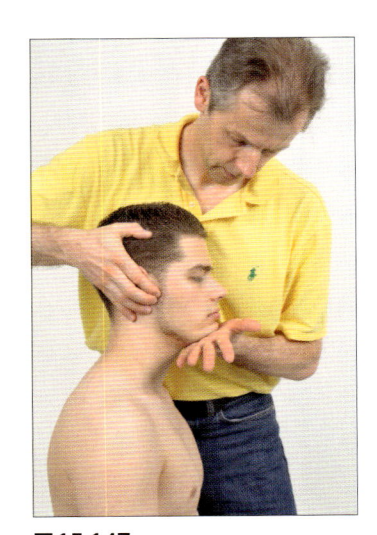

図15.147

- 最後に、セラピストは開いた口からから全可動域を通して他動で動かし、エンドフィールを確認する。

生理的エンドフィール：
骨性で弾力性なし

c) **前方突出：**
- 開始肢位、頭部の固定、触診手指の位置は変わらない。セラピストは患者に自動で下顎を前方へ押し出すよう指示する。
- そしてセラピストは腹側の手の示指で下顎枝の後ろへ、残りの内側の手指で下から下顎を把持する。この把持で、運動が他動でさらに可能かどうか検査する。
- 最後に、セラピストはゼロポジション（＝閉じた口）から全可動域を通して他動で動かし、エンドフィールを確認する。

生理的エンドフィール：
硬く弾力性あり

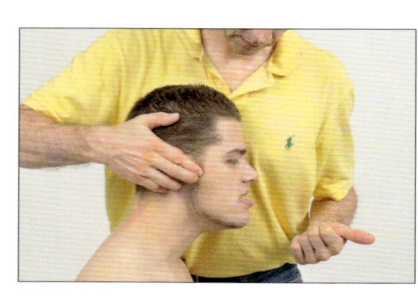

図 15.148

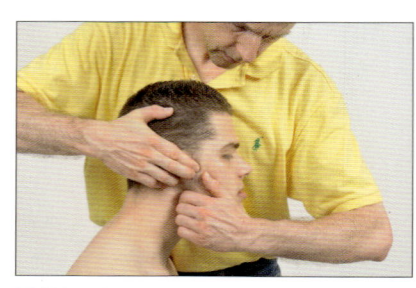

図 15.149

! 前方突出における他動での（さらなる）運動は、片側に強調して生じる。そのため右側と左側で分けて行われなければならない。

d) **後退：**
- 開始肢位、頭部の固定、触診手指の位置は変わらない。セラピストは患者に自動で下顎を後方へずらすよう指示する。
- そしてセラピストは腹側の手の母指と示指で下顎の前方を把持し、中指も曲げて同様に前方へ当てる。この把持で、運動が他動でさらに可能かどうか検査する。
- 最後に、セラピストはゼロポジションから全可動域を通して他動で動かし、エンドフィールを確認する。

生理的エンドフィール：
硬く弾力性あり

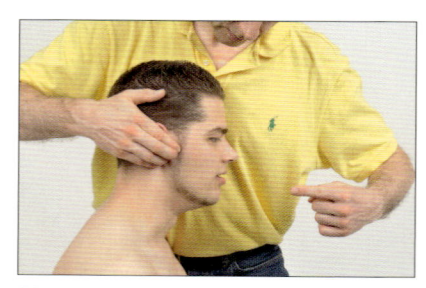

図 15.150

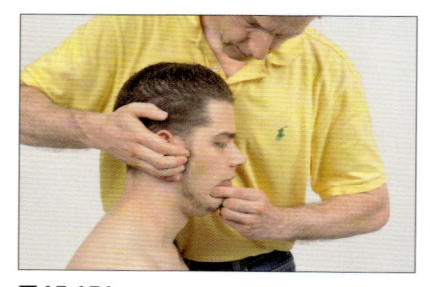

図 15.151

! 後退における疼痛は、後部組織の圧迫のために生じているかもしれない。

15.8 顎関節

e) **側方運動**：
- 開始肢位、頭部の固定、触診手指の位置は変わらない。セラピストは、患者に自動で下顎を右側（または左側）へずらすよう指示する。
- そしてセラピストは母指球を下顎体に対して外側から当て、手指で下顎を下から支える。この把持で、運動が他動でさらに可能かどうか検査する。
- 最後に、セラピストはゼロポジションから全可動域を通して他動で動かし、エンドフィールを確認する。

❗ 側方運動は左右へ検査される。

生理的エンドフィール：
硬く弾力性あり

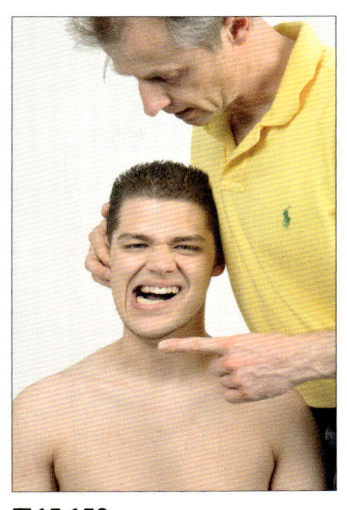

図 15.152

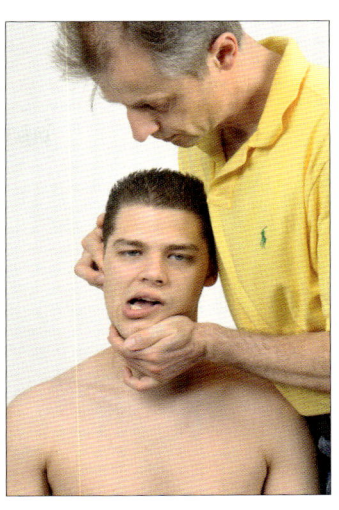

図 15.153

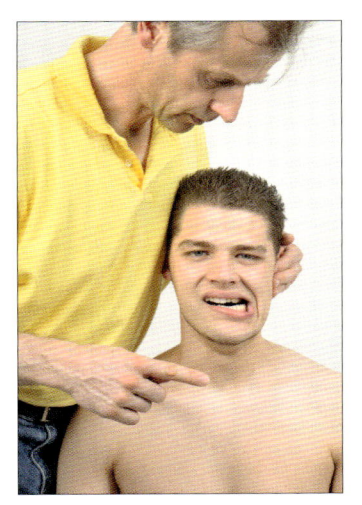

図 15.154

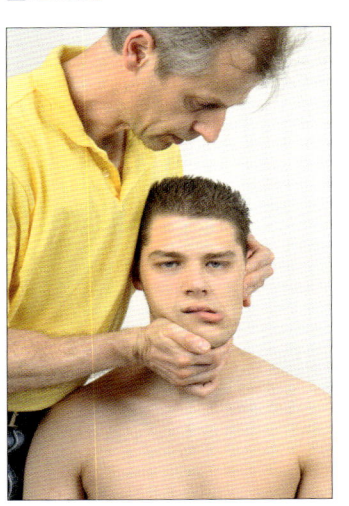

図 15.155

15.8.3 並進運動検査

牽引：

開始肢位、頭部の固定、触診手指の位置は変わらない。腹側の手は使い捨ての手袋を装着し、小臼歯後方に母指を当てる。示指は外側から下顎枝周辺を把持し、残りの手指は曲げて下顎の下に置く。この把持で、セラピストは下顎を治療平面から直角に引く。

> ❗ この検査は左右で行われる。
>
> 突き出ている母指の端が口蓋を刺激するかもしれないので、適した手袋を装着することが勧められる。使い捨て手袋にはパウダーが付着していることが多いので、事前に洗っておく。患者はティッシュを持ち、場合によって生じる唾液を拭くことができるようにする。歯科と同様、もし何か言いたい場合、または唾液をのみ込みたい場合には手を挙げるといったサインを、事前に患者と取り決めておかなければならない。その場合には、セラピストは患者の口から母指を取り出す。

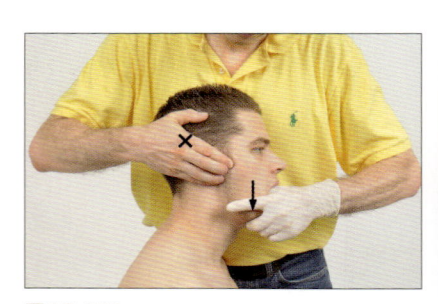

図15.156

生理的エンドフィール：
硬く弾力性あり

圧迫：

開始肢位、頭部の固定、触診手指の位置は変わらない。下顎枝に対して、下から腹側の手の尺側の縁を当て、治療平面に対して垂直に押す。

> ❗ この検査は左右で行われる。圧迫方向は頭側・腹側、頭側・背側へと変化をつけることができる。

生理的エンドフィール：
骨性で弾力性あり

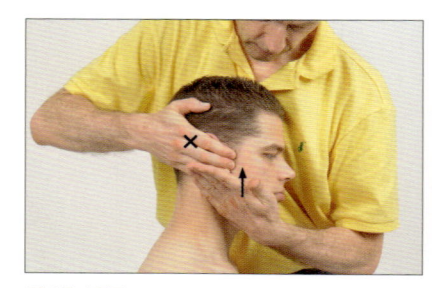

図15.157

15.8.4 関節包靱帯低可動に対する治療

開始肢位、頭部の固定はほぼ同様である。固定する手の手指は関節腔で触診するのではなく、頭部をより安定させるために側頭骨の上に当てられる。手袋を装着した腹側の手は牽引検査と同様に把持し、下顎を治療平面から直角に引く。

> ❗ 牽引は、背臥位または高く設定した治療台に上半身を半分寝かせるようにして行うこともできる。

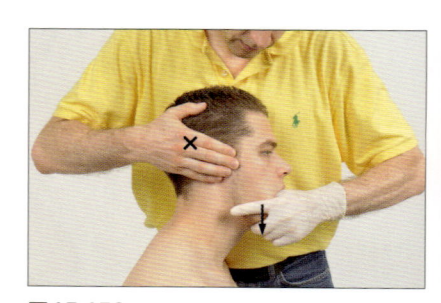

図15.158

記録のヒント：練習フォーマット

顎関節	
症状	
症状を変化させる方向	
禁忌	骨折： その他：
症状を変化させる関節	
隣接関節の一般的評価	
両側比較における自動運動 （視診・触診）	

個別の回旋運動検査	自動	他動でさらに	他動	エンドフィール	症状または疼痛	コメント
開口						
閉口（弛緩肢位から）						
右の前方突出						
右の後退						
左の前方突出						
左の後退						
右の側方運動						
左の側方運動						

並進運動検査	量	質	エンドフィール	症状または疼痛	コメント
右の牽引					
右の圧迫					
左の牽引					
左の圧迫					

総括 ポイント： ● 症状 ● 方向 ● 禁忌 ● 領域（関節） ● 低活動、過活動、または 　生理的に可動 ● 構造：筋肉または関節他	テキスト：
試験的治療	
理学療法的診断	
治療目標と予後を含めた治療計画	
治療経緯	
最終検査	

記録のヒント：練習例

顎関節（右の顎関節における疼痛）	
症 状	右の顎関節における疼痛と「ポキン」という音
症状を変化させる方向	開口
禁 忌	骨折：所見なし その他：所見なし
症状を変化させる関節	右の顎関節
隣接関節の一般的評価	気付きなし
両側比較における自動運動 （視診・触診）	自動の開口と前方突出は下顎の左への逸脱とともに生じる。左への側方運動は右よりも大きい（視診）。 右の下顎頭は開口と前方突出の際に速く、そして左よりも腹側へ大きく動く。左への側方運動においては、右の下顎頭がやはり、右への側方運動における左よりも大きく腹側へ滑る（触診）。

個別の回旋運動検査	自動	他動でさらに	他動	エンドフィール	症状または疼痛	コメント
● 開口	およそ手指で3,5本分	およそ手指で1本分	運動抵抗は少なく、突然の運動	硬く弾力性あり、柔らかい傾向あり	最終域で訴えられる疼痛が生じ、右で「ポキン」という	
● 閉口（弛緩肢位から）	所見なし	なし（＝所見なし）	所見なし	骨性（＝所見なし）		
● 右の前方突出	10mm程度	約2mm	運動抵抗は少ない	硬く弾力性ありから、柔らかく弾力性あり	最終域で訴えられる疼痛が生じる	
● 右の後退	約1mm	＜1mm	いくらか左より大きい	硬く弾力性あり、疼痛あり	最終域でいくらか訴えられる疼痛が生じる	
● 左の前方突出	約7mm	＜1mm	運動抵抗の増加	非常に硬く弾力性あり	所見なし	
● 左の後退	約1mm	＜1mm	所見なし	硬く弾力性あり	所見なし	
● 右の側方運動	第一門歯まで	ほぼ1歯分	運動抵抗の増加	非常に硬く弾力性あり		
● 左の側方運動	ほぼ犬歯まで	約1,5歯分	運動抵抗は少ない	硬く弾力性ありから、柔らかく弾力性あり	最終域で訴えられる疼痛が生じる	

並進運動検査	量	質	エンドフィール	症状または疼痛	コメント
● 右の牽引	過可動4	運動抵抗は少ない	硬く弾力性ありから、柔らかく弾力性あり	最終域で訴えられる疼痛が生じる	
● 右の圧迫	所見なし	所見なし	骨性	所見なし	
● 左の牽引	低可動2	所見なし	非常に硬く弾力性あり	所見なし	

続く▶

記録のヒント：練習例（続き）

顎関節（右の顎関節における疼痛）					
● 左の圧迫	所見なし	所見なし	骨性	所見なし	

総括 ポイント： ● 症状 ● 方向 ● 禁忌 ● 領域（関節） ● 低活動、過活動、または生理的に可動 ● 構造：筋肉または関節他 ● 原因となり影響を与える追加要素	テキスト： ● 右の下顎に疼痛 ● 開口時 ● 運動検査への禁忌は今日において存在しない。 ● 症状は右の顎関節で生じる。 ● 過可動で最終域で疼痛が生じる。 ● 関節包靭帯の緩みを原因とする。右顎関節における突然の運動や「ポキン」という音が関係している。 ● 左顎関節の低可動が悪化させ、それは最終域での開口と前方突出において左への下顎の逸脱を導き、右への下顎側方運動を制限させる。
試験的治療	● 5分間にわたるグレードⅠ・Ⅱにおける疼痛緩和のための間欠的な牽引を右顎関節で行うと、患者は疼痛が主観的にいくらか減少したと認める。 ● その後、グレードⅢにおける左顎関節におけるモビリゼーション牽引を行うと、右の疼痛がさらに減少し、左の可動性が増したように見える。
理学療法的診断	上記参照
治療目標と予後を含めた治療計画	● さらに導入的な疼痛緩和の牽引を右顎関節に行い、最終域の運動を禁止する（大きな開口など）。 ● 右顎関節への運動負荷緩和のために、グレードⅢにおけるモビリゼーション牽引を左顎関節に行う。 ● 治療目標：疼痛のない生理的可動性 **（補足する検査と治療テクニックについてはさらに専門的なコースを受講のこと。）**
治療経緯	
最終検査	

付　　録

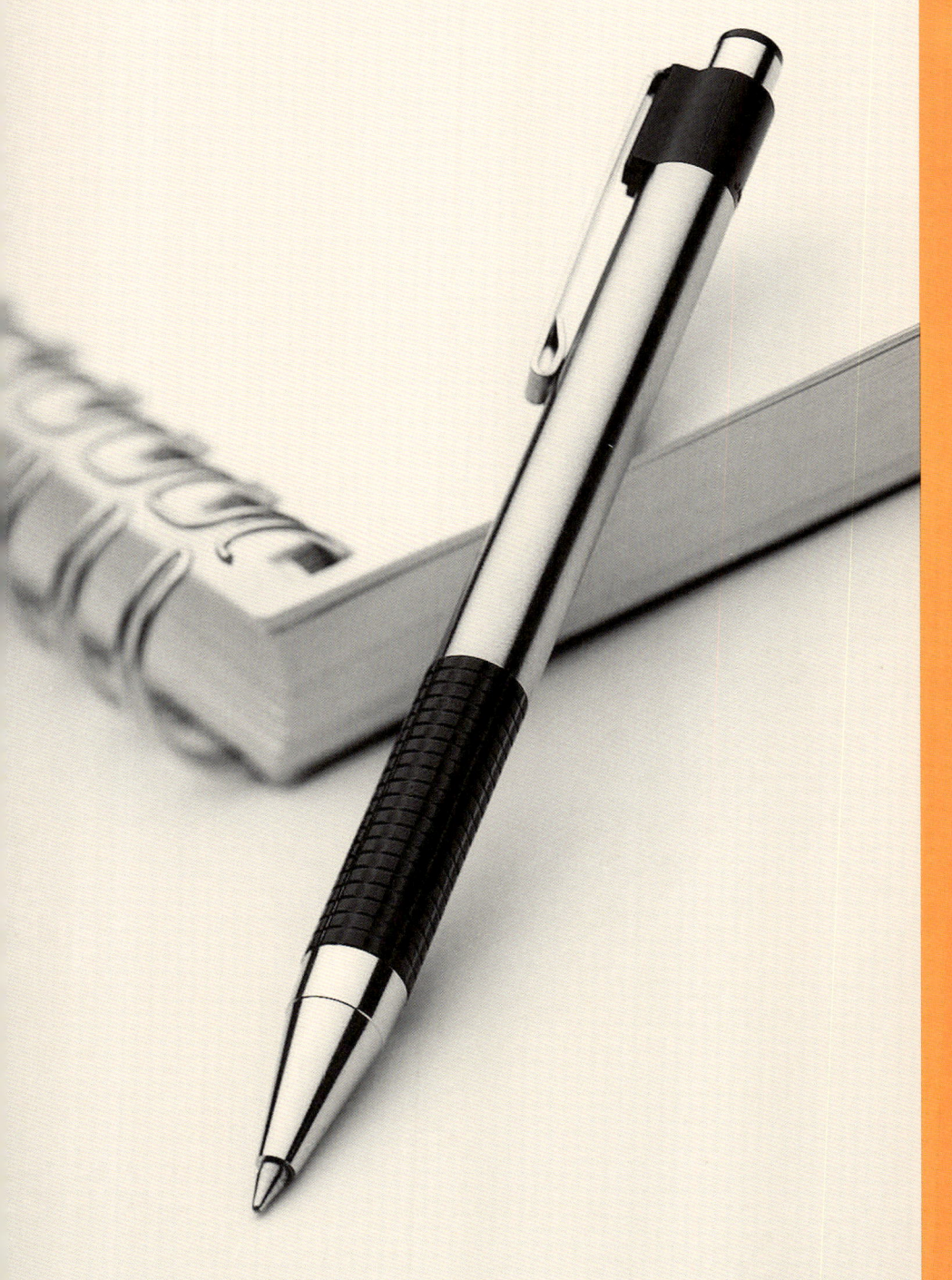

16 関節の一覧表

16.1 下肢

（すべての角度の値は大まかな目安値である。）

関節	関節タイプ	遠位関節面	弛緩肢位	固定肢位	関節包パターン
近位趾節間関節(PIP)、遠位趾節間関節(DIP)、趾節間関節(IP)	蝶番関節、変化した鞍形	遠位趾節骨　凹面	わずかに屈曲	最大伸展	両方向へ制限、特に屈曲が多く該当する
中足趾節関節(MTP)	楕円関節(Mac Conaill 1977)、変化した卵形	趾節骨　凹面	約10°伸展	MTPⅠ　最大伸展、MTPⅡ-Ⅴ　最大屈曲	両方向へ制限、特に屈曲が多く該当する
遠位中足間関節	靱帯結合(深横中足靱帯)	真の関節ではない	記述なし	記述なし	記述なし
第2から第5中足骨の間のみの近位中足間関節	半関節、変化した鞍形	MTにおいて中足骨底は凹面とみなされる	記述なし	記述なし	記述なし
足根中足関節	半関節	MTにおいて中足骨底は凹面とみなされる	記述なし	記述なし	全ての方向に同様
距骨下関節と距踵舟関節	互いに連動する二つの関節腔が組み合わされた関節。距骨下関節：蝶番関節、変化した鞍形。距踵舟関節：球関節、変化しない卵形	距骨下関節：踵骨凸面、距踵舟関節：踵骨と舟状骨凹面	最大外反と最大内反の中間位	最大内反	記述なし
距腿関節	蝶番関節、変化した鞍形	距骨　凸面	10°の底屈	最大背屈	底屈>背屈
脛腓靱帯結合(遠位)	靱帯結合、変化しない鞍形	異なる記述あり、MTにおいて前後への滑りでは凹面とみなされる	距腿関節における10°の底屈	距腿関節における最大背屈	記述なし
脛腓関節(近位)	半関節、変化しない鞍形	腓骨頭：解剖学的バリエーションが多い(Lazennecら1994)	距腿関節における10°の底屈	距腿関節における最大背屈	記述なし
脛骨大腿関節	回転蝶番関節、変化した卵形	脛骨プラトーは回旋運動において凹面の法則に従って滑る	30°の屈曲	最大伸展と外旋	屈曲>伸展
膝蓋大腿関節	滑りの関節	膝蓋は凹面(3面)	膝関節の伸展	膝の最大屈曲	記述なし
股関節	臼状関節、変化しない卵形	大腿骨頭　凸面	30°の屈曲、30°の外転、わずかに外旋	伸展、内旋、外転	内旋>伸展>外転>外旋

16.2 上肢

関節	関節タイプ	遠位関節面	弛緩肢位	固定肢位	関節包パターン
近位指節間関節 (PIP)、遠位指節間関節 (DIP)、指節間関節 (IP)	蝶番関節、変化した鞍形	凹面	わずかに屈曲	最大伸展	屈曲＞伸展
中手指節関節 (MCP)	楕円関節、変化した卵形	凹面	わずかに屈曲、MCPⅡ-Ⅴについては追加してわずかに尺側外転	MCPⅠ：最大伸展 MCPⅡ-Ⅴ：最大屈曲	屈曲は他の全ての方向よりも、より制限される
遠位中手間結合	靱帯結合（深横中手靱帯）	真の関節ではない	記述なし	記述なし	記述なし
近位中手間関節	半関節	中手骨底は不規則にカーブしているが、MTでは凹面とみなされる	記述なし	記述なし	記述なし
第2から第5手根中手関節 (CMⅡ-Ⅴ)	半関節	中手骨底はMTにおいて凹面とみなされる	記述なし	記述なし	全ての方向に同様
第1手根中手関節	鞍関節、変化しない鞍形	第1中手骨底は屈曲・伸展には凹面、外転・内転には凸面となる	外転・内転と屈曲・伸展の中間位	最大対立位	外転＞伸展
橈骨手根関節	卵形関節、変化した卵形	手根骨近位は凸面	わずかに尺側外転したゼロポジション	最大背屈	全ての方向に同様
手根中央関節	楕円関節、S字状の関節腔をともなう卵形関節、変化した卵形	遠位手根骨は近位で凸面で、大菱形骨、小菱形骨近位では凹面	橈骨手根関節と同様	橈骨手根関節と同様	橈骨手根関節と同様
手根骨間関節	半関節	不規則にカーブした関節面	橈骨手根関節と同様	橈骨手根関節と同様	橈骨手根関節と同様
下橈尺関節	車軸関節	橈骨　凹面	10°の回外	最大の最終域の関節肢位	肘における強い屈曲・伸展時の制限においてのみ、回内と回外が同様に制限される
上橈尺関節	ピボット関節	橈骨　凸面	70°の屈曲と35°の回外	最大の最終域の関節肢位	下橈尺関節と同様
腕尺関節	鞍関節、変化しない鞍形 (Kaltenborn 2004)、簡単に蝶番関節と記述される (Platzer 1979)	尺骨は屈曲・伸展で凹面、外転・内転で凸面	70°の屈曲と10°の回外	最大伸展と回外	屈曲＞伸展
腕橈関節	球関節、変化しない卵形	橈骨　凹面	最大伸展と回外	90°の屈曲と5°の回外	腕尺関節と同様
肩関節	球関節、変化しない卵形	上腕骨　凸面	55°の外転、30°の水平内転、前腕は水平面にある	最大外転と外旋	外旋＞外転＞内旋

関節	関節タイプ	遠位関節面	弛緩肢位	固定肢位	関節包パターン
肩鎖関節	平面関節、変化しない卵形	MTにおいて肩峰は凹面とみなされる	肩甲帯の生理的肢位	肩甲上腕関節の90°の外転	記述なし
胸鎖関節	鞍関節、変化しない鞍形	鎖骨は挙上・下制において凸面、前方突出・後退において凹面		上肢を完全に挙上	記述なし
肩甲胸郭関節（滑りの関節）	「筋肉の滑りの関節」	肩甲骨　凹面		記述なし	関節包は存在しない

16.3 脊柱

関節	関節タイプ	遠位関節面	弛緩肢位	固定肢位	関節包パターン
仙腸関節	半関節	仙骨はMTにおいて凸面とみなされる	記述なし	記述なし	記述なし
椎間板連結	軟骨結合	頭側椎骨はMTにおいて凹面とみなされる	生理的姿勢	最終域の非連結運動	記述なし
椎間関節	滑りの関節	下関節突起はMTにおいて凹面としてみなされる 例外：後頭顆は凸面、環椎はやや凸面	生理的姿勢	最終域の非連結運動	記述なし
肋骨頭関節	滑りの関節	肋骨頭はMTにおいて凸面とみなされる	呼吸の弛緩肢位	記述なし	記述なし
肋横突関節	滑りの関節	肋骨結節関節面 凸面	呼吸の弛緩肢位	記述なし	記述なし
胸肋関節	軟骨結合	記述なし	呼吸の弛緩肢位	記述なし	記述なし
顎関節	楕円関節	下顎頭　凸面、関節円板　両凹面	口をわずかに開き、下顎を自然に下げ、舌を口蓋に平らにおく	口を閉じて歯を接触させる	記述なし

17 検査と治療テクニックの一覧表

17.1 四肢関節

部位	回旋運動検査	並進運動検査	並進モビリゼーション
足趾：DIP、PIP、IP	屈曲、伸展、脛側と腓側の安定性	牽引と圧迫	牽引
MTP	屈曲、伸展、外転、内転	牽引と圧迫	牽引
中足間［関節］	足部アーチを強調させ、平坦化し、中足骨を互いに個別に動かす（第2中足骨が最も安定している）	圧迫、底側と背側に滑らす	底側と背側に滑らす
足根中足関節	中足間関節においてともに検査され、個別に屈曲と伸展	牽引と圧迫	牽引
足根間関節	示されず	示されず	示されず
距骨下関節	内反と外反	牽引と圧迫	牽引
距腿関節	底屈と背屈、脛側と腓側の安定性	牽引と圧迫	牽引
脛腓靭帯結合と関節	距腿関節と同様：底屈と背屈、靭帯結合のための脛側と腓側の安定性	前後への滑り	前後への滑り
脛骨大腿関節	屈曲、伸展、外旋、内旋、内側と外側の安定性	牽引と圧迫	牽引
膝蓋大腿関節	脛骨大腿関節においてともに検査される（特に屈曲が重要）	牽引全般、圧迫、遠位・近位、内側・外側への滑り	遠位への滑り
股関節	屈曲、伸展、外転、内転、外旋、内旋	尾側への牽引、圧迫	尾側への牽引
手指：DIP、PIP、IP	屈曲、伸展、橈側と尺側の安定性	牽引と圧迫	牽引
MCP	屈曲、伸展、外転、内転	牽引と圧迫	牽引
近位と遠位中手間［関節］	手のアーチの強調と平坦化、中手骨を互いに個別に動かす（第3中手骨が最も安定している）	圧迫、掌側と背側への滑り	掌側と背側への滑り
第2から第5手根中手関節	中手間関節においてともに検査され、個別に屈曲と伸展へ検査される	牽引と圧迫	牽引
第1手根中手関節	屈曲、伸展、外転、内転：いくつもの母指対立・復位が可能	牽引と圧迫	牽引
手根間関節	示されず	示されず	示されず
手関節全般	屈曲、伸展、橈側・尺側外転	牽引と圧迫	牽引
下橈尺関節および上橈尺関節	回外と回内	前後への滑り	前後への滑り
腕橈関節	屈曲と伸展（腕尺関節の安定性もともに検査される）	牽引と圧迫	牽引

部位	回旋運動検査	並進運動検査	並進モビリゼーション
腕尺関節	屈曲、伸展、内側と外側の安定性	牽引と圧迫	牽引
肩甲上腕関節	屈曲、伸展、外転、内転、外旋、内旋；水平外転、水平内転も可能	牽引と圧迫	牽引
肩鎖関節	肩甲帯関節：挙上、下制、前方突出、後退、肩甲骨の内旋と外旋	牽引と圧迫	牽引
胸鎖関節	肩鎖関節と同様	牽引と圧迫	牽引
肩甲胸郭「関節」	肩鎖関節と同様	肩甲骨の挙上、肩甲骨を胸郭に対して押す	肩甲骨の挙上

17.2 脊柱

部位	回旋運動検査	並進運動検査	並進モビリゼーション
恥骨結合	背臥位で股関節の外転と内転における触診	なし	なし
仙腸関節	遊脚と立脚の交替、前方傾斜現象と後方傾斜現象、腹臥位でニューテーションとカウンター・ニューテーション	ニューテーションとカウンター・ニューテーション検査を参照	ニューテーションとカウンター・ニューテーション
仙尾関節	他動前屈	なし	大臀筋の静的抵抗に対する緊張を通した背側への動き
腰椎	前屈、後屈、両側への側屈、回旋；組み合わされた運動も可能	椎間板面と椎間関節面への牽引と圧迫	椎間板面への全般的および個別牽引、椎間関節面への牽引
胸椎	前屈、後屈、両側への側屈、回旋；組み合わされた運動も可能	椎間板面と椎間関節面への牽引と圧迫	椎間板面への全般的な牽引、椎間関節面への個別牽引
第2から第10肋骨関節と第1肋骨	吸気と呼気；胸椎の側屈時における肋骨の共同運動	肋横突関節の牽引	肋横突関節の牽引
頸椎	前屈と後屈、両側への側屈と回旋；組み合わされた運動も可能。 安全性検査： 牽引C0-C1、C1-C2 椎骨動脈 環椎横靱帯 翼状靱帯 椎間孔検査	椎間板面への全般的牽引と圧迫、後頭骨・環椎と環椎・軸椎の牽引	椎間板面への全般的牽引、後頭骨・環椎と環椎・軸椎の牽引
顎	開口と閉口、下顎の左右への側方運動、下顎の前方突出と後退	牽引と圧迫	牽引

■ 脊柱への重要な検査

安全性検査：
- 牽引　C0-C1、C1-C2
- 椎骨動脈の検査
- 翼状靱帯の検査
- 環椎横靱帯の検査
- 椎間孔検査

神経可動性検査：
- 坐骨神経
- 大腿神経
- 正中神経
- 橈骨神経
- 尺骨神経

18 チェック・テストのための質問

理論問題	
問い	回答欄(記入のためには欄を多くとる)
1. マニュアルセラピーと整形徒手療法の定義を述べよ。	
2. IFOMPTの基礎を成す、マニュアルセラピーの理学療法的概念を述べよ。	
3. 整形徒手療法に含まれる三つの分野を述べよ。	
4. 関節面の形態、関節タイプ、そして運動軸の位置を関節名とともに述べよ。	
5. 治療平面の定義を述べ、例を挙げよ。	
6. MTにとって重要な四つの関節肢位を述べ、例を挙げよ。	
7. 骨運動学の定義を述べよ。	
8. 回旋の定義を説明し、いくつか回旋運動の例を述べよ。	
9. 少なくとも四つの連結・非連結運動を述べよ。	
10. 並進の定義を説明し、いくつか並進運動の例を述べよ。	
11. 関節運動学の定義を述べよ。	
12. 回転滑りの定義を説明し、例を二つ述べよ。	
13. 関節の遊びを説明し、例を二つ述べよ。	
14. なぜ関節が回旋的に検査されるべきなのか説明せよ。	
15. なぜ関節が並進的に検査されるべきなのか説明せよ。	
16. 運動の量を評価する視点を述べよ。	
17. 運動の質を評価する視点を述べよ。	
18. エンドフィールを定義し、エンドフィールの種類を述べよ。	
19. 症状局在診断の簡単な手順を述べよ。	
20. 関節包靭帯に制限が認められる場合、なぜ関節は並進的に治療されなければならないのか述べよ。	

理論問題	
問い	回答欄(記入のためには欄を多くとる)
21. 牽引または滑りの強さの配分のためのパラメータを述べよ。	
22. 牽引または滑りの時間の配分のためのパラメータを述べよ。	
23. 牽引と滑りの前に行われる関節の三次元的肢位の設定の意義を述べよ。	
24. 並進関節治療の適応を述べよ。	
25. グレードⅢにおける並進関節治療の禁忌を述べよ。	
実践問題	
問い	
1. 関節(名称)における治療平面の位置を示せ。 2. 関節(名称)における弛緩肢位を示せ。 3. 関節(名称)における回旋検査を方向(名称)とともに示せ。 4. 関節(名称)における並進検査を方向(名称)とともに示せ。 5. 関節(名称)の関節包靱帯を原因とする疼痛が生じている場合の治療を示せ。 6. 関節包靱帯が制限されている関節(名称)の治療を方向(名称)とともに示せ。	

19 検査記録の記載法

19.1 四肢関節についての一般的な記録：基本フォーマット

I 方向付けとしての検査	
症　状	
症状を変化させる方向	
禁　忌	神経系： ● 可動性 ● インパルス伝達 その他：
症状を変化させる関節	
隣接関節の一般的評価	
II 症状と関連する関節の個別検査	

運動検査
a) 回旋運動

両側比較における自動運動	

回旋運動検査	自動	他動でさらに	他動	エンドフィール	症状または疼痛	コメント
● 屈曲						
● 伸展						
● 外転						
● 内転						
● 内旋						
● 外旋						
● 回外／内反						
● 回内／外反						

安定性検査	量	質	エンドフィール	症状または疼痛	コメント
● 脛側または尺側の開き					
● 腓側または橈側の開き					

Ⅱ　症状と関連する関節の個別検査					
b) 並進運動検査	量	質	エンドフィール	症状 または疼痛	コメント
● 牽引					
● 圧迫					
● 前方への滑り					
● 後方への滑り					

総括的評価	
ポジティブな所見とネガティブな所見の解釈： 症　状 ↓ 運動方向 ↓ 禁　忌 ↓ 部位（関節） ↓ 低可動／過可動／生理的に可動 ↓ 構　造 ↓ 原因となり影響を与える追加要素	
試験的治療	
理学療法的診断	
治　療 ● 治療目標と予後を含めた治療計画 ● 継続的なコントロール検査を含む治療	
最終検査	

19.2　脊柱についての一般的な記録：基本フォーマット

I　方向付けとしての検査	
症　状	
症状を変化させる方向	
禁　忌	神経系： ● 可動性 ● インパルス伝達 ● 頸椎：安全性検査 ● 牽引C0-C1 ● 牽引C1-C2 ● 椎骨動脈 ● 翼状靱帯 ● 環椎横靱帯 ● 場合によっては椎間孔検査 その他：
症状を変化させる髄節領域	
隣接関節と該当する脊柱部位の一般的評価	

II　症状と関連する部位の個別検査						

隣接部位との比較における自動の運動検査

a) 回旋運動	自動	他動でさらに	他動	エンドフィール	症状または疼痛	コメント
● 前屈						
● 後屈						
● 右への側屈						
● 左への側屈						
● 右への回旋						
● 左への回旋						
● 組み合わされた運動						

b) 並進運動検査	量	質	エンドフィール	症状または疼痛	コメント
● 牽引					
● 圧迫					

Ⅱ　症状と関連する部位の個別検査	
総括的評価	
ポジティブな所見とネガティブな所見の解釈： 症　状 ↓ 運動方向 ↓ 禁　忌 ↓ 部位(関節) ↓ 低可動／過可動／生理的に可動 ↓ 構　造 ↓ 原因となり影響を与える追加要素	
試験的治療	
理学療法的診断	
治　療 ● 治療目標と予後を含めた治療計画 ● 継続的なコントロール検査を含む治療	
最終検査	

19.3　学習のための詳細な記録フォーマット

（J. Schomacherによる「理学療法における診断と運動器官の治療」：Thieme 2001より）

患者名：..................　年齢：................　PT検査日：..................................
医師による診断：...　理学療法士：..................................
PT処方：..　患者の住所または部屋番号・電話番号：..................

I　方向付けとしての検査						
症 状 ● どこ？ ● いつから？ ● どのように？ ● 現在はいつ、何によって？ ● 何と関係するか？	夜間疼痛：あり☐　なし☐ 強さ： 0　1　2　3　4　5　6　7　8　9　10					
症状を変化させる方向または姿勢						
大きな運動のための禁忌	開始肢位：	陽性	陰性	関節肢位：	コメント
神経系の可動性：					
● 坐骨神経		☐	☐		
● 大腿神経		☐	☐		
● 正中神経		☐	☐		
● 橈骨神経		☐	☐		
● 尺骨神経		☐	☐		
● 小骨盤の組織機能		☐	☐		
● その他の病理的反射など、場合によっては完全な神経系検査のために別紙を用いる		☐	☐		

運動機能と安定性		陽性	陰性		陽性	陰性
	L4	☐	☐	C5	☐	☐
	L5	☐	☐	C6	☐	☐
	S1	☐	☐	C7	☐	☐
	その他：	☐	☐	C8	☐	☐
				Th1	☐	☐
				その他：	☐	☐

表面触診	陰性 ☐ 陽性 ☐	コメント：		
安定性検査：	開始肢位	陽性	陰性	コメント
● 牽引C0-C1		☐	☐	右回旋： 左回旋：
● 牽引C1-C2		☐	☐	
● 椎骨動脈		☐	☐	
● 翼状靱帯		☐	☐	
● 環椎横靱帯		☐	☐	
● その他		☐	☐	

現在の症状	急性	亜急性	慢性	継続的	毎日間歇的	短い ↓　↓ 稀な　頻繁な
	☐	☐	☐	☐	☐	☐　☐
	(6週間)	(6週間から12週間)	(3か月)			

疼痛とのつきあい方の評価	ポジティブ	懐疑的	ネガティブ	客観的	感情的／興奮した	その他：
	☐	☐	☐	☐	☐	

症状と関係する運動における関節／部位	
隣接関節の一般的評価（場合によっては別紙参照）	
患者の一般的評価（呼吸、心臓循環など）	
患者のPTに対する期待	

Ⅱ　症状と関係する関節または髄節（または部位）の個別検査

1. 既往症 （場合によっては別紙を用いる）	

2. 検査 表面触診を含む： 筋トーン、組織変化、拘縮など	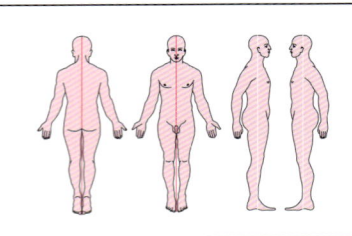
3. 運動検査 自動	両側比較における四肢はここにメモする：

脊柱運動の最終肢位はここに印をつけるか、0から6の値を記す

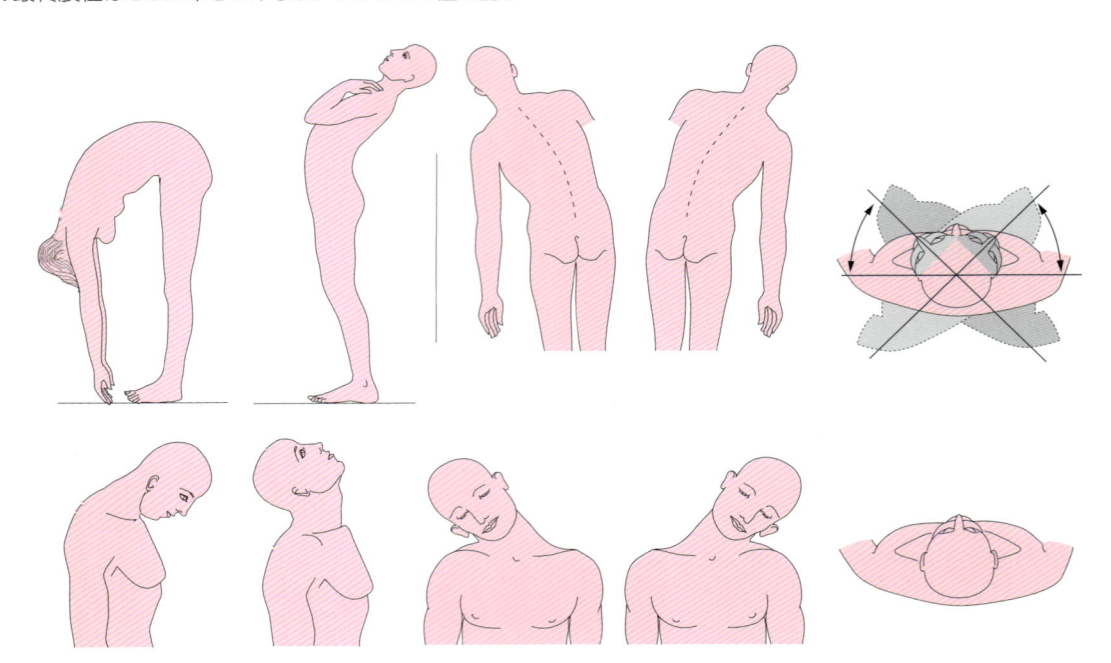

a) 回旋運動	自動 (角度または 運動グレード 0から6)	他動でさらに (できるだけ 角度を記入)	他動 (運動抵抗)	エンド フィール	症状または 疼痛 (患者が訴 えるもの)	コメント
屈曲または前屈						
伸展または後屈						
外転または右への側屈						
内転または左への側屈						
外旋または右への回旋						

内旋または左への回旋					
回内または外反					
回外または内反					
組み合わされた運動					
四肢の安定性検査		質 (運動抵抗)	エンドフィール または運動停止	疼痛または症状 (患者が訴えるもの)	コメント
脛側／尺側の開き					
腓側／橈側の開き					
b) 並進関節検査	量 (運動グレード 0から6)	質 (運動抵抗)	エンドフィール または運動停止	疼痛または症状 (患者が訴えるもの)	コメント
牽引					
圧迫					
前方への滑り					
後方への滑り					
4　筋検査	力 (値0-5)	症状 または抵抗テスト時の疼痛	長さ	症状 または筋長テスト時の疼痛	コメント

協調 (検査と結果を記述する)	
持久力 (検査と結果を記述する)	
その他 速度など	
5 触診 (組織に特化したもの)	
6 神経系・血管系検査	
❏ 神経系： 筋肉、感覚、反射、自律神経機能、可動性 ❏ 血管系： 脈拍、血圧、機能検査（Ratschowテストなど）	
7 医師による検査	
❏ レントゲン、ラボ、穿刺法、切除法 ❏ 電気診断（EEG、EMG） ❏ 専門医による臓器検査	
8 総括的評価	
ポジティブな所見とネガティブな所見の解釈： 症状 ↓ 運動方向 ↓ 禁忌／現状／疼痛体験 ↓ 部位（関節） ↓ 低可動／過可動／正常な可動性 ↓ 構造 ↓ 原因となり影響を与える追加要素	

ICFによる問題の評価 (健康的機能能力の障害)	損傷 (心身機能または構造) ❏	(患者の)**活動**の障害 ❏	**参加**の障害 (個人的また社会的要素とともに生活範囲に関する) ❏

試験的治療	
理学療法的診断	

Ⅲ　治療

治療目標と予後を含めた治療計画	治療視点	治療目標	臨床と自己トレーニングによる治療措置	予後
	症状：			
	低可動： 筋肉 関節 神経			
	可動性の維持：			
	過可動： 他動安定性 自動安定性 モビリゼーション 低可動の隣接関節 最終域運動を姿勢とともに避ける			
	組織変化：			
	情報、指示：			

継続的なコントロール検査を含む治療 (紙面が足りない場合は別紙を用いる)	日付：	措置：	コントロール検査：	結果：

最終検査							
日付： (紙面が足りない場合は別紙を用いる)	コントロール検査：	初期検査の測定	最終検査の測定	ネガティブな変化	変化せず	ポジティブな変化
患者の満足度	
さらなる推奨	

日付：............................　担当理学療法士の署名：..

19.3.1 補足フォーマット：顎関節

I　方向付けとしての検査						
両側比較における自動運動 （視診・触診）	閉口　　　　　　　　　　　後退 右への側方運動　　左への側方運動　　　　　　弛緩肢位 　　　　　　　　　　　　　　　前方突出 開口					
回旋的個別運動検査	自動	他動でさらに	他動	エンドフィール	症状 疼痛	コメント
開口						
閉口 （弛緩肢位から）						
右の前方突出						
左の前方突出						
右の後退						
左の後退						
右の側方運動						
左の側方運動						
並進運動検査	量	質	エンドフィール	疼痛または症状	コメント	
右の牽引						
右の圧迫						
左の牽引						
左の圧迫						
筋検査	力 （値0-5）	長さ	協調	持久力	症状 疼痛	その他
開口						
閉口 （弛緩肢位から）						
前方突出						
右の後退						
左の後退						
右の側方運動						
左の側方運動						

19.3.2 補足フォーマット：仙腸関節の個別検査

検査		結果		コメント
可動性検査	恥骨結合			
	遊脚と立脚の交替	右	左	
	前方傾斜現象	右	左	
	後方傾斜現象	右	左	
	可動性検査としてのニューテーション	右	左	
	可動性検査としてのカウンター・ニューテーション	右	左	
	結果：			
症状局在診断検査	ニューテーション検査			
	カウンター・ニューテーション検査			
	仙骨尾側			
	仙骨頭側			
	背側の開き			
	腹側の開き			
	自動下肢伸展挙上検査（ASLR）			
	結果：			

19.4 日常で使用する簡単な記録フォーマット

患者名：..................... 年齢：............... PT検査日：.........................
医師による診断：.................................. 理学療法士：......................
PT処方：... 患者の住所または部屋番号・電話番号：..........

	I 方向付けとしての検査				
症状 ● どこ？ ● いつから？ ● どのように？ ● 現在はいつ、何によって？ ● 何と関連している？	夜間疼痛：あり☐ なし☐ 強さ： 0　1　2　3　4　5　6　7　8　9　10				
症状を変化させる方向または姿勢					
大きな運動のための禁忌	開始肢位：	陽性	所見なし	関節肢位：	コメント：
● 神経系の可動性：		☐	☐		
● 坐骨神経		☐	☐		
● 大腿神経		☐	☐		
● 正中神経		☐	☐		
● 橈骨神経		☐	☐		
● 尺骨神経		☐	☐		
● 小骨盤の組織機能		☐	☐		
● その他（病理的反射など）		☐	☐		
表面触診	陰性 ☐ 陽性 ☐	コメント：			
安全性検査：	開始肢位	陽性	所見なし	コメント	
牽引C0-C1		☐	☐	右回旋： 左回旋：	
牽引C1-C2		☐	☐		
椎骨動脈		☐	☐		

翼状靱帯		☐	☐			
環椎靱帯		☐	☐			
その他		☐	☐			
現在の症状	急性	亜急性	慢性	継続的	毎日間歇的	短い↓稀な　頻繁な↓
	☐	☐	☐	☐	☐	☐　☐
	(6週間)	(6週間から12週間)	(3か月)			
疼痛とのつきあい方の評価	ポジティブ	懐疑的	ネガティブ	客観的	感情的／興奮した	その他：
	☐	☐	☐	☐	☐	

症状と関係する関節	
隣接関節の一般的評価	
患者の一般的評価（呼吸など）	
患者のPTに対する期待	

Ⅱ　症状と関係する関節または髄節（または部位）の個別検査

可動性	
構造	
原因となり影響を与える追加要素	
総括	
ICFによる問題の評価	損傷（心身機能または構造）　　(患者の)**活動**の障害　　**参加**の障害（個人的また社会的要素とともに生活範囲に関する）

試験的治療				
理学療法的診断				
治 療				
治療目標と予後を含めた治療計画	治療視点	治療目標	臨床と自己トレーニングによる治療措置	予後
	症状：			
	低可動： 筋肉 関節 神経			
	可動性の維持：			
	過可動：			
	組織変化：			
	情報、指示：			
継続的なコントロール検査を含む治療 （紙面が足りない場合は別紙を用いる）	日付：	措置：	コントロール検査：	結果：

最終検査						
日付： (紙面が足りない場合は別紙を用いる)	コントロール検査：	初期検査の測定	最終検査の測定	ネガティブな変化	変化せず	ポジティブな変化
				☐	☐	☐
				☐	☐	☐
				☐	☐	☐
				☐	☐	☐
患者の満足度						
さらなる推奨						

日付：................................   担当理学療法士の署名：..

継続的なコントロール検査治療　　　　　　　　　患者名：..

日付：	措置：	コントロール検査：	結果：

日付：........................　　担当理学療法士の署名：..

参考文献

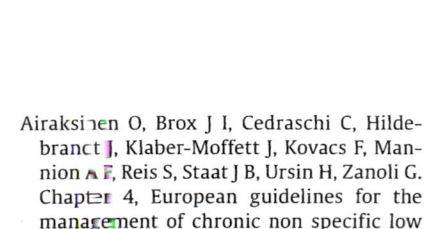

Airaksinen O, Brox J I, Cedraschi C, Hildebranct J, Klaber-Moffett J, Kovacs F, Mannion A F, Reis S, Staat J B, Ursin H, Zanoli G. Chapter 4, European guidelines for the management of chronic non specific low back pain. European Spine Journal, 15 (Suppl 2), 2006: 193–300.

Akeson W H, Amiel D, Kwan M, Abitbol J J, Garfin S R. Stress Dependence of Synovial Joints. Bone. 1992; 5: 33–61.

Allet L, Cieza A, Bürge E, Finger M E, Stucki G, Affolter J, Tal-Akabi A, Huber E O. ICF-Interventionskategorien für die Physiotherapie bei muskuloskelettalen Gesundheitsstörungen. physioscience, 3 (2), 2007: 54–62.

Biedermann H. KISS und die Folgen: Leitsymptome manualtherapeutisch beeinflußbarer Beschwerdebilder bei Kindern und Jugendlichen. Manuelle Therapie, 1 (2), 1997: 10–15.

Biedermann H. Vertebragene Faktoren bei Schreikindern – Diagnostische und therapeutische Konsequenzen. Manuelle Therapie, 4 (1), 2000: 27–31.

Brockhaus in fünf Bänden. Mannheim: Brockhaus, 1993.

Bruggencate ten G. Sensomotirik: Funktionen des Rückenmarks und absteigender Bahnen. in: Klinke R, Silbernagl S (Hrsg.). Lehrbuch der Physiologie. Stuttgart – New York: Georg Thieme Verlag, 1996: 631–649.

Bucher-Dollenz G, Wiesner R (Hrsg). Therapiekonzepte in der Physiotherapie: Maitland. Stuttgart – New York: Georg Thieme Verlag, 2008.

Butler D S. Mobilisation des Nervensystems. Berlin – Heidelberg – New York: Springer-Verlag, 1995.

Cattrysse E, Swinkels R A H M, Oostendorp R A B, Duquet W. Upper cervical instability: are clinical tests reliable? Manual Therapy. 1997; 2: 91–7.

Cervero F, Laird J M A. One Pain or Many Pains? A New Look at Pain Mechanisms. News in Physiological Sciences, Vol. 6, December 1991: 268–273.

Cleland J A, Childs J D, McRae M, Palmer J A, Stowell T. Immediate effects of thoracic manipulation in patients with neck pain: a randomized clinical trial. Manual Therapy, 10 (2), 2005: 127–135.

Cleland J A, Glynn P, Whitman J M, Eberhart S L, MacDonald C, Childs J D. Short-term effects of thrust versus nonthrust mobilization/manipulation directed at the thoracic spine in patients with neck pain: a randomized clinical trial. Physical Therapy, 87 (4), 2007: 431–440.

Coppieters M W, Butler D S. Do 'sliders' slide and 'tensioners' tension? An analysis of neurodynamic techniques and consideration regarding their application. Manual therapy, 13 (3), 2008: 213–221.

Cramer A, Doering J, Gutmann G. Geschichte der manuellen Medizin. Berlin: Springer; 1990.

Cramer A. Gezielte manuelle Beeinflussung der oberen Atlasgelenke. Manuelle Medizin, 32, 1994: 141–142.

Cunnings G S, Tillman L J. Remodeling of Dense Connective Tissue in Normal Adult Tissues. in: Currier D P, Nelson R M. Dynamics of Human Biologic Tissues. Philadelphia: F.A. Davis Company, 1992: 45–73.

Cutler P. Problem Solving in Clinical Medicine, From Data to Diagnosis. Philadelphia…: Lippincott Williams & Wilkins, 1998.

Cyriax J. Textbook of Orthopaedic Medicine, Volume Two, Treatment by Manipulation, Massage and Injection. London: Ballière Tindall, 1971.

Cyriax J. Textbook of Orthopaedic Medicine, Volume one Diagnosis of Soft Tissue Lesions. 8th ed. London: Ballière Tindall; 1982.

Dalichau S, Scheele K. Wirksamkeit eines Muskeltrainingsprogramms in der Therapie chronischer Rückenschmerzen bei Verwendung funktioneller Orthesen. Zeitschrift für Physiotherapeuten, 56 (3), 2004: 414–427.

Debrunner A M. Orthopädie, Orthopädische Chirurgie, Die Störungen des Bewegungssapparates in Klinik und Praxis. Bern: Verlag Hans Huber; 1995.

de Morree J J. Dynamik des menschlichen Bindegewebes, Funktion, Schädigung und Wiederherstellung. München – Jena: Urban & Fischer, 2001.

DGOMT: Manuelle Therapie. Broschüre. 2. Aufl. 1993.

Endresen J E. Geleitwort. Manuelle Therapie. 1997; 1: 2.

Evjenth, O., Hamberg, J.: Muscle Stretching in Manual Therapy, a clinical manual, Volume I: The Extremities, Alfta Rehab Förlag, Alfta, Sweden, 1984.

Evjenth, O., Hamberg, J.: Muscle Stretching in Manual Therapy, a clinical manual, Volume II: The Spinal column and the TM-Joint, Alfta Rehab Förlag, Alfta, Sweden, 1984.

Evjenth, O., Hamberg, J.: Autostretching. Alfta Rehab Förlag, Alfta, Schweden, 1990.

Evjenth O, Gloeck C. Die Symptomlokalisation an der Wirbelsäule. Unterrichtsskript. Eigenverlag 1995.

Evjenth, O., Schomacher J. Wie trainieren? Praktisches Vorgehen beim Erstellen eines Trainingsplans, Zeitschrift Manuelle Therapie, Jahrgang 1, Nr. 1, Stuttgart – New York: Thieme Verlag, 1997, S. 44–49.

Friedell E. Kulturgeschichte der Neuzeit. München: C.H. Beck; 1927.

Frisch H. Programmierte Untersuchung des Bewegungsapparates. 3. Aufl. Berlin: Springer; 2001.

Giamberardino M A. Von den Eingeweiden her übertragene Hyperalgesie: in: van den Berg F (Hrsg). Angewandte Physiologie, 4 Schmerz verstehen und beeinflussen. Stuttgart – New York: Georg Thieme Verlag, 2003: 86–89.

Gibbons S G T, Comerford M J. Kraft versus Stabilität – Teil 2: Grenzen und positive Auswirkungen. Manuelle Therapie, 6, 2002: 13–20.

Gifford L. Perspektiven zum biopsychosozialen Modell, Teil 1: Müssen einige Aspekte vielleicht doch akzeptiert werden? Manuelle Therapie, 6 (3), 2002: 139–145.

Gifford L. Perspektiven zum biopsychosozialen Modell, Teil 2: Einkaufskorb-Ansatz. Manuelle Therapie, 6 (4), 2002: 197–206.

Gray H: Anatomy, Descriptive and Surgical. 1901 edition by Pick T P Howden R. Pennsylvania, Philadelphia: Running Press; 1974: 217–93.

Gray H, Gray's Anatomy, edited by Williams P L, Warwick R, Dyson M, Bannister L H. 37th ed. Edinburgh: Churchill Livingstone; 1989: 493–5.

Greenmann P E. Lehrbuch der Osteopathischen Medizin. Heidelberg: Hüthig Fachverlage, 1998.

Gross A R, Hoving J L, Haines T A, Goldsmith C H, Kay T, Aker P, Bronfort G, Cervical overview group. Manipulation and mobilisation for mechanical neck disorders. Cochrane Database of Systematic Reviews 2004, Issue 1. Art. No.: CD004249. DOI:10.1002/14651858.CD004249.pub2.

Gross A R, Kay T, Hondras M, Goldsmith C, Haines T, Peloso P, Kennedy C, Hoving J. Manual therapy for mechanical neck disorders: a systematic review. Manual Therapy, 7 (3), 2002: 131–149 (a).

Gross A R, Kay T M, Kennedy C, Gasner D, Hurley L, Yardley K, Hendry L, McLaughlin L. Clinical practice guideline on the use of manipulation or mobilization in the treatment of adults with mechanical neck disorders. Manual Therapy, 7 (4), 2002: 193–205 (b).

Grimsby O, Rivard J (editors). Science, Theory and Clinical Application in Orthopaedic Manual Physical Therapy, Vol. 1, Applied Science and Theory. Taylorsville: The Academy of Graduate Physical Therapy, Inc., 2008.

Haas M, Groupp E, Panzer D, Partna L, Lumsden S, Aickin M. Efficacy of cervical end-play assessment as an indicator for spinal manipulation. Spine, 28 (11), 2003: 1091–1096.

Hall T, Zusman M, Elvey R. Adverse mechanical tension in the nervous system? Analysis of straight leg raise. Manual Therapy, 3 (3), 1998.

Hengeveld E. Gedanken zum Indikationsbereich der Manuellen Therapie, Teil 1. Manuelle Therapie, 4 (2), 1998: 176–181.

Heymann W v. Neck and back pain, Manuelle Medizin, 3, 2002: 188–192.

Huber E O, Cieza A. Umsetzung der ICF in den klinischen Alltag der Physiotherapie. physioscience, 3 (2), 2007: 48–53.

Huber H, Winter E. Checkliste Schmerztherapie. Stuttgart – New York: Georg Thieme Verlag, 2006.

Hüter-Becker A. Ein Altmeister der Physiotherapie feiert Geburtstag: Freddy Kaltenborn. Krankengymnastik, 50 (6), 1998: 965–966.

IFOMPT: Educational Standards, 1992, erhältlich bei IFOMPT, c/o lan E. Searle, 2. Landing Rd., Whakatane, New Zealand.

IFOMPT. Standards Document, deutsche Version, heruntergeladen am 05.08.2008: http://www.ifompt.com/ifomt/about/standards.

Jänig W. Einfluss von Schmerz auf das vegetative Nervensystem, Sympathisches Nervensystem und Schmerz. in: van den Berg F (Hrsg). Angewandte Physiologie, 4 Schmerz verstehen und beeinflussen. Stuttgart – New York: Georg Thieme Verlag, 2003: 63–75.

Jones M A. Clinical Reasoning: Fundament der klinischen Praxis und Brücke zwischen den Ansätzen der Manuellen Therapie. Teil 1. Manuelle Therapie, 1 (4), 1997: 3–9.

Jones M A, Rivett D A. Clinical reasoning for manual therapists. Edinburgh: Butterworth Heinemann, 2004.

Jordan H M. Orthopedic appliances. 2nd ed. Springfield: Charles, C. Thomas Publisher; 1963.

Kaltenborn F M. Manual Mobilization of the Extremity Joints. Oslo: Olaf Norlis Bokhandel; 1989.

Kaltenborn F M. Manuelle Mobilisation der Extremitätengelenke. 9. Aufl. Oslo: Olaf Norlis Bokhandel; 1992.

Kaltenborn F M. Wirbelsäule, Manuelle Untersuchung und Mobilisation. Oslo: Olaf Norlis Bokhandel; 1992.

Kaltenborn F M: Orthopedic Manual Therapie for Physical Therapists, Nordic System: OMT Kaltenborn-Evjenth Concept. The Journal of Manual & Manipulative Therapy. 1993; 2: 47–51.

Kaltenborn F M. The Spine. Basic Evaluation and Mobilization Technics. Oslo: Olaf Norlis Bokhandel; 1993: 88–9, 32–3.

Kaltenborn F M, Evjenth O. Manuelle Therapie nach Kaltenborn, Untersuchung und Behandlung, Teil I – Extremitäten. Oslo: Olaf Norlis Bokhandel, 1999.

Kaltenborn F M. Von der Rotation zur Translation bei Mobilisation und Manipulation. Zeitschrift für Physiotherapeuten, 54 (11), 2002: 1786–1794.

Kaltenborn F M. Manual Mobilization of the Joints, Volume II, The Spine. Oslo (Norway): Norlis, 2003.

Kaltenborn F M. Manuelle Therapie nach Kaltenborn, Untersuchung und Behandlung, Teil II – Wirbelsäule. 4. Auflage, Oslo: Norli, 2004.

Kaltenborn F M. Manuelle Therapie nach Kaltenborn, Untersuchung und Behandlung, Teil I – Extremitäten. 12. Auflage, Oslo: Norli, 2005.

Kaltenborn F M. Wissenschaftlicher Männerberuf mit Primärkontakt, Physiotherapie im 19. Jahrhundert. Zeitschrift für Physiotherapeuten, 59 (10), 2007: 1025–1030.

Kaltenborn F M. Manual Mobilization of the Joints, Volume III, Traction Manipulation of the Extremities and Spine. Oslo: Norli, 2008.

Kaltenborn F M. Traction manipulation of the Extremities and Spine, Basic thrust techniques. Oslo: Norli, 2008.

Kay TM, Gross A, Goldsmith C, Santaguida PL, Hoving J, Bronfort G, Cervical Overview Group. Exercises for mechanical neck disorders. Cochrane Database of Systematic Reviews 2005, Issue 3. Art. No.: CD004250. DOI: 10.1002/14651858.CD004250.pub3.

Kirschneck M, Gläßel A, Wilke S, Stucki G. Umsetzung der ICF und der ICF-Core-Sets für lumbale Rückenschmerzen in der Rehabilitation, Teil 1. Manuelle Therapie, 11 (3), 2007: 101–110(a).

Kirschneck M, Gläßel A, Wilke S, Stucki G. Umsetzung der ICF und der ICF-Core-Sets für lumbale Rückenschmerzen in der Rehabilitation, Teil 2. Manuelle Therapie, 11 (4), 2007: 188–195(b).

Klemme B, Geuter G, Willimczik K. Physiotherapie – über eine Akademisierung zur Profession. physioscience, 3 (2), 2007: 80–87.

Klemme B, Siegmann G. Clinical Reasoning, Therapeutische Denkprozesse lernen. Stuttgart – New York: Georg Thieme Verlag, 2006.

Konrad B, Thue L, Robinson H S, Koch R Günther K-P. Wirksamkeit der neuralen Mobilisation in der postoperativen Physiotherapie nach nicht instrumentierten Bandscheibenoperationen. Manuelle Therapie, 12 (4),: 153–157.

Kool J. Wie misst man Gesundheit und Lebensqualität? in: Hüter-Becker A, Dölken M (Hrsg.). Beruf, Recht, Wissenschaftliches Arbeiten. Stuttgart – New York: Georg Thieme Verlag, 2004: 212–218.

Kräutler S. Der wissenschaftliche Nachweis für Stretching/Flexibilität in der Verletzungsprävention. Manuelle Therapie, 7 (1), 2003: 4–12.

Krauss J, Creighton D, Ely J D, Podlewska-Ely J. The immediate effects of upper thoracic translatoric spinal manipulation on cervical pain and range of motion: a randomized clinical trial. The Journal of Manual & Manipulative Therapy, 16 (2), 2008: 93–99.

Kügelgen B. Das Zeichen nach Lasègue – ein nur scheinbar banales Untersuchungsverfahren. Manuelle Medizin 1991; 5: 84–85.

Kumar K. Historical Perspective Spinal Deformity and Axial Traction. Spine. 1996; 5: 643–55.

Lamb D W. A review of manual therapy for spinal pain. in: Grieve's Modern Manual Therapie, The Vertebral Column, edited by J.D. Boyling, N. Palastanga; Edinburgh…: Churchill Livingstone; 1994: 629–650.

Lamb D W, Kaltenborn F M, Paris S V. History of IFOMT. The Journal of Manual & Manipulative Therapy, 11 (2), 2003: 73–76.

Lazennec J Y, Besnahard J, Cabanal J. L'articulation péronéo-tibiale supérieure: une anatomie et une physiologie mal connues. Annales de Kinéisthérapie. 1994; 1: 1–5.

Lewit K. Manuelle Medizin. 6. Aufl. Leipzig: J.A. Barth; 1992.

Logiudice J. Schmerz und das Immunsystem. in: van den Berg F (Hrsg). Angewandte Physiologie, 4 Schmerz verstehen und beeinflussen. Stuttgart – New York: Georg Thieme Verlag, 2003: 89–99.

Mac Conaill M A. Mechanical Anatomy of Motion and Posture. In: Licht S. Therapeutic exercise. 2nd ed Baltimore: Waverly Press 1965.

Mac Conaill M A, Basmajian J V. Muscles and Movements, a basis for human kinesiology. 2nd ed. New York: R.E. Krieger; 1977.

Main C J, de C Williams A C. ABC of psychological medicine: Musculoskeletal pain. Britisch Medical Journal, 325, 2002: 534–537.

Melzack R, Wall P D. Pain mechanisms: a new theory. Science, 150, 1965: 971–979.

Melzack R, Wall P D. The challenge of pain. Harmondsworth (England): Penguin Books, 1996.

Menell J B. Physical Treatment by Movement. Manipulation and Massage. 5th ed. London: J. & A. Churchill Ltd.; 1945.

Menell J B. The Science and Art of Joint Manipulation. Vol. I. London. Churchill Ltd.; 1949.

Monet J L, Stevenin Ph. Mobilisation passive manuelle. Encyclopédie Médico-Chirurgicale, Paris, Kinésithérapie, 26074 A 10, 4. 8. 04. Paris: Editions Techniques.

Mühlemann D, Zahnd F. Einführung in die Manuelle Therapie. Band II: Wirbelsäule und Temporomandibulargelenk. Kursunterlagen. Eigenverlag 1988.

Mühlemann D. Indikationen, In: Kaltenborn F M. Wirbelsäule, Manuelle Untersuchung und Mobilisation. Oslo: Olaf Norlis Bokhandel; 1992.

Neumann H D. Manuelle Medizin. Eine Einführung in Theorie, Diagnostik und Therapie. 4. Aufl. Berlin: Springer 1995.

Newble D, Norman G, van der Vleuten C. Assessing clinical reasoning. in: Higgs J, Jones M. Clinical Reasoning in the Health Professions. Oxford: Butterworth-Heinemann, 2002: 156–165.

Niethard F U, Pfeil J. Orthopädie. Stuttgart: Georg Thieme Verlag, 2003.

Nijs J, van Houdenhove B. From acute musculoskeletal pain to chronic widespread pain and fibromyalgia: application of pain neurophysiology in manual therapy practice. Manual Therapy 14; 2009: 3–12.

O'Sullivan P B. Lumbar segmental 'instability': clinical presentation and specific stabilizing exercise management. Manual Therapy, 5 (1); 2000; 2–12.

Paatelma M, Kilpikoski S, Simonen R, Heinonen A, Alen M, Videman T. Orthopaedic manual therapy, McKenzie method or advice only for low back pain in working adults: a randomized controlled trial with one year follow-up. Journal of Rehabilitation Medicine 40, 2008: 858–863.

Panjabi M M. The stabilizing system of the spine. Part II. Neutral zone and instability hypothesis. J Spinal Disord, 5, 1992: 390–397.

Panjabi M M, White III A A. Biomechanics in the musculoskeletal system. New York: Churchill Livingstone, 2001.

Pescioli A, Kool J. Die Zuverlässigkeit klinischer Iliosakralgelenktests. Manuelle Therapie. 1997; 1: 3–10.

Platzer W. Taschenatlas der Anatomie für Studium und Praxis. Bd. 1, 6. Aufl. Stuttgart: Georg Thieme 1991.

Powers C, Beneck G, Kulig K, Landal R, Fredericson M. Effects of a single session of posterior-to-anterior spinal mobilization and press-up exercise on pain response and lumbar spine extension in people with non-specific low back pain. Physical Therapy, 88, 2008: 485–493.

Pschyrembel W. Klinisches Wörterbuch. 261. Aufl. Berlin: Walter de Gruyter Verlag; 2007.

Rauber A, Kopsch F. Anatomie des Menschen. Bd. 1. Stuttgart: Georg Thieme 1987.

Richardson C A, Jull G A. Muscle control – pain control. What exercises would you prescribe? Manual Therapy; 1 (1); 1995; 2–10.

Richardson, C, Jull, G, Hodges, P, Hides, J: Therapeutic Exercise for Spinal Segmental Stabilization in Low Back Pain, Scientific Basis and Clinical Approach, Churchill Livingstone, Edinburgh 1999.

Rivett D A. Preventing neurovascular complications of cervicale spine manipulation. Physical Therapy Review. 1997; 2: 29–37.

Rölli D. Nozeboeffekt – unerwünschter Therapiebegleiter. Manuelle Therapie, 8 (2), 2004: 47–54.

Ryf C, Weymann A: AO Neutral-0-Methode, Messung und Dokumenation: Measurement and Documentation. Stuttgart: Georg Thieme 1999.

Schmid A, Brunner F, Wright A, Bachmann L M. Paradigm shift in manual therapy? Evidence for a central nervous system component in the response to passive cervical joint mobilisation. Manual Therapy, 13 (5), 2008: 387–396.

Schomacher, J.: ICIDH-2 – Internationale Klassifikation der Schäden, Aktivitäten und Partizipation, Zeitschrift Manuelle Therapie, Jahrgang 3, Nr. 2, Georg Thieme Verlag, Stuttgart – New York, 1999, S. 81–84.

Schomacher J. Diagnostik und Therapie des Bewegungsapparates in der Physiotherapie, Stuttgart – New York: Thieme Verlag, 2001.

Schomacher J. Schmerz – Entstehung, Leitung, Verarbeitung und physiotherapeutische Beeinflussung, Teil 1, Manuelle Therapie, 5 (2), 2001: 93–103 (a).

Schomacher J. Schmerz – Entstehung, Leitung, Verarbeitung und physiotherapeutische Beeinflussung, Teil 2, Manuelle Therapie, 5 (3), 2001: 112–120 (b).

Schomacher J. Diagnostik und Therapie des Bewegungsapparates in der Physiotherapie, Stuttgart – New York: Thieme Verlag, 2001 (c).

Schomacher J. Diagnostik und Therapie des Bewegungsapparates in der Physiotherapie. Stuttgart – New York: Thieme 2001.

Schomacher J. Wer denkt, stellt Diagnosen – Plädoyer für die physiotherapeutische Diagnose. physiopraxis, 4, 2004: 34–38(a).

Schomacher J. Kommentar zu: Klässbo M, Harms-Ringdahl K, Larsson G. Examination of Passive ROM and Capsular Patterns in the Hip. Physiotherapy Research International, 1, 2003: 1–12; in: Manuelle Therapie, 8 (3), 2004: 132–133(b).

Schomacher J. Physiologie der Entstehung von Gelenkkontrakturen. Manuelle Therapie, 9 (2), 2005: 82–95(a).

Schomacher J. Biomechanik der Körperstrukturen. in: Hüter-Becker A, Dölken M (Hrsg.). Biomechanik, Bewegungslehre, Leistungsphysiologie, Trainingslehre – physiolehrbuch Basis. Stuttgart – New York: Georg Thieme Verlag, 2005: 67–124(b).

Schomacher J. The spine, 7.–9. Oktober 2005 in Rom. Editorial. Manuelle Therapie, 9 (5), 2005: 199–201 (c).

Schomacher J. Mechanische Aspekte zum Training lumbaler Hypermobilitäten. Manuelle Therapie, 9 (5), 2005: 218–229(d).

Schomacher J. Symptomlokalisation am Beispiel Rückenschmerz, Den Schmerzen auf der Spur. physiopraxis, 4 (1), 2006: 18–22.

Schomacher J. Gütekriterien der visuellen Analogskala zur Schmerzbewertung. Physioscience, 4 (3), 2008: 125–133(a).

Schomacher J. Fähigkeit des spezifischen manuellen Bewegens in einzelnen Wirbelsäulensegmenten. Manuelle Therapie, 12 (3), 2008: 113–124(b).

Schomacher J, The covex-concave rule and the lever law. Manual Therapy, 14 (5), 2009: 579–582.

Schomacher J, Learman K. Symptom Localization Tests in the Cervical Spine: A Descripive Study using Imaging Verification. Journal of Manual & Manipulative Therapy, 18(2), 2010: 97–101.

Schomacher J. Impingement Syndrom des oberen Sprunggelenks. Manuelle Therapie (angenommen 2010).

Scott I. Teaching clinical reasoning: A case-based approach. in: Higgs J, Jones M. Clinical Reasoning in the Health Professions. Oxford: Butterworth-Heinemann, 2002: 291–297.

Shacklock M (editor). Biomechanics of the nervous system: Breig revisited. Adelaide: Neurodynamic Solutions, 2007.

Shacklock M, Studer V. Manuelle Behandlung von Kreuzschmerzen und Ischialgie nach dem Konzept der Klinischen Neurodynamik. Manuelle Therapie, 11 (1), 2007: 17–23.

Slater H. Vegetatives Nervensystem. in van den Berg F (Hrsg). Angewandte Physiologie, 3, Therapie, Training, Tests. Stuttgart – New York: Georg Thieme Verlag, 2001: 497–528.

Spalteholz W, Spanner R. Handatlas der Anatomie des Menschen. Erster Teil: Bewegungsapparat. 3. unv. Nachdruck. Utrecht: Scheltema & Holkema B.V.; 1989: 75.

Thacker M, Gifford L. Sympathetically maintained pain: myth or reality? in: Gifford L (editor). Topical Issues in Pain 3, Sympathetic nervous system and pain, Pain Management, Clinical effectiveness. Kestrel, Swanpool: CNS Press, 2002.

Trudel G, Uhthoff H K. Contractures Secondary to Immobility: Is the Restriction Articular or Muscular? An Experimental Longitudinal Study in the Rat Knee. . Archives of Physical Medicine and Rehabilitation, 81, January, 2000: 6–13.

Trudel G, Deslauriers N, Uhthoff H, Laneuville O. Different levels of COX-1 and COX-2 enzymes in synoviocytes and chondrocytes during joint contracture formation. The Journal of Rheumatology, 28, 2001: 2066–2074.

Ushida T, Willis W D. Changes in dorsal horn neuronal responses in an experimental wrist contracture model. Journal of Orthopaedic Science, 6, 2001: 46–52.

van den Berg F.: Angewandte Physiologie, Das Bindegewebe des Bewegungsapparates verstehen und beeinflussen. Stuttgart – New York: Georg Thieme Verlag, 2010.

van den Berg F. Therapeutische Effekte der Kompressionsbehandlung synovialer Gelenke. in: van den Berg F (Hrsg). Angewandte Physiologie, 3, Therapie, Training, Tests. Stuttgart – New York: Georg Thieme Verlag, 2001: 31–44.

Waddell G. The Back Pain Revolution. Edinburgh: Churchill Livingstone, 1998.

Weiß T, Schaible H-G. Physiologie des Schmerzes und der Nozizeption. in: van den Berg F (Hrsg) Angewandte Physiologie, 4 Schmerz verstehen und beeinflussen. Stuttgart – New York: Georg Thieme Verlag, 2003: 1–61(a).

Weiß T. Plazebo-Effekte. in: van den Berg F (Hrsg). Angewandte Physiologie, 4 Schmerz verstehen und beeinflussen. Stuttgart – New York: Georg Thieme Verlag, 2003: 369–381(b).

White A A, Panjabi M M. Clinical Biomechanics of the Spine. Philadelphia: J.B. Lippincott Company, 1990.

Wilkinson A. Stretching the truth. A review of the literature on muscle stretching. Australian Physiotherapy, 38 (4), 1992: 283–287.

Williams P L, Warwick R, Dyson M, Bannister L H. Gray's Anatomy. Edinburgh: Churchill Livingstone, 1989: 476–485.

Wolf U. Evidenz für Kryotherapie bei Verletzungen und Erkrankungen des Bewegungsapparates. physioscience, 1 (3), 2005: 120–128.

Zahnd F, Mühlemann D. Einführung in manuelle Techniken, Oberflächen- und Röntgenanatomie, Palpation und Weichteiltechniken. Stuttgart – New York: Georg Thieme Verlag, 1998.

Zahnd F. Stretching – Suche nach Erklärungen, Physiotherapie in Sport und Orthopädie (theoretische Grundlagen). Manuelle Therapie, 9 (4), 2005: 171–178.

Zusman M. Gewebespezifischer Schmerz. in: van den Berg F (Hrsg). in: Angewandte Physiologie, 4 Schmerz verstehen und beeinflussen. Stuttgart – New York: Georg Thieme Verlag, 2003: 149–157.

Zusman M, Moog-Egan M. Neurologisch begründete Mechanismen der Schmerzlinderung durch Physiotherapie. in: Angewandte Physiologie, 4 Schmerz verstehen und beeinflussen. Stuttgart – New York: Georg Thieme Verlag, 2003: 269–291.

索引

Evjenth, Olaf　5
Kaltenborn, Freddy　4以下
Kaltenbornによる凹凸の原則　16以下
　一覧　5以下
　可動性減少　46
　可動性促進　44
　患者への説明　7
　研究　56
　検査　27以下
　指示　48
　症状減少　43
　追加検査　28
　トレーニング　48
　評価　28
　Kaltenborn-Evjenth concept
　治療　6以下

あ
圧迫、並進　13
弛緩肢位　20以下
医学、歴史　3
運動
　解剖学的、単一運動　12
　機能的、複合運動　13以下
　非連結運動　13
　連結運動　13以下
運動学習　9以下
　回旋的　29
　症状　33以下
　並進的　29
運動軸、関節　19
運動の量　31
エンドフィール
　運動の質　31以下
　生理的　32
　病理的　33以下

か
開口　267
回旋　12以下
回転、方向　15
回転滑り　15以下
顎関節　265以下
　圧迫　270
　開口　267
　回旋運動検査　266以下
　解剖学　265

関節包靱帯低可動　270
牽引　270
後退　268
個別運動検査　267以下
自動運動　266
前方突出　268
側方運動　269
バイオメカニクス　265
閉口　267以下
並進運動検査　270
練習フォーマット　271以下
練習例　272以下
下腿　95以下
　圧迫　96以下
　安定性検査　96
　回旋運動検査　96
　解剖学　95
　関節包靱帯低可動　97以下
　牽引　96以下
　個別運動検査　96
　自動運動、両側比較　90
　滑り　97
　並進運動検査　96以下
　練習フォーマット　98以下
　練習例　100以下
関節
関節
　解剖学的　19
　下橈尺関節　前腕関節を参照
　関節突起間関節　椎間関節を参照
　環椎・後頭骨　頸椎を参照
　環椎・軸椎　頸椎を参照
　機能障害　63
　胸鎖関節　肩甲帯関節を参照
　胸肋関節　肋骨関節を参照
　距踵舟関節　距骨下関節を参照
　近位脛腓関節　下腿参照を参照
　区分　19
　肩鎖関節　肩甲帯関節を参照
　趾節間関節、練習例　70以下
　膝蓋大腿関節　膝関節を参照
　症状局在診断　64
　上橈尺関節　前腕関節を参照
　生理的　19
　足根中足関節　中足関節を参照
　脛骨大腿関節　膝関節を参照
　中足間関節　中足関節を参照

中足趾節関節　71以下
肋横突関節　肋骨関節を参照
肋骨頭関節　肋骨関節を参照
腕尺関節　肘関節を参照
腕橈関節　肘関節を参照
関節、一覧　277以下
関節運動　19
　制限　21
関節運動学　14以下
　一覧表　17
関節解剖学　17以下
関節群
　近位・遠位趾節間関節　趾節間関節を参照
　近位・遠位指節間関節　指節間関節を参照
　肩鎖関節と胸鎖関節　肩甲帯部位を参照
　手根中央関節　手関節を参照
　第2から第5手根中手関節　第2から第5中手関節を参照
　橈骨手根関節　手関節を参照
　豆状骨関節　手関節を参照
関節肢位　20以下
　固定肢位　21
関節タイプ　18以下
関節治療　49以下
　禁忌　57
　適応　57
　配分　51以下
　並進的　49以下
関節の遊び　16
関節面形態　18以下
環椎横靱帯、検査　252
環椎後頭
　関節包靱帯低可動　259
　牽引　257
環椎・軸椎、関節包靱帯低可動　259
　牽引　257
　機能的関節、肩甲胸郭関節　肩甲帯部位を参照
球関節、形態　18
吸気疼痛、肋骨関節、練習例　243以下
胸鎖関節、解剖学　179
胸椎　221以下
　圧迫　227
　運動検査　223以下

索引

回旋　225以下
回旋運動検査　221以下
解剖学　221
関節包靱帯低可動　228以下
牽引　226以下
自動運動　222以下
神経可動性　221以下
側屈　225
後屈　224
前屈　223
並進運動検査　226以下
練習フォーマット　231以下
練習例　233以下
距骨下関節　85以下
　回旋運動検査　86
　外反　86
　解剖学　85
　関節包靱帯低可動　87
　個別運動検査　86
　自動運動、両側比較　86
　内反　86
　並進運動検査　87
　練習フォーマット　88
　練習例　89
距腿関節　90以下
　圧迫　92
　安定性検査　91
　回旋運動検査　90以下
　解剖学　90
　関節包靱帯低可動　92
　牽引　92
　個別運動検査　90以下
　掌屈　90
　背屈　91
　並進運動検査　92
　練習フォーマット　93
　練習例　94以下
頸椎　244以下
　安全性検査　250
　運動検査　253以下
　回旋　255
　回旋運動検査　245以下
　外側環軸関節　245
　解剖学　244以下
　下部、解剖学　244
　関節包靱帯低可動　258以下
　環椎後頭関節　245
　自動運動　246以下
　上部、解剖学　245
　神経可動性　245
　正中環軸関節　245
　正中神経
　尺骨神経　247
　橈骨神経　247

側屈　254
後屈　249以下、254
前屈　249、253
並進運動検査　256以下
練習フォーマット　260
練習例　261以下
脛腓靱帯（結合）　下腿を参照
頸腕痛、練習例　261以下
牽引
　三次元的　54以下
　強さの配分　51以下
　長さの配分　52以下
　並進的　13
肩関節　170以下
　圧迫　175
　外旋　173
　回旋運動検査　170以下
　外転　172
　解剖学　170
　関節包靱帯低可動　175
　屈曲　171
　牽引　183
　個別運動検査　171以下
　自動運動、両側比較　170
　伸展　171
　内旋　173以下
　内転　172
　並進運動検査　174以下
　練習フォーマット　176以下
　練習例　177以下
肩甲帯関節　179以下
　圧迫　183以下
　圧力　184
　外旋　182
　回旋運動検査　180以下
　解剖学　179
　下制　181
　関節包靱帯低可動　185
　挙上　180以下
　牽引　183
　後退　182
　個別運動検査　180以下
　自動運動、両側比較　180
　前方突出　181
　内旋　182
　並進運動検査　183以下
　持ち上げ　184
　練習フォーマット　186以下
　練習例　187以下
肩甲帯部位　164以下
　運動方向　163
　外旋　167
　回旋運動検査　164以下
　外転挙上　166

解剖学　164
屈曲挙上　165
個別運動検査　165以下
自動運動、両側比較　164以下
症状局在診断　163
伸展　166
内旋　167
内転　166以下
練習フォーマット　168
練習例　169
肩鎖関節、解剖学　179
股関節　111以下
　圧迫　116
　外旋　115
　回旋運動検査　111以下
　外転　114
　解剖学　111
　関節包靱帯低可動　116
　屈曲　113
　牽引　116
　個別運動検査　113以下
　自動運動、両側比較　111以下
　伸展　113
　内旋　115
　内転　114
　並進運動検査　116
　練習フォーマット　117
　練習例　118以下
国際整形徒手理学療法士連盟　5以下

さ

坐骨神経、腰椎　205以下
坐骨神経痛、練習例　217以下
解剖学　164
四肢関節　66以下
　一覧、治療テクニック　281以下
　下肢　277以下
　検査テクニック　281以下
　上肢　278以下
　基本フォーマット　286以下
　記録のヒント　290以下
趾節間関節
指節間関節
　手指　119以下
　　圧迫　121
　　安定性検査　120
　　回旋運動検査　119以下
　　解剖学　119
　　関節包靱帯低可動　121
　　屈曲　120
　　牽引　121
　　個別運動検査　120
　　自動運動、両側比較　119
　　伸展　120

索引

　　並進運動検査　121
　　練習フォーマット　122
　　練習例　123以下
　足趾　66以下
　　圧迫　68
　　安定性検査　67
　　回旋運動検査　66以下
　　解剖学　66
　　関節包靱帯低可動　68
　　屈曲　67
　　牽引　68
　　個別運動検査　67
　　自動運動、両側比較　66
　　伸展　67
　　並進運動検査　68
　　練習フォーマット　69
　　練習例　70以下
膝関節
　　圧迫　106以下
　　安定性検査　105
　　外旋　104
　　回旋運動検査　102以下
　　解剖学　102
　　屈曲　103
　　牽引　106以下
　　個別運動検査　103以下
　　自動運動、両側比較　102以下
　　伸展　04
　　滑り　106以下
　　内旋　105
　　並進運動検査　106以下
　　練習フォーマット　108以下
　　練習例　109以下
尺骨神経、頸椎　247
手関節　142以下
　　圧迫　145
　　回旋運動検査　143以下
　　解剖学　142
　　関節包靱帯低可動　145
　　牽引　145
　　個別運動検査　143以下
　　自動運動、両側比較　143
　　尺側外転　144
　　掌屈　143
　　橈側外転　144
　　背屈　144
　　並進運動検査　145
　　練習フォーマット　146
　　練習例　147以下
手指　指節間関節を参照
神経可動性、腰椎　205以下
滑り
　　三次元的　54

　　並進的　13
　　方向　15以下
滑りの押し
　　持続期間の配分　52以下
　　強さの配分　51以下
正中神経、頸椎　246
脊柱　191以下
　　安全性検査　191
　　一覧　280
　　　検査テクニック　288
　　　治療テクニック　283
　　運動評価　192
　　基本フォーマット　288以下
　　禁忌　191
　　症状誘発　191
　　髄節部位、評価　192
　　他動運動　191
　　記録のヒント　288以下
ゼロポジション　20以下
前頸部痛、練習例　263以下
仙腸関節　193以下
　　回旋運動検査　193以下
　　カウンター・ニューテーション検査　196
　　関節包靱帯低可動　197以下
　　後方傾斜現象　195
　　個別運動検査　196
　　自動運動、両側比較　193
　　前方傾斜現象　195
　　ニューテーション検査　196
　　並進運動検査　197
　　持ち上げ検査　196
　　遊脚・立脚交替　194
　　練習フォーマット　199
　　練習例　200以下
仙尾関節　201以下
　　回旋運動検査　202
　　解剖学　201
　　関節包靱帯低可動　202
　　並進運動検査　202
　　練習フォーマット　203
　　練習例　204
専門誌、理学療法　4
前腕関節　148以下
　　圧迫　150
　　回外　149
　　回旋運動検査　149
　　回内　149
　　解剖学　148
　　関節包靱帯低可動　151
　　個別運動検査　149
　　自動運動、両側比較　149
　　滑り　150以下
　　並進運動検査　150

　　練習フォーマット　153
　　練習例　154以下
足根中足関節、モビリゼーション　81

た
第一足趾、中足趾節関節、練習例　76以下
大腿神経、腰椎　206
第2から第5手根中手関節、牽引　133
第2から第5中手関節　130以下
　　圧迫　132以下
　　回旋運動検査　131以下
　　解剖学　130
　　関節包靱帯低可動　133
　　強調　131
　　屈曲　132
　　牽引　132
　　個々の運動　132
　　個別運動検査　131以下
　　自動運動、両側比較　131
　　伸展　132
　　並進運動検査　132以下
　　平坦化　131
　　練習フォーマット　134以下
　　練習例　135以下
卵形関節、形態　18
恥骨結合　193以下
　　回旋運動評価　193以下
　　解剖学　193
　　自動運動、両側比較　193以下
　　練習フォーマット　199
　　練習例　200以下
肘関節　155以下
　　安定性
　　　正中　157
　　　側方　157
　　回旋運動検査　156以下
　　解剖学　155
　　関節包靱帯低可動　159
　　屈曲　156
　　牽引　158
　　個別運動検査　156以下
　　自動運動、両側比較　156
　　伸展　157以下
　　並進運動検査　158
　　練習フォーマット　160以下
　　練習例　161以下
中手間関節、モビリゼーション　133以下
中手指節関節　124以下
　　圧迫　125以下
　　回旋運動検査　96以下
　　外転　126
　　解剖学　124
　　関節包靱帯低可動　127

屈曲　125
牽引　127
個別運動検査　125以下
自動運動、両側比較　125
伸展　125以下
内転　126
並進運動検査　127
練習フォーマット　128
練習例　129以下
中足間関節、モビリゼーション　81
中足関節　77以下
　圧迫　80
　回旋運動検査　78以下
　解剖学　77
　関節包靱帯低可動　81
　強調　78
　屈曲　79
　牽引　80
　個々の運動　79
　個別運動検査　80
　伸展　79
　並進運動検査　80
　平坦化　78
　モビリゼーション　81以下
　練習フォーマット　82以下
　練習例　84以下
中足趾節関節　71以下
　圧迫　74
　回旋運動検査　72以下
　外転　73
　解剖学　71
　関節包靱帯低可動　74
　屈曲　72
　牽引　74
　個別運動検査　72以下
　伸展　73
　内転　73
　並進運動検査　74
　練習フォーマット　75
　練習例　76以下
蝶番関節、形態　18以下
椎間関節
　胸椎
　　圧迫　227
　　解剖学　221
　　関節包靱帯低可動　228以下
　　牽引　226
　頸椎
　　下部
　　　圧迫　256
　　　解剖学　244
　　　牽引　256
　　上部
　　　圧迫　256

　　　解剖学　245
　　　牽引　256
　腰椎
　　圧迫　211
　　解剖学　205
　　牽引　210、212
椎間孔検査　253
椎間板連結
　胸椎
　　圧迫　227
　　下部、解剖学　244
　　関節包靱帯低可動　228
　　牽引　226
　　　背臥位　258
　　　ベルトバリエーション　258
　腰椎
椎骨動脈、安全性検査　250
低可動、関節包靱帯、治療　50以下
橈骨神経、頸椎　247
疼痛、関節包靱帯によるもの、治療　51
徒手医療
　治療
　　コントロール問題　284以下
　　試験問題　284以下
　　実践措置　65
　　定義　3、5以下
　　内容　8
　　記録　8
　　歴史　3以下
　歴史　3

な

内頸動脈、安全性検査　250
内反肘、側方安定性　157
人間工学、ヒント　65

は

背痛、練習例　233以下
半関節　19
閉口　267以下
並進　13
変形、弾性・塑性　52
母指の手根中手関節　136以下
　圧迫　139
　回旋運動検査　137以下
　外転　138
　解剖学　136
　関節包靱帯低可動　139
　屈曲　137
　牽引　138
　個別運動検査　137以下
　自動運動、両側比較　137以下
　伸展　137

　内転　138
　並進運動検査　138以下
　練習フォーマット　140
　練習例　141以下
骨運動学　12以下
　一覧表　14

ま

マニュアルセラピー、定義　5以下

や

腰椎　205以下
　圧迫　211以下
　運動検査　208以下
　回旋　210
　回旋運動検査　205以下
　解剖学　205
　関節包靱帯低可動　212以下
　牽引　210以下
　坐骨神経　205
　自動運動　207以下
　神経可動性　205以下
　側屈　209
　大腿神経　206
　後屈　209
　前屈　208
　並進運動検査　210以下
　練習フォーマット　215以下
　練習例、坐骨神経痛　217以下
　練習例、腰痛　219以下
腰痛、練習例　219
翼状靱帯、検査　251

ら

理学療法、歴史　2
肋骨関節　235以下
　圧迫　239
　回旋運動検査　236以下
　解剖学　235以下
　関節包靱帯低可動　239以下
　吸気　237
　牽引　238以下
　呼気　237
　呼吸運動　237
　個別運動検査　238
　自動運動、両側比較　237
　神経可動性　236
　選択肢としてのテクニック　239以下
　バイオメカニクス　236
　並進運動検査　238以下
　練習フォーマット　242
　練習例　243

著者：
ヨヘン・ショーマッハー（Jochen Schomacher）

理学療法士。PT-OMT、MCMK（フランス）、DPT（アメリカ）。B. Sc. Phys, M. Sc. Phys。1961年、ドイツ・ミュンスター生まれ。1989年から1993年にドイツ、フランス、スイスにおける病院・診療所にて理学療法士として勤務、1992年から2001年にはドイツ・ヴィルシュテット-エッカーツヴァイアーにて医療体操・マッサージの国家認定教育施設にて教師を務める。マニュアルセラピー、整形外科内の理学療法、整体解剖学・パルペーション、医療トレーニング理論、バイオメカニクスを専門分野とし、診療行為も行う。2002年に理学療法学博士号をアメリカにて取得、2006年に理学療法学学士号、2007年に理学療法学修士号をドイツにて取得。2009年夏以降はデンマークのオールボー大学にてPhD guest studentとして「頸部伸筋群深部の活性化」をテーマに研究。
また、理学療法専門雑誌『マニュアルセラピー』の創立メンバーおよび共同編集者でもあり、40を超える専門分野記事、国内・国際的会議における講演も行う。

監修者：
宮本 重範（みやもと　しげのり）

神戸国際大学教授、リハビリテーション学部長。札幌医科大学名誉教授。医学博士。日本およびカナダの理学療法士免許取得。アメリカ・カナダで約10年間の理学療法臨床経験をもち、札幌医科大学大学院保健医療学研究科徒手療法学分野で研究指導に携わるとともに平成元年より日本理学療法士協会の現職者講習会講師として徒手療法を指導。マニュアルセラピー研究会会長。日本理学療法士協会学会評議員・北海道理学療法士会会長・世界理学療法連盟副会長を歴任、厚生労働大臣賞を受賞。所属学会は日本理学療法士協会、カナダ理学療法士協会、北海道リハビリテーション学会など多数。訳書に、『脊柱・骨盤のマニュアルセラピー』『上肢のマニュアルセラピー』（いずれも医歯薬出版）がある。

翻訳者：
服部 由希子（はっとり　ゆきこ）

大阪外国語大学外国語学部卒業。オーストリアにある日本政府機関、ドイツの非営利団体、日系電機メーカー勤務を経て、翻訳者に。現在は独日翻訳を手掛ける。
訳書に『ボバースコンセプト実践編』『視力を高めるリフレッシュトレーニング』（いずれもガイアブックス）がある。

Manuelle Therapie
マニュアルセラピー
臨床現場における実践

発　　　行　2014年8月1日
発　行　者　平野　陽三
発　行　所　株式会社 ガイアブックス
　　　　　　〒169-0074 東京都新宿区北新宿 3-14-8
　　　　　　TEL.03（3366）1411　FAX.03（3366）3503
　　　　　　http://www.gaiajapan.co.jp

Copyright GAIABOOKS INC. JAPAN2014
ISBN978-4-88282-913-3 C3047

落丁本・乱丁本はお取り替えいたします。
本書を許可なく複製することは、かたくお断わりします。
Printed in China